前言、出版序、目錄

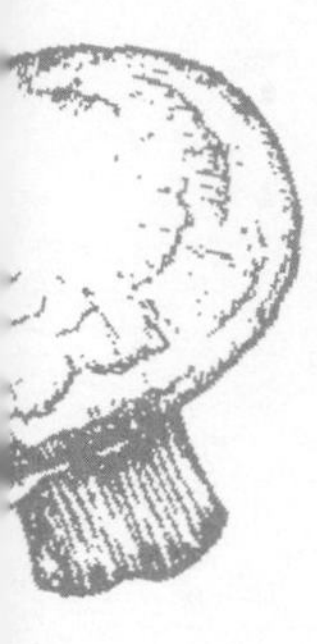

前言

此書之來源

在許多生理學家講論飲食與健康之關係的百餘年前，懷愛倫夫人就已在其著述中清晰地提及，飲食與我們的身體及靈性之益處有重大關聯。自1863年以後，她經常用口講及筆述來闡明飲食的重要與營養充分之價值。她的勉言發表於單張小冊、書籍、教會的刊物及個人的證言上，對復臨教會信徒們的飲食習慣，發揮了強大的影響力，並且間接地留給社會大眾深刻的印象。

懷夫人的寫作中，有關健康飲食方面的資料，曾於1926年被蒐集成書，作為美國羅馬林達醫學院營養科學生的教科書。此書初版，名為《有關飲食及食物之證言》，很快就銷售完了。

1938年，在懷著託管委員會策劃下出版了一本更詳盡的書，稱為《關於飲食及食物之勉言》，可算是本書之「第二版」。到了1946年印行第三版時，便將版本縮小，以符「基督化家庭叢書」之格式。現今本書乃是第五版。

這是一部特出的編集

在蒐集本書《論飲食》的資料時，我們曾花了很大的心思及努力，要將懷氏著作中與此項題旨有關之教導全部搜羅在內。這可說是所有懷氏著作中最特出的一部，因這類資料都曾加以歸類於各章的總題目之下，可以分別採用，而無中斷待續，「且看下回分解」之麻煩。

每章內容均與該章所論之題旨有關。我們將懷氏著作中有關資料的代表作，編輯於斯，對於重要之文獻，自屬不容忽視遺漏。有時，對於健康問題的論述，有好幾個原文出處，我們將之集合成一段，儘量避免重複。由於曾經前後查對多次，重複的情況業已減少到最低限度。（編者按：作者不斷提倡其論述，故仍有多處重複。）

由於篇幅所限及盡力避免重複之故，我們雖不能將懷氏有關飲食方面更廣泛地將每一信息完全列入在內，但相信本書已將懷氏對此問題的講述，集其大成了。

斷章摘句的危險

由於本書的結構，有些像「百科全書」之類，各章獨立，內容分類，以便讀者參考。然而百科全書的方式，也會使人易於誤予引用之弊。因此，若欲獲得作者之原意及其全部教導之精義，此書是不容分割，而應予以「整部、全套」來研究方妥。

讀者應記住，對於營養問題的某些方面，懷夫人的某一單獨信息，可能無法將其全部意義發揮詳盡，使人完全瞭解身體對於營養的需要。例如，本書（第267頁）有一句選自《證言精選》第一輯第262頁的句子，說道：「不用動物脂油烹調而盡可能保持自然本色的五穀水果，乃是凡宣稱預備變化升天之人所應有的食物。」但在懷夫人其他的信息上，我們卻可清楚地看出她的原意，並非教導凡預備變化升天之人應當限制其飲食，只以「五穀及水果」為限。她在1869年所發表的反對肉食之信息中，似是特別提出「五穀及水果」來代替肉食。在此信息中並未提及硬殼果、蔬菜及牛乳製品之類的食品，但我們若讀了她的其他信息，便知她也承認這些東西在使身體有均衡的營養上，是很重要的。

在本書同頁（第267頁）的另一信息，寫於二十多年之後，描寫「水果、五穀、蔬菜和牛奶或乳酪，……可以給人身體滋養料、持久的精力及活潑的智力。」但在這裏卻沒有提到硬殼果。在次頁（第268頁）另一段寫於1905年的信息中說：「肉食戒除之後，當代以各種的五穀、菜蔬、水果和硬殼果等滋養而味美的食物。」在這裏也沒有提到牛奶。但於第302頁上，她發表於1909年的信息中卻說：「菜蔬中也當加一點牛奶或乳酪，或相等的東西以增加滋味。……有的人因為拒用牛奶、雞蛋、和奶油，以致不能使身體得到適當的營養，結果，竟衰弱而無力工作。這樣，健康改良就要遭受人的非議了。」

還有許多其他的例子，猶如上述數則的一樣，足以顯明懷夫人未必在一個信息中，完全提到給人充分營養之食品。因此，我們必須運用細心的思想，方可明白她在每一題目上的整個觀念；不應斷章摘句地引用，免得有了用片段以代全文之錯誤。

請求每個人要細心研究

懷夫人無意以自己有關營養之文章來總攬一切，叫人不必再切心研究，去尋求最佳而最合適的飲食，獲得知識進步之惠，及借助他人經驗與查究獲悉之益。她寫道：「在我們的生活上，應當研究怎樣保守身體有健康，以便這活機器的各部分都可和諧地動作。」（同前，第3頁）

「自然的律法既是上帝的律法，因此，我們顯然有本分，應當留心研究這些律法。我們應當研究這些律法中關於自己身體的各種要求，並要順應之。忽略了這些事就是罪。」（同前，第3頁）

懷夫人十分清楚地感覺到，每個人都當得到明白的指導，對於營養科學之進步研究，若其結論是與靈感之勉言相符，就當接受其貢獻。

謹防趨入極端

對於趨入極端、掉以輕心、或懈於為家人預備有充分營養之飲食等錯誤的危險，懷夫人也曾不憚立予指出。這種事實可在第410頁的信息中顯然見到。她說母親「所預備的膳食，若不適當，不合乎衛生，適足阻礙甚或破壞成人的效能及孩童的發育。」在同段中，她也呼籲母親應當「使飲食既適合身體的需要，而同時又悅目可口。」

當人們還不十分明白，有些牛乳製品可被列入均衡而有充分營養的飲食之中的理由時，懷夫人卻說出贊成的話，甚至於警告人不可剔除此項食品。這在今日的知識眼光中看來，我們就有了更清楚的瞭解，知道有些微量的營養成分，卻是身體的器官所不可少的。在這等營養成分中，有些似乎是不能從全素的飲食中取得的，但卻在牛奶、雞蛋及蔬菜混合的飲食中，有了充分的供應。這對於孩童的正常發育，乃是非常重要的，正如懷夫人所說「預備的膳食若不適當」，是會「破壞孩童之發育」的。

可是到了快要進入第二十世紀新年代時，懷夫人卻開始寫道，由於動物界百病叢生之故，一切肉類的食物，包括牛奶在內，到了時候必須予以戒除（參閱第301-302頁）；但她同時也一再地警告人在這方面不可採取太早的步驟，並在1909年說，時候將到，屆時「或」有此種必要，「但我們卻無需以過早或過分的限制來使自己為難。等到情勢需要我們如此行時，主自會為這事開路的。」（第300-304頁）

懷夫人之能積極致力服務，直達八旬晉八之高年者，實有賴乎此種牛奶、雞蛋及蔬菜混合餐食之貢獻。

在研究時應用健全之原理

在研究本書有關飲食之勉言時，我們必須用一些健全的原理，也當以一種開明的頭腦，來研究這高深廣博、前後一致、十分平衡的整體教導。在每個標題之下的資料，應當細心全文讀完，各條詳予比照，然後方可瞭解著作者的全部觀念。若感覺各條信息有似不相協調之嫌時，讀者最好追查原文出處，以明真義。

讀者也當效法懷夫人的榜樣，遵照她在第412頁上所列舉的三項基本原則而行：

1. 「飲食改良應有循序漸進之勢。」（《健康之源》第301頁）
2. 「我們在飲食上，不規劃出一成不變的方針。」（《證言精選》第三輯第359頁）
3. 「我不要使自己成為別人的規範。」（1903年《懷氏書簡》之45）

竭誠推荐健康改良

真實的健康改良，必因其本身之良好價值，而受人的賞識。它的果效可從良好的健康、強壯的力量、芬芳的氣息及優良的品性，甚至於屬靈的生命見到，亦可發現因良好的健康習慣，而日益健旺。科學界的進步研究，證明了懷夫人的靈感之筆，已給復臨教會的信徒們，在健康方面的許多重大原理，甚至於生活上的細節指導。這已成了今人有目共睹的事實。

但願本書能幫助各位讀者在身、心、靈性各方面更健康更長進，是所切盼！

懷氏著作託管委員會

出版序

《論飲食》是一本跨越時代且最具影響力的「世紀之書」。懷愛倫女士在當時衛生條件不良，以及偏愛肉類、蛋奶點心的環境下，就已了解蔬食對人體的重要性，進而提出健康改革的創舉，並且不畏人們的眼光，四處宣揚提倡她的理念，這實是上帝賜給她的一個亮光。

此書中文版自2001年修訂五版問市以來，迄今已近15年，在這段期間世界各地的氣候、環境、飲食習慣、食品安全規範、食品製造過程等都產生了遽變，儘管人們逐漸提高飲食標準和要求，然而，因飲食不當而罹患疾病的年齡層卻越來越低。

作者懷愛倫夫人在百餘年前就清楚地知道飲食與身心靈之間的關係，更經常講論或筆述強調飲食與營養的價值，以及它們對身體的影響。雖然她不是營養專家或生理學家，但她對飲食的真知灼見卻奠定了復臨教會健康觀念的基礎，2005年《國家地理雜誌》11月號〈長壽的秘訣〉一文中便提到美國加州羅馬林達「長壽村」實例，清楚應驗了她的說法。

此書自初版至今歷近百年，因著現代人對飲食的要求，在食物保存或烹調方法上可能會與此書所提及的一些觀念有所差異，但懷夫人所提倡的飲食原則至今仍適用各地，並可做為參考。因此，秉持飲食安全和健康改革的想法，我們再版了這本百年經典名著《論飲食》，相信隨著時間流逝，她的貢獻會逐漸為科學之研究與發現所證實，成為有目共睹的事實。

時兆出版社編輯部　謹誌

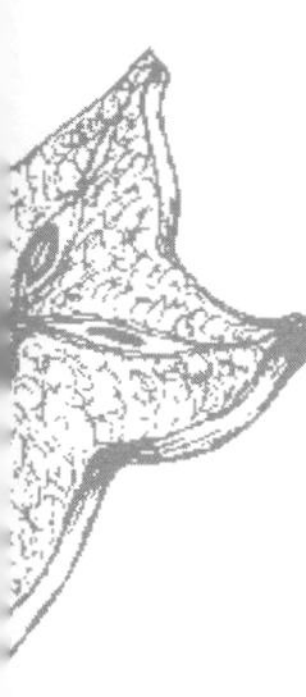

目錄

第一章・飲食應予改良之理由

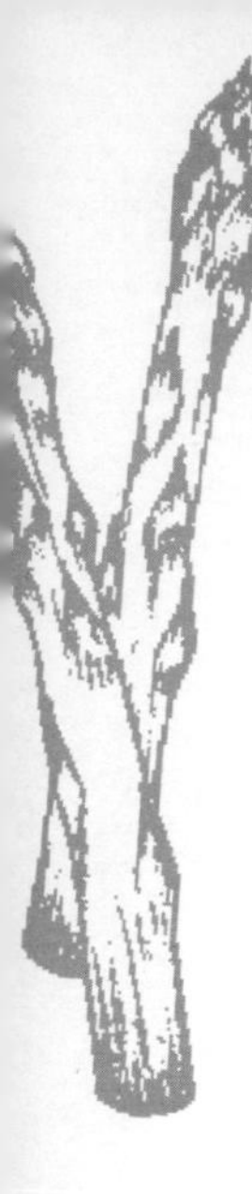

第1章・飲食應予改良之理由

為榮耀上帝

我們所蒙賜的生命只有一條，因此每個人應當這樣自問說：「我怎能善用自己的能力，使其可產生最大的效益？我怎能盡力而行，來榮耀上帝及造福同胞呢？」只有在能成就這個目的上，生命才算是有寶貴價值的。

我們對上帝和對同胞的第一本分，就是要自強不息。我們應當培養創造主所賜的每一功能，使其達到最完全的地步，以便自己能行極多的善事。從此看來，我們費功夫來建立和維護身心的健康，可說是一件聰明有利之舉。我們不能委屈或虐待身心的任何功能，何時那樣行了，我們就必因其後果而受苦。

生或死之選擇

從廣義上說來，每個人都有機會，可造就本身成為自己所選定的人物。今生的福惠，以及永恆不朽之生命，都是他所能得到的。他可以建立一種有堅定價值之品格，步步獲得新的力量。他可以在知識與聰明上天天長進。在他進步之時，要感到新的喜樂，恩上加恩，榮上加榮。他的功能由於善予運用便有了進步；他得的聰明越多，而求進取的才能也就越大。他的智慧、知識及才幹將要長此發展而成為更大的力量與更美滿的配合。

從另一方面說來，他也可以因為棄置不用而銹蝕了自己的能力，

或是由於惡習慣、不自制及缺乏道德與宗教上的支持，而謬用了他

的精力。他的前程日趨黯淡;他是違背了上帝的律法與健康之律法。情慾制服了他;嗜好俘擄了他。他要被那時刻積極活動的惡勢力拖曳退後,比起他的竭立抗拒及力求前進,更加容易得多了。浪蕩、疾病及死亡接踵而來。這就是世上許多本可在上帝和人類的事業上大有作為之人的生活史。

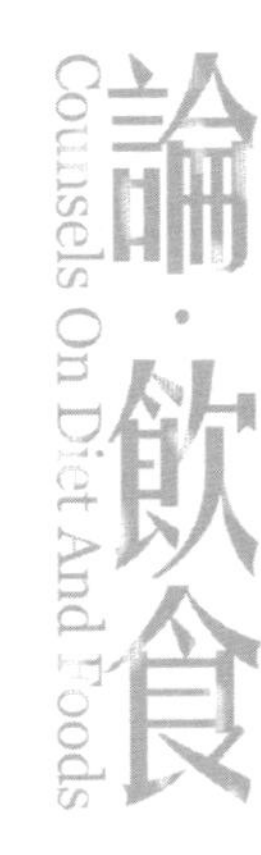

追求完全

上帝要我們達到藉著基督的犧牲而為我們成就的完善標準。祂招呼我們揀選正義的一邊,與天上的能力相接,採取那足使我們恢復神形的方針。在祂寫著的話和那自然界的書本之中,祂已把生命的原則指示了我們。我們的本分就是要去研究明白這些原則,以順服的精神與祂合作,使身體和靈性同得復原。

我們的生活機體,乃是上帝的產業。藉著創造與救贖之功,這身體便屬於祂;我們若是錯用了自己的任何能力,就是劫奪了那應歸於上帝的榮譽。

是否順從

我們應當將清潔、純淨、健康的身體獻與上帝,這種義務現今尚未被人領會明白。

不善照護這部活機器,乃是給創造主一種羞辱。上帝制定了各種規律,人若遵守了,便可免去疾病與夭折。

我們之所以不能多多享受主所賜的福惠者,乃是因為我們沒有聽從祂所樂於指示我們有關生命及健康之律法。

上帝是自然律的創制者；也是道德律的創制者。祂用自己的手指，將祂的律法寫在祂所託付與人的每一根神經，每一塊肌肉，和每一種功能上。

人類的創造主安置了我們身體的活機器。每一功能都是巧妙而聰明地製成。上帝已親自保證，人類若肯順從祂的律法與上帝合作，祂就要保守人體的機器起健康的作用。我們應當重視每一條管制人體機器的律法，認清它在創立、性質和重要性上，都是切實出於上帝的，正如我們重視上帝的話《聖經》一樣。人忽視上帝關於人體的特種律法，而起的每一粗率、不留意的行動，以及對於主的奇妙機器妄作任何濫用，都是干犯了上帝的律法。我們大可觀賞讚嘆上帝在自然界中的作為，然而人的身體卻是最奇妙不過的。（請參閱第100-103頁，論及人不必要地消耗精力或使頭腦糊塗，這也算是一種犯罪的行徑。）

干犯身體的律法，實在是一種罪惡，正如破壞了十誡一樣。這兩種行為，都是破壞上帝的律法。凡在身體器官上干犯上帝律法的人，勢必導致也要干犯那在西乃山上所宣布的上帝律法。

我們的救主警告祂的門徒們說，在祂復臨之前，世上將有一些事情，正如洪水之前世上所有的一樣。飲食無節，縱樂狂歡。這等情形，現代都有了。世上大多數的人，現今是放縱食慾；追隨世間風俗的嗜好，將使我們成為敗壞習俗之奴隸——這些敗壞習俗，將使我們越發像那命運已定的所多瑪居民一樣。我曾奇怪，現今地上的居民還沒有被滅，像所多瑪及蛾摩拉的人一樣。我看到許多理由，足以說明現今世代的退化及死亡率增高的情形。盲目的情慾，控制了理性，許多人把各種崇高的思想犧牲於肉體之慾上。

在我們的生活上，應當研究怎樣保守身體有健康，以便這活機器的各部分都可和諧地運作。上帝的子民不能以多病之身或發育不全之心來榮耀上帝。那些放縱各種情慾，在飲食上不知節制的人，乃是浪費自己的體力，並削弱道德的力量。

自然的律法既是上帝的律法，因此，很顯明地我們是有本分，應當留心研究這些律法。我們應當研究這些律法中關於我們身體的各項要求，而予以順從適應。忽略了這些事，便是犯罪。

「豈不知你們的身子是基督的肢體嗎？」「豈不知你們的身子就是聖靈的殿嗎？這聖靈是從上帝而來，住在你們裏頭的；並且你們不是自己的人。因你們是重價買來的，所以要在你們的身子上榮耀上帝。」（哥林多前書6：15，19-20）我們的身體是基督買來的產業，我們沒有自由可以隨心所欲地處置之。可惜人類卻這樣行了，他們看待自己的身體，似乎是身體的律法，不會懲罰他們一樣。由於錯謬的情慾，人類的器官與機能已變成虛弱、多病及殘廢了。撒但使用種種似是而非的試探，貽人以這些結果，並用此來嘲笑上帝。他把基督所贖回為祂產業的人類身體，呈現在上帝面前；而人類向創造主所表現的，真是何等難看的醜態啊！因為人類已干犯了自己的身體，敗壞了自己的道路，所以上帝就受了羞辱。

何時世上男女真正悔改了，他們就必時刻體會到，上帝在其身上所設立的生命之律，因而設法不使身、心及道德，變為虛弱。我們必須以順從這些律法，列為個人的本分。我們自己必須因干犯律法而起的疾病受苦；我們必須為自己的生活和習慣，向上帝負責。因此，我們的問題不是「世人將要說什麼話？」而乃是「我，一位自稱為基督徒者，應當怎樣看待上帝所賜給我的身體呢？我是否要

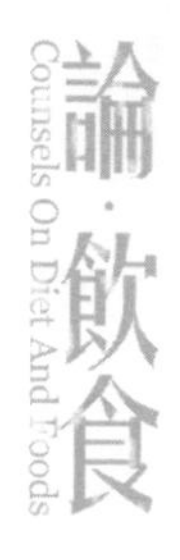

保守自己的身體，作聖靈所居住的殿，以便得到身體上和精神上的最大益處呢？抑或是我要隨世人的觀念和習慣，以犧牲我自己呢？」

無知受罰

上帝釐定了管理我們身體的律法，而且這些存在我們身上的律法都是神聖的，對於每一干犯之罪，也都附有一種懲罰，早晚總必實現。人類所已經感受和仍在繼續感受的疾病痛苦，大半是由於不識自己身體器官的律法所致。他們似乎不關心自己的健康，不停地工作，鞠躬盡瘁及至身體與腦筋破壞衰敗了，才去找醫生，拼命吃藥到死。

明知故犯

有些人在聽到講論健康的題目時，他們常說道：「我們所知道的，比所實行的，要多得多了。」他們應想到自己要對那指導其身體健康的每道亮光負責，和他們的每一習慣也要公開給上帝檢查。我們不應該以隨便偶然的態度來對待肉體的生命。對於身體每一器官及每一纖維，都應嚴予保護，遠避一切有害的習慣。

為每道亮光負責

上帝既賜給我們以健康改良的亮光，自此之後，我們便應當每天自問：「我是否在凡事上實行真節制呢？」「我的飲食是否幫助我達到一種地步，使我能行極多的善事呢？」如果我們不能肯定地回答這些問題，我們在上帝面前便是有罪了，因為祂是要我們為那照在我們路上的亮光負其全責的。在蒙昧無知之時，上帝可以不追究，但在亮光一旦照在我們身上之後，祂就要我們革除一切破壞健康的習慣，並要使自己與健康律法發生一種正確的關係。

健康乃是一種珍寶，是今生一切物產中之最寶貴者。人以犧牲健康精力為寶貴的代價，來取得榮華、富貴及學問，但若是沒有健康，這些都不能令人幸福快樂。浪費上帝所賜的健康，乃是一種奇大可怕的罪惡；此等浪費或濫用，會使我們終身衰弱，縱使是我們由此而得多大的教育，也是得不償失的失敗者。

上帝已為其一切受造之物的生存與福樂作了豐富的供備；如果從來沒有干犯祂的律法，如果大家的行動都合乎神聖的旨意，則結果應當為健康、和平與福樂，而非困苦及禍害連綿了。

細心順從上帝所培植在我們身上的律法，就必得到健康，而不至於有身體衰殘損壞之虞了。

無瑕疵的奉獻

古代猶太人用以獻祭的每一祭牲，必須是毫無瑕疵的。《聖經》上也告訴我們，當獻上身體為活祭，是聖潔的、是上帝所喜悅的，這乃是理所當然的。我們是上帝的手藝品。詩人默想到上帝在人類身體上的奇妙作為，便驚嘆道：「我受造奇妙而可畏！」許多領受科學教育及熟悉真理理論的人，卻不明白那管理他們自己身體的律法。上帝已賜給我們各種的功能與才幹；我們作祂兒女者的本分，就是要予以至佳至善之運用。我們若因錯誤的習慣或放縱背謬的情慾，而削弱這些身心的能力，那就不能使我們尊榮上帝到理所當行的地步。

上帝要人獻上身體為活的祭牲給祂，而非一位已死或垂死的祭牲。古代希伯來人所獻的祭物，要毫無瑕疵的，我們若把有病和腐敗的身體獻上，怎能蒙上帝的悅納呢？祂告訴我們說，我們的身體是聖靈的殿；祂要求我們愛護這殿，配作聖靈的居所。使徒保羅忠告我們說：「你們不是自己的人；因為你們是重價買來的；所以要在你們的身子上和精神上榮耀上帝，它們是屬於上帝的。」我們大家都當留心保養身體有最好的健康，以便向上帝作完全的服務，並在家庭和社會中克盡本分。

可憐的祭物

我們應當學習知識，怎樣吃、怎樣喝和怎樣穿，以便保持身體健康。疾病是由於干犯健康的律法而來；它是違犯自然律法之後果。我們對上帝、對自己和對同胞的第一本分，就是要順從上帝的律法。這其中也包含有健康的律法在內。我們若果病了，便是給朋友們加上了辛苦的負擔，並使我們不配執行自己對家庭及對鄰居的本分。我們若因干犯自然律法而夭折，便要給別人以憂傷與痛苦：我們剝奪了鄰人應得我們在世的幫助；搶去了家人應得我們的照應與安慰；並劫走了上帝要求我們去發揚光大祂榮耀的服務。這樣，從最低的限度看來，我們豈不就是干犯了上帝律法的罪人嗎？

然而上帝是滿有憐憫、恩典和慈愛的，當亮光來到了那些因犯罪縱慾而敗壞了健康的人之時，使他們明白自己有罪，而悔改和尋求饒恕了，祂便收納這獻給祂的可憐祭物，並接受他們。唉，祂沒有拒絕那痛苦悔改之罪人的殘缺餘生，這真是何等地仁慈啊！祂本著自己的慈悲恩典，似乎是藉著火來拯救這些人。然而這獻給純潔而神聖之上帝的祭物，充其量來說，又是何等的卑賤可憐啊！那些高貴的功能，已因犯罪放縱不良的習慣所麻痺，志向偏差了，靈魂與身體也都損毀變形了。

上帝發出健康改良亮光緣故

在這些末後的日子中，主已將其亮光賜給我們，使那因以往歷代犯罪縱慾所釀成的陰慘與黑暗，可以消散幾分，同時那因不節制飲食而起之連綿禍害，亦可得以減少。

上主本其神明睿智，欲引其子民達到一種地步，使在精神與習慣上與世人分別隔離，而他們的兒女可不至於這麼輕易地被引誘去拜偶像，及被現代風行的腐敗所毒化。上帝的心意，是要信主的父母及其兒女們，當站立人前作基督的活代表，預備承受永生者。凡與上帝的性情有分的人，就當遠避今生世上情慾而來的敗壞。凡放縱情慾的人，絕不能達到基督徒完美的地步。

在這些末後的時日中，上帝讓健康改良的亮光照在我們的身上，使我們可行在光中，而免去許多我們將要遇到的危險。撒但正在大力作工，引誘人放縱私慾，滿足嗜好，過著愚昧糊塗的日子。他使自私享樂及放縱情慾的生活，顯出美妙而動人。其實，不節制的生活，是會消耗人身心之精力的。凡是這樣失敗的人，便是置身於撒但的境地中，在此倍受試探及苦惱，而終至於受了眾善之敵的隨意控制。

若要維護健康，就當在凡事上節制——在勞力上節制、在飲食上節制。天父賜我們健康改良的亮光，使我們可避免那由下賤私慾而來的禍害，使凡愛慕純全及聖潔的人，可知如何細心善用祂為其預備的善美事物，並因在日常生活中實行節制，而可藉著真理成為聖潔。

我們應當時刻記著，衛生改良的大目的，就是要使身、心、靈

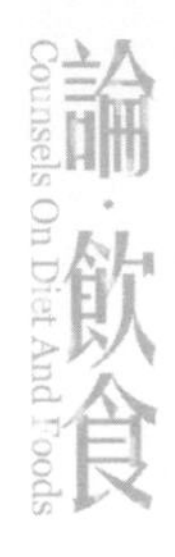

得到最高的發育。一切的自然律法，亦即上帝的律法，都是為我們的益處而設計的。我們順從之，便可增進今生之福樂，並幫助我預備好，可進入來生。

健康原理之重要

我曾蒙指示，那在信息開始時所給我們的原理，在今日仍與從前同樣地重要，也應同樣予以忠實地尊重。可惜有好些人從不依照那對於飲食問題所賜的亮光而行。現在就是應將燈從斗底下移出來，使其明亮的光線照射出去的時候了。

這健康生活的原理，對於我們個人和全會眾，都有重大的關係。……

一切的人現今都在受著試驗和考證。我們既已受過浸禮歸入基督，如果能各盡本分，棄絕那一切足以拖累我們墮落並使我們失去應有之身分的事，就必有能力加給我們，使我們得以長進，連於永活的元首基督，並得以看見上帝的救恩。

我們惟有理解健康生活的原理，才能充分警覺那由不適當飲食所產生的惡果。凡發現自己的錯誤而具有勇氣改革自己習慣的人，必定感覺在改革的過程中，頗需一番奮鬥和非常的堅忍；然而一旦養成了正確的口味之後，他們就會明白採用那以前所以為無害的食物，無非是緩慢而確切地奠下了消化不良與別種疾患的病根而已。

作先知先覺的改革家

復臨教會的人正掌握著極重要的真理。數十多年之前，主已在健康改良的道理上賜給我們特別的亮光，然而我們是如何地行在這種亮光中呢？有多少人曾經拒絕遵照上帝的指導而度日啊！我們既為上帝的子民，就應當照著所受之光的多少而邁進。我們有責任要明白而且尊重這種健康改良的原理。在節制的題旨上，我們原應比較其他一切的人前進；可是在我們中間，仍舊有許多很明白道理的教友，甚至有許多傳福音的牧師，不顧上帝對於此事所賜的亮光。他們竟隨意吃喝，隨意行事。

凡在本會作教師或領袖的人，對於健康改良之道，都當堅決以《聖經》為立足點，並且對那相信我們是處身於這世界歷史末期的人，作一個正確的見證。在事奉上帝和事奉自己的人中間，必須劃出一條區別的界線。

我們「等候所盼望的福，並等候至大的上帝，和我們救主耶穌基督的榮耀顯現。祂為我們捨了自己，要贖我們脫離一切罪惡，又潔淨我們，特作自己的子民，熱心為善。」難道我們要落在那些不信救主快來的現代宗教家們之後嗎？凡被主潔淨歸於祂自己，並要在未死之前變化升天的特別子民，是不應當在諸般善事上落人之後的。在竭力自潔，避免一切肉體及精神的污穢上，在敬畏上帝而求完全聖潔上，他們應當比世上任何等級的人遠居前方，因為他們所宣揚的信仰，是比別人的更為高尚。

健康改良與為病人代禱

復臨教會的人如果要得蒙潔淨，並且保持潔淨，就必須有聖靈在他們的心中和家中。主已向我指明：若是現代的以色列人在祂面前自卑，並掃除心靈之中的一切污穢，祂就必垂聽他們為病人所作的禱告，並在運用祂的方法治病時，賜福給他們。人若憑著信心，盡其所能地與疾病抗爭，使用上帝所預備的簡易治療法，他的努力就必得蒙上帝的賜福。

假如上帝的子民在得了這許多亮光之後，仍舊保持不良的習慣，自我放縱，不肯改良，他們就必自食犯罪的必然後果。要是他們不惜任何代價，決定滿足那不良的食慾，上帝絕不會施展神能救他們脫離放縱的惡果。他們「必躺在悲慘之中。」（以賽亞書50：11）

那些自願任意妄為的人說：「主已醫治了我，我無須限制我的飲食；盡可隨意吃喝，」他們在肉體和靈性上，不久就需要上帝復原的能力。因為主已施憐憫醫治了你們，你們絕不可以為自己仍可留戀在世俗的放縱私慾中。要按著基督在治好人以後所吩咐的——「去罷，從此不要再犯罪了！」（約翰福音8：11）絕不可讓口腹之慾作你們的神。

健康改良的工作，乃是上帝為其子民之益的特種工作之一。……

我蒙指示，上帝為何沒有更完全地聽其僕人為病人代禱之故，乃是因為當他們干犯健康律法之時，若馬上應允醫治他們的話（編譯者註：此句乃原文沒有，必須加上方才使原文的意思更加清楚明顯。）祂是不會得榮耀的。我也見到，上帝的旨意是要健康改良及健康機構為開路先鋒，使信心的祈禱能得美滿的答應。信心與善行應當攜手並行，來為我們之中的病人解除疾苦，並使他們配在今生榮耀上帝，及在基督降臨之日獲得拯救。

許多人希望上帝會保護他們免除疾病，只是因為他們已求祂這樣行了。但上帝卻不重視他們的祈求，這是因為他們的信心缺乏行為且不完全之故。對於那些不知自愛，而繼續干犯健康之律法，及不盡力預防疾病的人們，上帝是不會行神蹟去保護其不生病的。何時我們盡一己之所能去維護健康，然後才可希望那蒙福的結果隨之而來，並能本著信心求上帝賜福我們為保障健康而作的種種努力。如果祂的聖名可因此而得榮耀，祂就要垂允我們的祈求了。但願大家都當明白，他們自己都有一種工作要作。凡不留心健康律法，而行於必招病苦之道上的人們，上帝必不行神蹟來保障其健康的。

凡只求滿足自己口腹之慾，後因不節制而受苦，而又採用藥物來求醫治的人，應當確實知道，上帝必不插手來拯救他們所如此輕意危害了的健康與生命。這是因為有因必有果之緣故。許多的人，在最後無計可施之時，才照《聖經》上的指導，請求教會中的長老來為他們祈求恢復健康。在上帝看來，實在不能應允他們的這種祈求，因為祂知道，若是他們恢復了健康，他們又會再度在不健康的情慾壇上，把健康犧牲了。

從以色列人的失敗上得到前車之鑑

主吩咐古時的以色列人，如果他們能絕對地服從祂，遵行祂一切的命令，祂就必保守他們不至遭遇祂所加在埃及人身上的一切疾病；不過這個應許是在服從的條件下賜予的。若是當初以色列人果真服從了所受的教訓，善用了他們所得的權利，他們就必在健康與繁榮上，做了世界具體的表樣。可惜以色列人未成全上帝的旨意，以致未能獲得他們所能享受的福樂。可是從約瑟和但以理、摩西和以利亞，以及其他許多名人身上看見，我們有了那因循生活之正途，而產生高貴效果的典範。今若有同樣的忠誠，也必收同樣的效果。經上有話對我們說：「唯有你們是被揀選的族類，是有君尊的祭司，是聖潔的國度，是屬上帝的子民，要叫你們宣揚那召你們出黑暗入奇妙光明者的美德。」（彼得前書2：9）

如果以色列人遵守了上帝的教訓，利用他們所有的特殊權利，他們就必在身體的健康和境遇的亨通方面，做世界的模範。如果他們按照上帝的方針而生存，他們就不致患列國所患的病症。他們的體力和智力，都必超乎萬民之上。

基督徒在場上的比賽

「豈不知在場上賽跑的都跑，但得獎的只有一人；你們也當這樣跑，好叫你們得著獎賞。凡較力爭勝的，諸事都有節制；他們不過是要得能壞的冠冕；我們卻是要得不能壞的冠冕。」

這裏提出，自治及節制的習慣，可產生良好的結果。古代希臘人創辦各種的運動來尊敬其神祇，使徒保羅在此引用之來解說屬靈的戰爭及其報償。凡參加這些運動的人，都要經過最嚴格的訓練。各種足以削弱體力的放縱，都應予以禁止。豐餚盛饌及酒類，也是不准享用，以期增進身體的精力、堅忍與剛毅。

他們所爭取的獎品，不過是在萬眾如雷的掌聲中，接受那能朽壞的花草冠冕，而認為這是至高的榮譽。如果為希望得到這樣無價值的，而且只有一位最優勝者才能得到的獎賞，竟要忍受這麼多的訓練，下這麼大的刻苦自制之功夫，那麼我們為要獲得那不朽壞的冠冕及永恆之生命，真該作更大的犧牲與更樂意的刻苦自制！

現今我們應當痛下功夫——一種嚴格而迫切的功夫。我們一切的習慣、嗜好與傾向，都當受管教來符合生命與健康之律法。藉此方法，我們才可得到最佳的體魄，和清明的智力來辨識善與惡。

但以理的模範

為要正確地明白這節制的題目起見，我們必須根據《聖經》的立場來考慮之。在《聖經》上，我們所能得到的最豐富而有力的例證，莫過於先知但以理及其希伯來友伴，在巴比倫朝廷的史實，更充分闡明了真節制及其隨之而來的福惠等等。……

上帝向來尊重正直的人。那偉大的征服者，選拔各國最有前途希望的青年人到巴比倫來。在這所有人中，希伯來的俘虜是最出類拔萃，而無人能與之相比。挺直的身材，堅定而有彈性的腳步，清秀的容貌，不遲鈍的感官，無腐穢的氣息——這一切都是他們具有優良習慣的證據，也是大自然賞賜給凡順從其律法者的最高榮譽獎章。

但以理及其友伴之歷史，被記錄在《聖經》上，乃是為後世歷代青年人的益處。人們已經作成的事，別人亦可辦到。那些希伯來的青年人，豈不是在重大的試探中堅立，為真實的節制作了一種高貴的見證嗎？今日的青年人，也可以作到這同樣的見證。

這裏提到了一種我們應當詳加思想的教訓。我們的危機，並非來自貧困憂患，而是來自富裕安樂。我們經常受到試探去過分行事。凡保守精力無損而為上帝服務的人，不但要完全禁戒各種有害或低級卑賤的放蕩，同時也必須在運用上帝的百般恩賜上，實行嚴格的節制。

我們後起之輩，身受各種引人放縱情慾的誘惑所困，尤其是各大都市中有各形各色的恣情縱慾之事，易於接觸，動人心情。凡效法但以理而潔身自愛的人，必收獲其節制美習的良好報償。他們具有更大的體力及堅強的耐力，猶如銀行裏有存款，在急難之時可以支取來應用。

正確的身體上的習慣，可以提升人心智上的能力。智力、體力及長壽，有賴乎不變之律法。在這事上，人是無法碰巧或趁機會的。自然之神不會介入來保護人，為了免除干犯自然律法之後果。古語說：「每個人是其自身命運之工程師。」這話含有十分深刻的真理。雖然，作父母者，不單在教育及訓練上，也當在品格上，要為其兒女負責；但我們在世為人的地位及貢獻如何，大部分還是切實應由自己的行動如何而定。但以理及其友伴，在幼年時身受正確教育訓練之惠，然而單是憑著這些優點，也是不能使他們成為日後那樣的人物。到了時候，他們是必須自取行動——他們的前途，便在此時憑著自己的行動而定。那時他們立志忠於自己幼年時期所得的教訓。敬畏上帝，是智慧的開端，也是他們成為偉大人物的基礎。上帝的靈會強化人每一真實的心意，和堅固人每一高尚的志願。

這些青年人「但以理、哈拿尼雅、米沙利及亞撒利雅」，在受訓期中，不但在置身宮廷之內，同時也被指定應當吃喝御膳中的肉食和酒。在這一切的措施上，王以為自己不但已賜給他們大富大貴，同時也可使他們在體格及精神的發育上，得到最佳的進步。

在王前的御膳中，有豬肉和摩西律法上所提的其他不潔之物的肉，以及許多希伯來人受明令禁吃的食品。在此事上，但以理受到了一場嚴重的試驗。他是應當堅守列祖關於食肉及飲酒的教訓，干犯王命，以致不但可能失掉地位，甚或失去生命呢？抑或是要輕看主的誡命，來保留王的寵眷，藉以取得大好的求知機會，及令人渴慕的世俗如錦前途呢？

但以理並不需費神猶豫。因為他早決意要堅持立場，維護自己的忠貞，而不顧其後果如何。他「立志不以王的膳，和王所飲的酒，玷污自己。」

在現今自稱為基督徒的人中，有許多人要斷定但以理是太特別，並要說他是偏狹而頑固。他們認為飲食的問題是太微小，不值得去堅持這種——可能犧牲各種世上權利——的立場。然而到了審判之日，那些作此理論的人們，將要看出自己是離開了上帝的明白要求，而立自己的意見為是非的標準。他們將要知道，那些看來似乎無關重要的事，在上帝看來卻不是那樣。上帝的要求是人應當認真遵守的。許多人接受順從上帝的一條誡命，是因其便利可行之故；而同時拒絕另一誡命，免得因遵守它，而必須作出犧牲。他們降低了正義的標準，並使別人隨其榜樣，也輕看聖潔的上帝律法。但我們卻應當以「耶和華如此說」這句話，來作我們在萬事上的準則。……

但以理的品格給了世人一個動人的實例，顯明上帝的恩典能在那本性墮落而被罪敗壞之人們的身上，發生何等的作用。《聖經》上記載他高尚自制的人生，乃是給我們普通人類的一種鼓勵。我們可從他身上而得到力量，來英勇地抵抗試探，並本著溫柔謙卑的美德，在最慘重的試煉之下，為正義而站立。

但以理儘管作出一種似是而非的藉口，不必嚴守其節制的習慣；然而他卻看上帝的嘉許，比世上最有權威之君王的寵眷更為寶貴，甚至比自己的生命還更貴重。但以理用溫文禮貌的行為，博得了那管理猶太青年之委辦的歡心，請求他讓他不必吃王的膳和飲王的酒。委辦害怕若允諾這請求，自己將觸王怒，並有喪命之虞。他也像現今的許多人一樣，以為節制的飲食會使這些青年人憔悴而面帶病容，肌肉衰弱無力；在御膳中的豐富食物，卻會使他們紅光滿面，清爽秀美，並可得更加優越的體魄精力。

但以理請求且作十日的試驗來決定此事——在此短期之內，讓希伯來的青年人只吃簡單的食物，而他們的同伴仍可享用王膳。這個請求終於蒙了允許，但以理也就安心，覺得此事有了把握。他雖然只是一位青年人，但卻看出了酒及奢侈的生活，對於身體及精神的健康，是有何等的害處。

到了十天結束時，所得的結果，卻與委辦所想像的完全相反。不但在個人的儀表上，也是在活動的體力及蓬勃的精神上，這幾位已養成節制習慣的青年人，卻顯出了優秀英俊的氣概，遠勝於那些放縱情慾的同伴們。由於這場試煉的結果，但以理及其友伴便蒙許可，在接受治理國政的訓練全程中，可繼續用他們簡單的飲食。

蒙了上帝的嘉許

主嘉許這些希伯來青年人的堅貞自制，並賜福他們。祂「賜給他們聰明知識；但以理又明白各樣的異象和夢兆。」在這三年受訓滿期時，王考試他們的才幹與學識，他「見少年人中，無一人能比但以理、哈拿尼雅、米沙利、亞撒利雅；所以留他們在王面前侍立。王考問他們一切事，就見他們的智慧聰明，比通國的術士，和用法術的，勝過十倍。」

對於一切的人，尤其是青年人，在此有一教訓。人若嚴格順從上帝的要求，對於身心的健康，乃是有益的。若要達到最高的道德標準及知識上的造詣，人必須尋求從上帝而來的智慧和能力，並要在所有的生活習慣上嚴守節制。從但以理及其友伴的經驗上，我們已得了正義原理戰勝那放縱食慾之試探的一個實例。它使我們明白，青年人可藉信仰原理來戰勝肉體的情慾，並要忠於上帝的要求，甚至於要付出重大的犧牲亦在所不惜。

尚未能大聲疾呼

我蒙指示，健康改良的工作乃是第三位天使信息之一部分，其關係之密切，猶如手與臂之於身體。我見到我們這一等人，應當在此項偉大的工作上大力前進。牧師及信徒們應當行動一致。上帝的子民，現今尚未準備好，以致不能大聲疾呼，傳揚第三天使的信息。他們應當為自己作一番工作，而不應把這工作留給上帝去替他們作。祂已將此工作，留給他們去作。這是一種個人的工作，誰也不能彼此越俎代庖。「親愛的弟兄啊，我們既有這等應許，就當潔淨自己，除去身體靈魂一切的污穢，敬畏上帝，得以成聖。」現代流行的罪惡，就是貪食無饜。肉體的口腹之慾，使世上男女成為奴隸，智力糊塗，道德感官麻木，到了不能賞識《聖經》上神聖高尚之真理的地步。那卑賤下流的情慾嗜好，已主宰了世上男女。

為要預備將來的變化升天起見，上帝的子民應當有自知之明。他們必須明白自己的體格，以便能和詩人同聲讚嘆，「我要稱謝你，因我受造奇妙可畏！」他們時刻應當使口腹之慾，順服道德及智力功能的管束。身體應當聽命於腦筋，而不是腦筋要聽命於身體。

為「安舒的日子」作準備

上帝要祂的子民自潔，除去身體及靈性上的一切污穢，敬畏上帝而完全聖潔。凡對這種工作漠不關心，妄行規避，等候上帝代作祂要他們去作之工的人，到將來必要顯出虧欠來，那時地上溫柔謙卑而實行祂法令的人，卻能在主忿怒之日，得以安全庇護。

我蒙指示，如果上帝的子民，沒有自行努力盡責，而只等待安舒之日來臨，清除其過失，矯正其錯誤；他們若靠此來潔淨其身體及靈性上的污穢，俾能從事大聲疾呼，傳揚第三天使之信息，將來他們必要顯出虧欠的。那安舒之日，或稱為上帝的能力，只能降臨在那些實行上帝所吩咐之工而預備好的人，也就是那些潔淨自己脫離身體及靈性上的一切污穢，敬畏上帝而完全聖潔之人的身上。

向猶豫不決之人請求

現今因為沒有順從那正義的原理而行，以致上帝子民的歷史已有了污點。健康改良的工作，一直有冷落退後的情形；結果，上帝因人靈性上的大缺憾，而蒙了羞辱。上帝的子民若曾行在光中，就永不會見到那些已經建立的阻礙了。

難道已有這大好機會的我們，還要讓世人在健康改良的工作上比我們前進嗎？難道我們要因錯誤的飲食，而賤化自己的腦筋，及濫用自己的才能嗎？難道我們要隨從自私的惡習，而干犯上帝聖潔的律法嗎？難道我們的反反覆覆要變成一種笑柄嗎？難道我們要過那種非基督化的生活，以致救主恥於稱呼我們為弟兄嗎？

我們何不實行醫藥佈道的工作，也就是實際上的福音，而度一種有上帝的平安在心中作主的生活呢？我們為何不清除那擺在不信之人腳前的每一絆腳石，時常記住一個名稱為基督徒者所當盡的本分呢？若是徒負基督徒之名，而同時放縱那增長不聖潔慾情之食慾，倒不如放棄這名號更好得多了。

上帝呼召每一信徒要毫無保留地奉獻生命為主服務。祂呼召人作堅決而確定的改革。現今一切受造之物都在咒詛禍患之下呻吟著。上帝的子民應置身於一種能在恩典中生長，藉著真理而使身、心、靈全然成聖的地位上。他們若脫離一切破壞健康的放縱生活，就會有一種更清明的知覺，曉得構成真正敬虔的條件是什麼。同時在宗教經驗上，也將要顯出一種奇妙的轉變來。

人人都要被證驗

最要緊的是我們各人都應竭盡所能而行，並存有理智悟性，知道自己當吃什麼喝什麼，以及當怎樣生活以維護健康。人人都要被試驗，來證明自己是否接受健康改良的原理，抑或是隨從那自私放縱的行動。

無論何人都不應以為自己在飲食的事上，可以隨心所欲而行。你應當向同桌進食的人們顯明，你在飲食的事上，正如在一切別的事上一樣，都是隨從那種原理，使上帝的榮耀可以彰顯。你不能背此而行，因為你要養成一種品格，俾得將來不朽之生命。每個人都負有重大的責任。但願我們能理解這些責任，並奉主的尊名，高貴地負起這些責任來。

對於每位受試探去放縱食慾的人，我願向你進一言：切不可向試探屈服，乃當限制自己只吃那健康有益的食物。你可訓練自己，樂於享用健康的飲食。主會幫助那些設法自助的人；然而人若不下苦功去實行上帝的心意，祂怎能與他們同工呢？但願我們克盡己力，恐懼戰兢地作成自己得救的功夫，也就是在對待自己的身體方面要恐懼戰兢，免得有了差錯，因為在上帝之前，我們是有義務，應盡力保守身體有最良好之健康的。

真實的改良乃是心的改良

凡為上帝的聖工服務的人，不應追求世俗的滿足與自私的放蕩。本會醫院的醫生們，都當受健康改良的生活原理灌輸。除非基督的

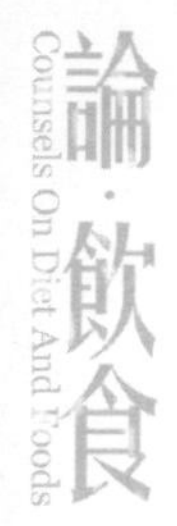

恩典在心中成為長存的真理，人是絕不能真正作成節制之工的。世上所有的誓約，不能使你夫婦成為健康改良運動者。單在飲食上的禁戒，也不能治癒你們病態的食慾。XX弟兄與姊妹的心若非被上帝的恩典感化，他們便不能在凡事上實行節制。

環境不能作成改良之工作。基督教要在人的心中發動改良之工。惟有基督在人心中運行，然後一個悔改的聰明人才能表現出來。那種想要先形於外而後進於內的計畫，從來就已失敗了，而且將來也一直要失敗的。上帝對於你們的計畫，就是要你們先從萬難之基，也就是你們的心作起，然後由心向外發出公義的原理，這樣的改良，才能表裏如一。

凡遵照《聖經》及聖靈證言中上帝所賜的亮光，而盡力高舉標準近乎上帝命令的人，必不改變自己的行徑，去迎合那生活與上帝賢明之安排相反的一兩個或眾多親友們之心意；我們若根據這些原理而行、我們若嚴守飲食的規律、我們若身為基督徒而教導自己的口味順從上帝的計畫，我們就要發揮一種合乎上帝旨意的感化力了。現在的問題乃是，「我們願否作真正的健康改良者呢？」

一個最重要的問題

我蒙指示，要在健康改良的事上將信息傳給一切本會的人；因為許多人對於健康改良的原則，已不如從前那樣忠心遵守了。

上帝的旨意是要祂的兒女在基督裏長大成人，滿有男女長成的身量。若要成全這事，他們就必須善用所有身、心、靈各方面的能力。他們再不能虛耗一點的智力或體力了。

怎樣保持健康是一個最重要的基本問題。我們若存敬畏上帝的心去研究這個問題，就可以知道欲使肉體和靈性雙方同得進步，莫如採用簡單的飲食。但願我們平心靜氣地研究這個問題。我們對於這事需要具有相當的知識和判斷力，才可採取明智的行動。須知自然律是只宜順從，不宜違背的。

凡已受教明白肉食、茶、咖啡，以及豐膩而不衛生之食物對於身體所有的害處，並且定意用犧牲與上帝立約的人，就不會再放縱自己的食慾，去採用那明知不衛生的食物了。上帝要我們淨化食慾，對一切不良的食物要自行抑制。這原是上帝子民的當務之急，然後才能作完全的百姓站立在祂面前。

上帝的餘民必須是一班悔改的人。這一信息的傳布，乃是使人悔改成聖的效果。在這個運動上，我們須感覺上帝之靈的能力。這乃是一種奇妙確定的信息；對於接受的人真是萬事具備，所以當用大聲傳揚。我們須具有真實堅定的信心，確信此一信息必能愈傳愈顯重要，直至末日為止。

有一般號稱為信徒的人，只接受教會《證言》一書的某幾部分為來自上帝的信息，對於其中凡指責他們嗜好的部分，卻予以拒絕。這種人不單是與自己的福祉作對，也是妨礙了教會的福祉。要緊的是：我們必須趁著有光，就在光明中行走。凡自命為信從健康改良，而在日常生活行為上卻違反其原則的人，實在是損害自己的靈性，並在信徒的腦海中，留下錯誤的印象。

凡明白真理的人，都負有一種嚴肅的責任，就是應當有與其信仰相符的行為，以及優雅聖潔的生活，並且要預備以便承擔在此種信息即將結束之日所必要速成的工作。他們沒有光陰和精力可耗費在放縱食慾上了。「所以你們當悔改歸正，使你們的罪得以塗抹；

這樣，那安舒的日子就必從主面前來到。」（使徒行傳3：19）現在我們對此懇摯之言，應加以注意。我們中間有許多靈力不足的人，他們若不完全悔改，勢必淪亡無疑。試問你能冒險嘗試嗎？……

凡欲與基督同得天國新生命的人，必須在心靈和思想方面經過一番變化，這種變化非藉基督的能力不能發生。救主曾說：「人若不重生，就不能見上帝的國。」（約翰福音3：3）惟有從上帝而來的宗教，才是能導向上帝的宗教。我們若果要正確地事奉上帝，就必須從聖靈而生。這才能使人儆醒。聖靈必潔淨心靈，更新思想，並賜我們新的能力，得以認識並敬愛上帝。又使我們情願服從祂一切的條件。這才是真正的敬拜。

步調一致

上帝已交給我們推進健康改良的工作。主切望祂的子民彼此和諧合一。你們應當知道，我們不可離開這個地步，也就是過去三十五年來（譯者按：此文乃作於1902年）主所吩咐我們要守的立場。你們應當小心，不可置身於與健康改良工作敵對的地位上。這種工作必要向前推進；因為這是上帝的一種方法，用以減輕人間的痛苦，及潔淨祂的子民。

應當留心自己的態度，免得被人認為是惹事生非的。我的弟兄啊，你既然沒有使自己及家人得到順從健康改良之原理而來的福惠，就不該反對上帝所賜關於這方面的亮光，而貽害他人。

主已賜祂子民一種關於健康改良的信息。這道亮光已照在他們的路上數十年之久了；主不能支持其僕人們採取一種與此相反的行動。主已交給祂的僕人們這方面的信息，要他們去傳給別人，何時他們的行動若反對此信息，祂就大不喜悅。若是一部分的工人在某處努力作工，教導人說，健康改良的原理是與第三天使的信息密切相聯，正如手臂之於身體然，而同時卻有些同工們，竟在生活習慣上，教人以完全相反的原理，你想上帝怎能喜悅呢？這在上帝看來，真是一種罪惡。……

有些人有很好的智力才能，也明白本會信仰的緣由，但在訓誨及榜樣上，卻對於道德義務顯出漠不關心的態度，這實在使那些與他們同工之主的守望者們，感到莫大的灰心。

人若輕看上帝所賜的健康改良之亮光，必定難免受損害。誰也不能在訓誨及榜樣上與上帝所賜的亮光反對，而同時又希望在上帝的工作上得到成功。

傳道人應當教導眾人，生活起居有節的道理，這是很重要的。他們應當表現出飲食、工作、休息及衣著，是與健康有密切的關係。凡相信末世真理的人，都應當在這方面下點功夫。此事與他們有關，而上帝也要他們自己在這種改良上，覺悟起來和產生興趣。他們若對此問題漠不關心，上帝是不喜悅他們這種作風的。

在福氣上跌倒

天使說道：「應當禁戒那與靈魂爭戰的肉體情慾。」你們已經在健康改良的工作上跌倒了。據你們看來，這似乎是真理不必要的附屬品；其實不然，因為它原是真理的一部分。這種當前的工作，將比那已交給你們的任何工作更為嚴格與更劇烈。你們若猶豫不決而退後不前，不去抓住這是你們的特權可以承受的福氣，你們就要感到損失的痛苦了。上天已將這種福氣放在你們的路上，使你們難處少而進步快，但你們卻在這福氣上跌倒了。這種工作原可使你們得到最大的益處，並使你們的肉體及靈性健康的，然而撒但卻以極其可厭的方式，將之顯示給你們，使你們攻擊反對之。

思念審判

現今主呼召志願兵加入祂的軍隊。軟弱多病的男女，應當變成健康改良者。上帝的子民若肯小心吃喝，不使腸胃擔負不必要的重擔，上帝就必協助他們維護其健康。祂已造惠這條自然大道使它堅固而又安全，寬闊得足以容下一切行在其上的人。祂已賜給我們美好而有益健康的地上產物，來維持我們的生活。

人若不聽從上帝在《聖經》和祂作為中所顯示的教訓，不遵行神聖的命令，他的經驗是有缺憾的。他是一位軟弱多病的基督徒。他的靈命脆弱。他雖活在世上，但他的生命卻沒有馨香之氣。他虛耗了寶貴的恩典光陰。

許多人因輕視生命之律，已使身體蒙受諸多的損害，他們也許再也不能挽回其疏忽之惡果；雖然這樣，但他們現在仍可悔罪改過。人類已盡力想要比上帝更聰明，看自己就是自己的律法。上帝呼召我們注意祂的要求，不再委屈自己的身體、智慧及靈性上的才能，而羞辱祂。早衰與夭折，都是出於離棄上帝去隨從世俗的結果。凡放縱自己的人，必受刑罰。在審判之時，我們就要看出上帝是多麼嚴格地處理干犯健康律法之罪。那時，我們回顧自己已往的行動，就必看出，我們若曾以《聖經》為導師，就必對於上帝有何等的認識，及會培養何等高尚的品格。

主正在期待祂的子民有聰明悟性。當我們見到了這些因人忽視正確攝生之道的後果，使殘廢、畸形、疾病等不幸的出現於人間，又怎能閉口不傳揚警告呢？基督曾說過，當挪亞之日，地上怎樣充斥著犯罪作惡及強暴的情形，在人子顯現的時候，世上也是那樣。上帝已賜給我們大光，我們若行在光中，就必見到祂的救恩。

現今需要切實的改變。當今之日，我們應該謙卑，除去驕傲固執的心，在主還可被尋見之時尋求祂。在我們的生活習慣上，現有許多的矛盾醜態，因此我們這等人就應當在上帝面前虛心。

主正呼召我們前來歸隊。白晝將盡，黑夜快來，無論陸地海洋，都可見到上帝的懲罰。不會有第二個恩典的時期給我們了。現今無暇作虛偽的行動了。但願我們每人都感謝上帝，因為現在還有一個機會，可培養品格承受得將來的永生。

第二章・飲食與靈性

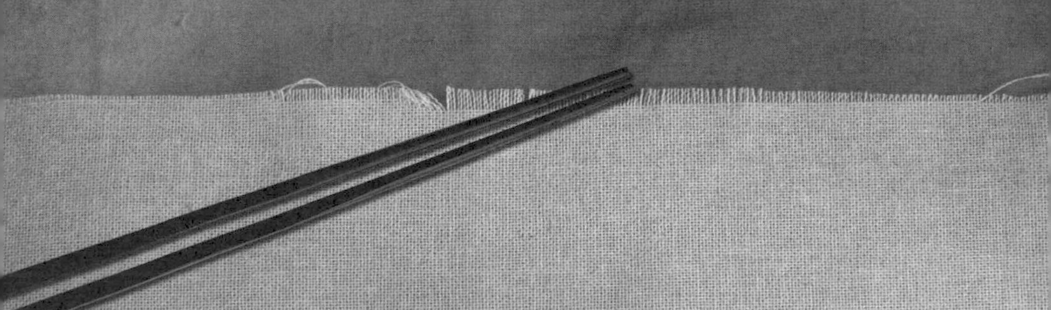

第2章·飲食與靈性

不節制是一種罪惡

但願自稱虔誠信仰的人，誰也不應忽視身體的健康，而自詡不節制並非罪惡，也不影響及其靈性。須知，在人的體格與德性之間，雙方是有密切關係的。

我們的始祖因為不能節制慾念，就失去了伊甸的樂園。應當在凡事上節制，這對於光復伊甸園之舉，有極大的關係，是過於人們所能領悟的。

干犯身體的律法，便是干犯上帝的律法。我們的創造主是耶穌基督，祂是我們人類的創造者。祂創造了人類的軀體，祂是身體律法的創作者，也是道德律法的創作者。人若在各種與肉體及健康有關的生活習慣上，疏忽及不留意，便是得罪上帝。現今許多自稱為愛耶穌基督的人，並沒有對那捨身以救他們免去永死之主，表示正確合宜的尊重與敬畏。祂未被人尊崇、敬重與承認。這是從人干犯其生存之律法，而傷害其身體之健康上，可以顯見的。

繼續不斷地干犯自然之律法，便是繼續不斷地干犯上帝之律法。我們現今到處見到的艱難與苦楚之重擔，目前世上泛濫的殘廢畸形、衰老、疾病，以及癡呆虛弱等等，若與上帝所預期其當有之情況相比，無異是一大癩病院；現代的人在精神、道德及體格上，都是軟弱無力的。這一切的悲慘不幸，都是由於墮落的人類干犯上帝律法，所累代積聚之後果。最大的罪惡便是由放縱偏差的食慾而來的。

人在飲食、睡眠、視聽方面、放縱過度，乃是罪惡。身體及腦筋的全部精力，若有健全而協和的作用，結果便有幸福；而且這些精力越高尚與越優雅，那幸福也越純潔與越精粹。

放縱口腹之慾時，人不能歸主為聖

人類之慘受一切疾病，大部分是由於本身錯誤的習慣所致，因為故意蒙昧無知，或忽視上帝所賜與其生活有關之律法的後果。在過干犯生命律法之時，我們是不可能榮耀上帝的。人若放縱肉體為口腹之慾，他的心就不能維持奉獻上帝為聖的關係。那因繼續放縱有害的肉體情慾而來的患病的身體及混亂的頭腦，是不可能使身體與精神成為聖潔的。使徒十分明白健康的身體對於美滿完全的基督徒品格有何等重大的關係，他說：「我是攻克己身，叫身服我，恐怕我傳福音給別人，自己反被棄絕了。」在他所提的聖靈所結的果子中，便有節制在內。「凡屬基督耶穌的人，是已經把肉體，連肉體的邪情私慾，同釘在十字架上了。」

故意蒙昧無知，將必增加罪惡

人有責任知道如何保養身體於至佳的健康情況中；人照上帝所惠賜之亮光而生活，乃是一種神聖之本分。我們若對亮光閉起眼睛，生怕見到自己所不願丟棄的過錯，我們的罪惡並不減輕，而只是增加。人若在某件事上背棄真光，也必在其他的事上視若無睹。干犯身體律法之罪，其重大適與干犯十誡中之一條的相同，因為兩者都是破壞上帝之律法的。當我們愛自己的食慾；愛自己的口味，過於愛主之時，我們是不能全心、全意、全靈、全力愛主的。我們現今正是逐日減少自己的力量，沒有榮耀上帝，而祂卻是要求我們要全心全力事奉祂的。我們的各種錯誤生活習慣，使我們正在減少自己持守生命之力，而口裏竟自稱是基督的門徒，預備為得永生而作最後之修飾。

我的弟兄及姊妹哪，你們有一份工作要作，是別人不能代作的。從昏睡中醒起吧！基督將賜給你們生命。你們的飲食、工作及生活方式，都當有所改變。你們若追隨那行之多年的行徑，你們就不能清楚地辨識聖潔與永恆之事物。你們的感應遲鈍，你們的頭腦糊塗。你們沒有利用自己的特權而在真理的恩典與知識中長進。你們在靈性方面沒有增長，反而是越來越黑暗了。

人是上帝創造之工的巔峰傑作，是按照上帝的形像而造，並且預定成為上帝之一份複本的。……人是上帝所最寶貴的，因為他是上帝照自己的形像而造的。這種事實應使我們銘刻在心，當以律例與榜樣來教導人之重要，我們的身體乃是預定為向世人代表上帝的，若是放縱口腹之慾或其他任何罪行惡習，便是犯下了玷污身體之罪。

違背身體律法損及精神

上帝要祂的子民繼續地進步。我們需要知道放縱食慾，最足以妨礙心智的改進與靈性的成聖。可惜我們雖自命明白一切健康改良之道，卻仍有許多人採用不正確的食物。

我們不該在安息日預備比平常較豐富較多的食物；反之，我們在安息日當吃得比平常更簡單更少，以便腦筋可以清楚而活潑地去領悟屬靈的事。擁塞的胃，就必造成擁塞的腦筋。為了腦筋受不正確飲食之擾，我們也許會聽了最可貴的話而不察其意義。許多人因為在安息日吃得太多，而使自己不配承受神聖之福，他們所失去的機會，實有過於他們所想的。

我蒙指示，我們有一些帳棚聚會，遠不及上帝所預定其當有的情形。教友們沒有預備好前來接受上帝聖靈的降臨。大半的姊妹們，在會前花了許多的時間來預備外表虛榮之衣著，而完全忘記了那在上帝眼中看為大有價值的內在裝飾。此外，他們也花了許多時間於不必要的烹飪工作上，製作那些對於享用之人切實有害的，豐膩之糕餅點心及其他食品。如果本會的姊妹們只預備良好的麵包，及一些其他對身體健康有益的食品，那麼，她們與她們的家人，就會更易於賞識生命之糧，並更會接受聖靈的感化了。

在帳棚大會期間，人們的胃往往裝進太多的食物而過勞。這些食物既不如平時在家所吃的那麼簡單而清淡，而且在家之時的勞動工作也比此時的多二或三倍。因此，頭腦變得昏昏沉沉，很難領會永恆之事物，及至大會結束，他們卻感到失望，因為未能享受更多上帝之靈的福氣。……但願我們把這些預備飲食及衣著的事列為次要，而在家開始深刻的省察己心之工作。

放縱飲食使人不能領會真理

你們需要清明而活潑的心思，才能賞識那真理的高尚特性，寶貴那救贖之恩，及對永恆之事物有正確的估價。你們若是繼續行錯，放縱飲食上不良的習慣，以致使智力衰弱，這樣，你們必不重視那可以感動你們，使你們的生命與基督的生命相合之救恩及永生；你們也必不作那懇切的、自我犧牲的努力，以求與上帝的旨意全然相合，而這原是祂的話所命定的，並是為使你們的德行合於完成永生之最後手續所需要的。

縱使你在飲食的素質方面非常嚴格，但吃進那麼大量的食物，難道你會在那本屬於祂的身體及靈性上榮耀上帝嗎？那些將那麼多的食物裝進胃中，使身體如荷重負的人們，在聽到真理之時也是不會賞識的。他們不能喚醒頭腦麻木了的感覺，來領會贖罪的價值，及為墮落人類所作的重大犧牲。這等人也不能賞識那為忠心得勝之人所保留的偉大、寶貴和極重無比之富足。我們切切不可讓天性中的獸性慾情，來管理自己的德性與慧性。

現今有些人正在放縱那與靈魂爭戰的肉體食慾，不斷地攔阻自己靈性上的進步。他們時刻良心有愧，你若是直講真理，便立刻得罪了他們。他們自己定罪，卻又覺得別人是特別選出這些題目來指責他們，因此感到十分難過及受到傷害，只好離席，退出聖徒的會所。他們的拒絕出席，為要免得良心那麼不安。不久之後，他們便失去了赴會的興趣及愛慕真理之熱忱。他們若不完全悔改，還會回去與反叛之徒採取同一的立場，站在撒但的黑旗之下。其實，這些人若將那與靈魂為敵的肉體情慾釘死在十字架上，他們是會打開出路，而真理之箭也不會傷害到他們的。但當他們放縱肉體食慾而心懷偶像之時，他們卻使自己成為真理之箭的攻擊目標，只要一說出真理，他們就必受了傷。……

人採用非天然的刺激品，將有戕賊健康之害，對於頭腦亦有麻痺之影響，使之不能賞識永恆之事物。凡愛惜這些偶像的人們，他們是不能正確地重視救恩之價值的。這救恩乃是基督用克己自制之生活，長經憂患與恥辱，終至於犧牲自己無罪之生命，來救將亡之人脫離死亡，而為他們作成的。

牛油與肉類都是刺激性的。這些已傷害了人的胃及敗壞了人的食慾，頭腦的敏感神經已被麻木，而且以犧牲道德與慧性的各項功能，來加強了人的獸性惡慾。那本該擁有控制之力的較高功能，已經越來越軟弱，以致不能辨識永恆之事物。在屬靈與獻身方面，已麻痺癱瘓了。世上男女的智慧，本是創造主所設計用以進行良善與偉大之工作的，卻被撒但輕易地從人的口腹之慾進入，而加以控制，這使他看來大感勝利雀躍不已。

任何減少人體力的事物，也足以削弱人的智力，並使人在分辨善惡的能力方面衰退。我們擇善的能力因而減低，而且心志也無力奉行我們所認為合宜的事了。

錯用體力會縮短我們用生活來榮耀上帝的限期；並使我們無法勝任上帝所交給我們去作的工作。

人若有了關於飲食服裝應當簡樸來順從道德及身體之律法的亮光，而仍然棄絕那指示其責任的亮光，他們也是會在其他各事上規避責任的。他們規避那為要過與自然律法相符之生活而應負起的十字架，便使良心麻木遲鈍，而將不顧指責來干犯十條誡命。現今有些人有頑強抗命的精神，不願忍受十字架之苦，並且輕視其羞辱。

那些因自私的滿足，而招致百病臨身的人，他們的身體及心思都是不健全的。他們不能重視真理的證據，也不領會上帝的要求。當他們堅持一種使自己更加沉淪之行徑時，我們救主的膀臂是不會下達到那麼低，去把他們從墮落的地步提拔上來的。

主要求每個人要各盡所能，來維持健康的身體及正常的頭腦。他們若以卑賤的口腹之慾為滿足，而使自己的感覺遲鈍，辨識力模糊，以致不能賞識上帝的崇高品性，及不以研究祂的聖言為樂；他們就可確定，上帝必不悅納他們的廉價祭物，像祂古時曾拒絕了該隱的一樣。上帝要求他們從一切肉體及精神的污穢中潔淨自己，敬畏主而完全聖潔。及至人已盡一切所能來保障健康，克制口腹之慾及卑賤的情慾，以便有健康的心思、成聖的想像力，而使自己能向上帝奉獻公義的祭物之後，他們方可得到上帝慈悲的神蹟所拯救，猶如狂風暴浪中的方舟一樣。挪亞曾盡一切所能，照上帝的要求來使方舟建造得十分堅固；然後上帝才施行人所不能行的事，用其神奇的大能來保全了那方舟。

現今教會所經歷的試煉患難，其最多的根源是出於人為滿足食慾而濫用腸胃所致。那些在飲食及工作上不節制及不合理的人，他們的講論及行動也是不合理的。一位不節制的人，他是不能成為忍耐之人的。人並非一定要酩酊醉酒才算是不節制的人。人若飲食太繁、過多及豐膩而對健康無益之食物，破壞消化器官的健全作用，傷害頭腦，歪曲判斷，阻礙合理、鎮靜及健全的思想與行動，便是犯了飲食不節制之罪惡。這也是教會各種磨難的諸多來源。因此，上帝的子民若要處於能蒙祂悅納的地步，就當在那原屬於祂的身體及精神上榮耀主，他們必須用心及熱心克制自己食慾的滿足，而在凡事上節制。然後他們才能領會真理的美麗與清新，而在生活上實行出來，並且以聰明、謹慎、正直的行動，來使本會信仰的敵人，沒有誹謗真理緣由的機會。

弟兄與姊妹哪，我請求你們要醒悟起來！你們還沒有接受健康改良之亮光，也沒有予以實行。你們若已約束自己的食慾，就會省下許多額外的操勞及費用了；而尤其重大之後果，卻是你們會保障身體有更佳的健康情況，並有更大的智力來賞識永恆真理，也有更清楚的頭腦來重視真理的證據，而且有更佳的準備，給別人說明自己心中盼望的緣由。

有些人譏笑這種改良工作，說是完全無此必要；並以引人心思離開現代真理為一種興奮快樂的事。他們曾說這些事已趨入極端。其實，這等人真是不知自己所云。那些自稱信仰敬虔的人們，在其身心道德精力因滿足敗壞的口腹之慾及操勞過度之時，乃是自頂至踵生病的，他們又怎能重視真理的證據，及領會上帝的要求呢？如果道德及智慧的功能模糊了，他們是不能賞識贖罪之功勞及上帝聖工之高貴性，也不會樂於研究《聖經》的。一位神聖衰弱而消化不良的病人，怎能「在有人問你們心中盼望的緣由時，常作準備，以溫柔敬畏的心回答各人」呢？這等人有病態的想像力，便對凡事有錯誤的眼光與看法，又因缺乏基督生命之特性中的溫柔與鎮靜，便會在與蠻不講理的人們爭辯之時，很快地就變成惶惑而激動，以致使自己所宣稱的信仰蒙羞啊！從一個高尚的宗教立場上看來，我們若要變成像基督一樣，那是非要變成徹底的改良者不可了。

我見到天父已在健康改良方面賜我們偉大的恩光，使我們可以順從祂對我們的要求，在這些原屬於祂的身體及精神上榮耀祂，而終能無瑕無疵地站立在上帝的寶座之前。本會的信仰要求我們提高標準，大步前進。在許多人問起其他健康改良運動者所取的行徑之時，他們若是有理性的人，就當為自己作些事的。我們人類現今是處於一種悲慘可憐的情況中，飽患各種各式的疾病。許多已有遺傳疾病的人，因父母的錯誤生活習慣而受更大的辛苦；但他們自己卻採取同樣的錯誤行動，而他們的兒女又是追隨他們而行。他們對於自己蒙昧無知，生了病也不知道這是自己的錯誤習慣正在引起無窮的疾病。

現今只有很少數的人醒悟起來，能夠明白飲食習慣對於自己的健康、自己的品格、自己對今生世界的貢獻及自己永恆之命運，有何等重大的關係。我見到那些已接受從天而來之亮光，並明白行在光中之福惠的人們，他們有責任要對其他因缺乏知識而仍在受苦之人顯明更大的關心。凡遵守安息日而仰望救主快速降臨的信徒，尤其當在關心此偉大之改良工作上不落人後。世上男女必須得到教導，而傳道牧師及教友們也當感到這是落在自己身上的重任，要提倡這道理，並殷促別人信服之。

身體的生活習慣，對於每個人的成功大有關係。你若更加小心自己的飲食，更多選用簡單及沒有刺激性的食物，使四肢百體營和諧順利的作用，則你對於責任觀念，也必更加清楚瞭然。我們應當小心審查自己的每一習慣，每一行為，免得病態的身體給事事罩上了一層陰影。

我們身體的健康是靠所吃的食物來維持的；如果我們的食慾不在聖化的心思控制之下，如果我們在一切飲食上不節制，我們的頭腦及身體就不會處於健全的狀態來研究道理，存心要明白《聖經》說什麼——我當行什麼才能得永生了。任何不健康的生活習慣，將使身體產生不健康的狀態，那幼嫩的活機器——胃也必受害，不能妥善地進行其工作了。人陷入試探及犯罪的傾向，大多是由於飲食不當所致。

如果那具有神性力量的人類救主，還覺得禱告的需要，那麼，我們這軟弱必死的世人，更當覺得何等地需要祈禱——熱切的、不斷的祈禱啊！基督在受最強烈的試探之時，祂禁食並把自己交託給上帝，藉著迫切祈禱及完全順從祂父的旨意，而終為得勝者。凡自稱相信末日真理，而駕乎一般口頭基督徒之上的人，都應當在禱告上效法這偉大的模範。

「學生和先生一樣，僕人和主人一樣，也就罷了。」我們的桌子上往往擺滿了許多奢侈品，既無益於健康，也不是必需的；其原因乃是我們愛這些東西，過於愛克己、遠離害病及健全的心思。耶穌向祂父懇切祈求力量。即使是為祂自己的話，上帝的聖子也是認此為最寶貴的，過於享用桌上最奢侈的珍饈美味。祂已給我們留下憑據，證明若要得力量去與黑暗的權勢爭戰，及作成那分派給我們的工作，禱告乃是絕不可少的。我們自己的力量是軟弱的，但上帝所賜的力量卻是偉大的，並要使凡得此力量的人得勝有餘。

會影響人的感化力及貢獻

往往在人需要實行極大的克己自制之時，胃卻塞進了一大堆的不健康食物，留待分解腐化，這種情形真是何其可惜！胃的辛苦受害，會傷及頭腦。不謹慎的進食者，卻不知其正在使自己不配給人賢明的指導，也不配為上帝聖工作最佳進展籌思定計。但這卻是實在的情形。他不能辨識屬靈的事物，並在開議事會應當說「是」及「阿們」之時，卻說了個「不」字。他所作的提議都是大而無當，無意義的。他所吃進的食物，使他的腦力糊裏糊塗。

自私放縱會使人不能為真理作見證。我們本當向上帝奉獻的感恩報德之舉，也因吃進胃中的食物而大打折扣。放縱食慾乃是紛爭、騷亂、不和及其他許多禍患之根源。說暴躁的話語，作不仁之行動；虛偽奸詐，情慾衝動，凡此一切都是因為食物亂堆胃中，使頭腦神經生病所致。

有些人不能感念到有在飲食上榮耀上帝之必要。放縱飲食會傷害及他們人生關係的各方面，這些可在他們的家庭中、在他們的教會內、在祈禱會時，以及在他們兒女的行為上顯然易見的。這已成為他們的終生咒詛。你不能使他們明白末世的真理。上帝對其一切受造之物的生存及幸福，已有了豐富美滿的供應安排；如果祂的律法從未被干犯，以及大家都順從祂神聖的旨意而行，則眾生所經驗的，當非傷心不幸及連綿禍患，而是健康、安寧及幸福了。

世界的救贖主深知放縱食慾會使人體力虛弱，感官麻木，以致不能明辨聖潔永生的事物。基督知道世人已成饕餮貪食之徒，這種放縱的生活，會使道德力量敗壞。放縱食慾之罪，在人類身上的力量是極強的。為要打破此種力量起見，上帝聖子為世人之故，竟不得不禁食約達六週之久，這樣看來，一位基督徒若果要得勝像基督得勝一樣，他就該作一種何等的工作啊！放縱敗壞的食慾，這種試探之強烈，只能從基督在曠野長期禁食的難言苦痛上，方可測度。

基督知道若要順利推進救贖大計，祂的救人初步工作，必須從人類當初墜落之處開始。亞當因放縱食慾而跌倒。為要使人明白他們有順從上帝律法之義務起見，基督便以改良人類的身體習慣，來開始其救贖之大工。世人道德淪落，體格衰弱，最大的毛病就是由於放縱敗壞的食慾而起。

傳道人的特別責任與試探

大家都有一種嚴肅的責任，尤其是教導真理的傳道人為然，應當勝過這種口腹之慾。他們若能約束食慾及情慾，其貢獻就必更大；如果他們的體力及智力能互相配合，他們在精神上及道義上的能力就必更加堅強。他們若嚴守節制的習慣，使身心的操勞互相配合，就可成就遠大的功業，並保持心思清明。他們若採用這種步驟，他們的心思及言語就必更流利；他們的信仰活動就要更蓬勃，而且在聽眾身上的感化也就更顯明了。

食物的素質雖好，但若飲食無節，就會使體力衰弱，並使那更靈敏更聖潔的情緒也遲鈍了。

有些人帶到帳棚聚會來的食物，是完全不合這種場合時宜的。這些豐膩的糕餅點心及各種的飯菜，將使一位健康而勤勞之人的消化系統大起紊亂。當然啦，這些食物對於傳道人更是完全不太好的。教友們把這等食物送到他的桌上，或請他到他們的桌上。在此情形之下，傳道人便受試探吃得太多；而且是有害的食物。不但他們在帳棚聚會中的貢獻大見減少，而且是許多人患上胃弱病了。

傳道人應當婉拒這種好意而不聰明的招待，縱使是有些似乎不很客氣，亦在所不惜。教友們應當有真正的愛心，不應強請他食用這些食物。若是以這等對於健康有害的食物來引誘傳道人，他們乃是錯了。這使上帝的聖工損失了寶貴的才幹。許多人，雖說是活著，卻把自己各項功能的精神與氣力摧殘了一半。傳道人們，當在眾人之上，尤應節約頭腦及神經的精力。凡足以引起衝動或刺激神經之飲食，他們都當忌用。人在激動之後，繼之而來的必是沉悶沮喪；過度放縱，必使頭腦糊塗，以致思想困難而混亂。人若非在飲食習慣上嚴行節制，誰也不能在屬靈的事物上作為成功的工人。對於那些明知應當如何為健康而飲食，卻又故犯使身心衰弱之行徑的人們，上帝不能讓其聖靈降在他們身上的。

「都要為榮耀上帝而行」

使徒保羅受上帝之靈的默示而寫道：「『你們無論作什麼，』甚至在飲食方面的自然行動上，都當不要滿足偏差的食慾，而應在一種責任感之下，『都要為榮耀上帝而行。』」人的每一部分，都應當予以防護。我們要小心儆醒，免得吃進的食物，把高尚聖潔的思想從頭腦趕出。有些人問道：「我可否隨自己的心意而行呢？」當我們向他們提及聰明的進食，應在一切生活習慣上都有順從上帝律法的必要時，他們這樣問，似乎是我們正在設法要剝奪他們一個重大的好處一般。

每個人都擁有個人之權利。我們都有自己的個性及個人之人格，誰也不能把自己的人格浸沒在別人的人格之中。各人都當為自己行動，照著自己良心的指示而行。關於我們的責任及影響，我們都當向上帝負責，正如我們的生命是從祂而出的一樣。這不是從人得之，而只有從上帝來的。我們是祂所創造，也是祂所救贖。我們的身體不是屬於自己，也不可隨從自己心意，來受生活習慣的殘害，以致腐敗而不能向上帝作美滿之服務。我們的生命及各種功能都屬於祂。祂時刻照應著我們，並保持我們這部活機器的活動；我們若聽任其自行轉動，我們一定會死了。我們是絕對倚賴上帝而生存的。

我們若明白自己對上帝的關係及上帝對我們的關係，就可領會一個重大的教訓。「你們不是自己的人，因為你們是重價買來的。」我們應當將這些話掛在記憶的廳堂上，以便永遠承認上帝在我們的才幹、我們的財物、我們的影響及我們個人的生命上所擁有的權利。我們應當學會怎樣善用上帝所賜在身、心、靈各方面的才能，視之為基督買來的產業，以便能向祂作健康而馨香的服務。

在你們的路上，已有亮光照出，顯明關於健康改良，及上帝子

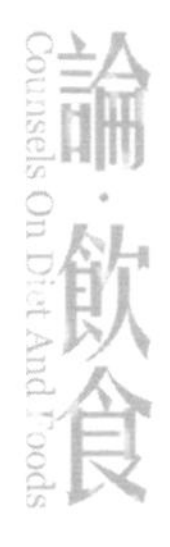

民在末世當凡事實行節制的責任。我見到，你們也是列於那些遲於賞識真光，及矯正你們在飲食與工作上之態度的人當中。在接受並順從這真理之光時，那些因真理而成聖的人們，就必在生活及品格上，作一番全然改革的工作。

與得勝的生活有關

飲食與服裝，都對於我們的靈性進展有直接的關係。

當時許多外邦人所常吃的食物，上帝卻不准許以色列人吃。這並不是上帝專制，橫加約束，上帝所禁止的東西，都是無益的。他們可從此知道吃用有害的食物，就是污穢自己的身子，所以上帝說它們是不潔淨的。凡足毀壞身體的食物，也能毀壞靈性，使吃的人不配與上帝來往，不配擔任高尚聖潔的職務。

當我們放縱口腹之慾而傷害健康之時，及在受今生的驕傲控制之時，上帝之靈不能成為我們的助手，來幫助我們達到全備之基督徒品格。

凡與上帝的性情有分的人，必須逃避世上從肉體而來之敗壞。人若放縱口腹之慾，必不能達到基督徒全備之境地。

這就是真正的成聖。它不單是一番理論、一股衝動或一套詞令，而乃是一種活潑且積極的原理，深入每日之生活中的。它要我們飲食服裝的習慣，是一種能保養身心及道德健康的，以便我們能將自己的身體獻給主，不是一種已被各種惡習敗壞了的祭物，而是一種「活祭，是聖潔的，是上帝所喜悅的。」

我們的飲食習慣，顯明我們是屬於世界，抑或是屬於主用真理大能之斧從世上分別歸祂之輩。

由於飲食上的不節制，引起了這麼多的疾病痛苦，劫奪了那歸於主的榮耀。許多上帝的子民，因為沒有克己自制，以致不能達到上帝為他們所定的屬靈高尚標準。他們雖已悔罪改過，卻因順服自私而受害，此種損失之重大，在將來永恆的歲月中將要顯出。

唉，不知有多少人在健康和屬靈的恩賜上，失落了上帝為他們所貯存最豐富的福分啊！現在有許多人竭力要得到特殊的勝利與特殊的福分，以便成就偉大的事。他們為了這個目的，時常覺得必須流淚禱告地奮力掙扎。這班人若懇切祈禱地查考《聖經》，以求明白上帝所指示的旨意，然後毫無保留或任性地從心中遵行祂的旨意，這樣，他們就必得著安息。一切的痛苦，一切的流淚與掙扎，都不足以使他們得著所希冀的福分。他們必須完全獻己自制；必須去做當前的工作，接受上帝所應許賜給凡憑著信心而求之人的宏恩。

耶穌說：「若有人要跟從我，就當捨己，天天背起他的十字架，來跟從我。」（路加福音9：23）我們當效法救主純樸和克己的精神。我們當用言語和聖潔的行為，來高舉那「髑髏地的人」。凡將自己獻給上帝的，救主就與他們非常接近。如果有一個時候需要上帝的靈在我們心中和生活中運行，現在就是了。但願我們把握住這神聖的能力，以致可以有力度那聖潔而獻身的生活。

我們的始祖因放縱食慾而失掉伊甸園，我們要光復伊甸園，唯一的希望即在於堅決克制自己的食慾及情慾。節制飲食及約束諸般情慾，可使人保持智慧，加強精神及道德的生機活力，使人能約束一切的獸性惡慾，服從上等功能的管理，又能分辨善惡，明察聖俗。

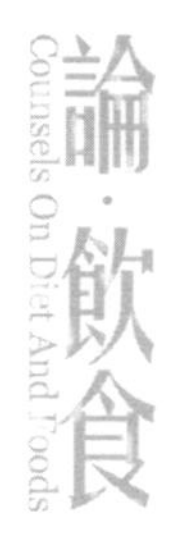

基督拋棄天家而到世上為人，為要藉祂自己的生活來指示人如何抵抗試探。凡能真覺得基督這種犧牲的人，就必甘心克制自己，而寧願與基督同受苦難了。

敬畏耶和華，是智慧的開端。凡得勝像基督得了勝的人，仍需時刻儆醒自守，防備撒但的試探。應當約束食慾及情慾，使其服於開明良心的管束之下，以致智力不受損害，感覺靈敏，這樣就不至於把撒但的作為及網羅誤解為上帝的美意了。許多人想望得到那給予得勝之人的最後賞賜與勝利，可是又不肯像他們的救贖主那樣忍受勞苦、艱難及克己自制。我們只有藉著順從及繼續努力，才能得勝像基督得勝了一樣。

口腹之慾當權，成千成萬的人因而滅亡，倘若他們在這件事上得勝，他們就可有道德上的能力，勝過撒但的各種其他試探了。但那些作食慾奴隸之人就不能使基督徒的品格全備。六千年來，人類的繼續犯罪，結出了疾病、痛苦及死亡的果子。我們現在到了末日之時，撒但叫人放縱食慾的試探，也變成更強而更難制勝了。

凡珍視上帝所賜健康改良亮光的人，必在因真理成聖及配得永生之工作上得重大的幫助。

PART 1　飲食對人的關係

古人的道德腐化

在洪水以前的人曾吃動物的肉，以滿足自己的情慾，直到他們罪惡之杯滿盈，上帝就用洪水來潔淨這道德腐敗的地球。……

自從犯罪墮落之後，罪惡已風行於世。除了少數仍然忠於上帝的人之外，大多數的人都已在祂面前行為敗壞。所多瑪及蛾摩拉城之毀滅，乃是因為他們的罪大惡極。他們放縱食慾，不加約束，繼而情慾敗壞，漫無制止，直至他們如此墮落，他們的罪如此可憎，他們的罪惡之杯滿盈，而他們便被從天而降之火所燒滅。

在挪亞之日招致上帝忿怒、降罰於世的同樣罪惡，現正存在人間。世上男女在飲食方面已到了貪食醉酒的地步。這種流行的罪，放縱偏差的食慾，曾使挪亞之日的世人慾火如焚，導致一般的墮落敗壞，終至強暴及罪惡滔天，而上帝便用一場洪水，來洗除地上道德腐化的現象。

這同樣的貪食醉酒之罪惡，也麻木了所多瑪居民的道德感覺，以致該罪惡城市的居民，竟以犯罪作惡為樂。基督曾如此警告世人說：「又好像羅得的日子，人又吃又喝，又買又賣，又耕種又蓋造；到羅得出所多瑪的那日，就有火與硫磺從天上降下來，把他們全都滅了。人子顯現的日子，也要這樣。」

基督已給我們留下了最重大的教訓。在祂的教導中並不鼓勵人優游怠惰。祂的榜樣卻正是與此相反。基督是一位懇切的工人。祂的一生是克己自制、殷勤、恆切、勤勞及節約。祂給我們陳明人以飲食為至上的危險。祂顯露人放縱口腹之慾的惡果。道德能力現在被削弱，以致罪也顯不出其可怕之罪狀來。犯罪作惡，已被人視若無睹，卑賤情慾，控制了人的心思，直到一般的邪惡敗壞，根絕了良善的原理與感情，並褻瀆了上帝。凡此一切。都是由於飲食過度之後果。這就是祂所宣布的，在祂復臨之前地上所必有的情況。

世上男女肯否領受警告呢？他們肯否珍視此亮光，或是情願作口腹之慾及卑賤情慾之奴隸呢？基督給我們提供一些更高尚的目標，過於只是為吃什麼、喝什麼及穿什麼而操勞。今人已在飲食及服裝上放縱過度，到了變成犯罪作惡的地步，已列於末日各種顯著的罪惡之中，並成為基督快要降臨的一種兆頭。這原屬於主而被主信託給我們的光陰、金錢及精力，已被浪費於那會降低人精力及招致痛苦與腐敗的，不必要之奢華衣飾及偏差食慾之珍饈美味上。當我們的身體因罪惡的放縱而充滿了敗壞及疾病之時，是不可能當作活祭來獻給上帝的。

不加約束的食慾導致敗壞

許多人驚奇於人類在身體、智力及道德上現今是這麼墮落！他們不明白這等可悲的墮落，是由於干犯上帝的典章及律法，和干犯健康之律法所造成。人干犯上帝的十條誡命，已使祂施恩賜福令人興旺的手收回了。

在飲食上的不節制，及放縱卑賤的情慾，已麻木了幼嫩的感覺器官，以致把聖潔的事物來與普通凡俗的事物相提並論。

那些讓自己成為饕餮食慾之奴的人，往往會每下愈況，變本加厲地放縱敗壞的情慾，而在飲食上不節制尋得興奮之樂。他們縱容下賤的情慾奔放無制，終致健康與智力大受損害。各項理性的功能，大量受到惡習的破壞。

飲食無定則，服裝不正派，使頭腦墮落，使心術敗壞，並使靈性高貴的品德，成為獸性情慾的奴隸。

但願自稱敬虔信仰的人，無一輕視身體的健康，而自詡說不節制並非罪惡，也不會危害及他們的靈性。因為在身體與道德兩者之間，是有密切的交感關係。身體方面的習慣，會提高或降低人品德的標準。過度進食精緻的食物，也會使人的道德感覺遲鈍呆滯。若果食物並非對於健康最有益處，其害自必更為慘重。任何不能促進人體產生健康作用的習慣，都會使那些更高更貴的器官墮落。錯誤的飲食習慣，會導致錯誤的思想及行動。放縱口腹之慾，會加強人的獸性情慾，使之駕乎心思及靈性的能力之上。

使徒彼得說：「我勸你們要禁戒肉體的情慾；這私慾是與靈魂爭戰的。」許多人以為這道警告只是適用於色情方面；殊不知它含有更加廣泛的意義。它要人嚴防每一有害的食慾或情慾之滿足。它是一道極為強力的警告，要人禁用那些刺激品及麻醉品，如茶、咖啡、菸、酒和嗎啡之類。在這些方面的放縱，可與肉體情慾的放縱並列，都會對於道德品格有毒害之影響。這等害人的惡習越早養成，也就會使其受害者成為情慾之奴隸，越發牢不可拔，而其靈性標準也必定越發低落。

你需要在凡事上實行節制。應當培養更高尚的心思能力，這樣便會減少獸性增長之力。當你的食慾及情慾未在完全控制之下時，你的屬靈力量是不可能增加的。那被聖靈感動的使徒保羅說道：「我是攻克己身，叫身服我；恐怕我傳福音給別人，自己反被棄絕了。」

我的弟兄啊，我求你，覺醒起來吧！讓上帝的靈達到比表面更深入的地步，讓其達到每一行動的根源。現今所需要的乃是正義原理，顛仆不破的原理，在屬靈及屬世的事上行動的魄力。你的努力缺少懇切的精神。唉，現今有多少人，因沒有克制自己的食慾，以致在屬靈的天平上顯出缺欠啊！由於飲食過度，頭腦神經的精力麻木到幾乎麻痺了。每逢安息日到上帝的家中時，他們打不開自己的眼睛。那最迫切的請求，也不能打動他們無精打采、感覺不靈的智

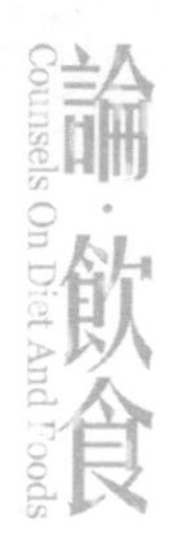

性。所傳的真理可能有深刻的感動力，但卻不能喚醒他們的道德感官，及開導他們的悟性。這等人有否研究到當在凡事上榮耀上帝呢？

簡單飲食之影響

我要再對基督徒們說，如果一切自命順從上帝律法的人都能遠離罪惡，我的心就要快慰了，可惜他們卻不是那樣。甚至於自稱是遵守上帝全部誡命的人，還犯姦淫的罪。我能說什麼來喚醒他們那麻木的感覺呢？嚴格實行道德原理，乃是人心的唯一保障。如果有一應當採用最簡樸的飲食的時候，那個時候就是現今了。不應當把肉食放在我們的子女面前。肉食的影響是刺激及加強人的下等情慾，並使道德力趨向衰亡之勢。不用動物脂油烹調，而盡可能地保持自然本色的五穀水果，乃是凡宣稱預備變化升天之人所應有的食物。越少吃用發熱的食物，就越易於控制情慾。不應徒求口味的滿足，而忽視其與身體、智慧及道德健康之關係。

下等的情慾，使多人對亮光閉起眼睛；因為他們害怕看出自己所不願意丟棄的罪惡。凡願意的都可以看見此亮光。他們若情願黑暗，不要亮光，他們的罪惡亦不會減少。男女們為什麼不查考，及在這些與體力、智力及道德力有極嚴重影響之事上聰明呢？上帝已把一個居所交給你們去照顧，並當為祂的工作及榮耀，而保持最佳的狀態。

節制有助於道德上的控制

你們的食物，不是那簡單而含有對健康有益之質素的——也就是那會製造最佳之血液的。不潔的血液，必定模糊道德與智慧的能力，並加強你們天性中的下賤情慾。你們誰也不可採用一種令人發熱的飲食，因為那會犧牲身體的健康，和使你們自己的靈魂及你們兒女的靈魂不能興旺的。

你們擺在餐桌上的食物，都是那會使消化器官過勞，會刺激獸性情慾，及會削弱道德及智力功能的。豐膩的食品及肉食，對於你們乃是無益的。……

我為基督的緣故，奉勸你們應當理直你們的家及你們的心。讓那源出於天的真理提拔你們，及使你們的靈魂、身體及精神全然成聖。「要禁戒肉體的情慾；這情慾是與靈魂爭戰的。」眾弟兄姊妹們啊！你們的飲食有加強下賤情慾之勢。你們沒有管制自己的身體，這原是你們當盡的本分，以便存敬畏上帝的心全然成聖。你們必須在飲食上實行節制，然後才能成為一位忍耐的人。

世界不應作為我們的標準。現今的時尚是放縱口腹之慾於珍饈美味及人為的刺激品，以致加強人的獸性情慾，及摧殘道德功能的生長與進步。亞當的兒女們，除非堅決實行凡事節制，不然無望在基督徒的戰爭中成為光榮的得勝者。他們若能凡事節制，就必不會「像打空氣的」那樣亂打了。

如果基督徒們能使身體順服自己，並使一切的食慾與情慾服於開明的良心控制之下，覺得自己應向上帝及鄰居負責，要順從那管理健康及生命之律法，他們就會得到身體及精神方面精力充沛的福惠了。他們將有道德的能力，參加抗拒撒但的戰爭，並奉那為他們戰勝了口腹之慾之主的尊名，而可為自己「得勝有餘了」。這是向一切凡願參加之人公開的一場戰爭。

第二章・健康改良與第二位天使信息

第3章·健康改良與第三位天使信息

猶如手臂之於身體

1871年12月10日，我再蒙指示，健康改良乃是為主復臨而預備百姓之大工的一部。此項工作與第三位天使信息關係的密切，猶如手臂之於身體一樣。十誡的律法已被世人看輕，但主卻不願在未向他們傳一道警告的信息之先，就來刑罰犯法的人。那第三位天使就是傳揚這信息的。世人若始終順從十誡的律法，在生活上實行這律例的原理，現今世間所充斥的疾病痛苦就不會有了。

預備一種百姓

男女們不能過著放縱情慾的生活，干犯自然律，而仍不干犯上帝的律法。因此主讓健康改良的光來照亮我們，使我們可以看出自己干犯了上帝安置在我們身體上之律法的罪來。我們所有的福樂與痛苦，都可追溯至我們是否順從自然律。我們慈悲的天父見到世人的苦境，有些人是明知故犯，但多數人卻是愚昧無知，過著干犯祂所設之律法的生活。祂對世人大發愛心憐憫，所以就賜下健康改良的光來。祂公布其律法及犯法之後的刑罰，使眾人都可知道，並要小心過著與自然律相符合的生活。祂將律法宣布得十分清楚明顯，就像城造在山上一樣。凡是有責任感的人，只要他們願意，就都可明白這律法。只有那些白痴極愚之輩，是不會明白此道理的。要使自然律十分顯明於人前，並堅請人去順從，這種工作乃是協助第三位天使的信息，預備人候主復臨。

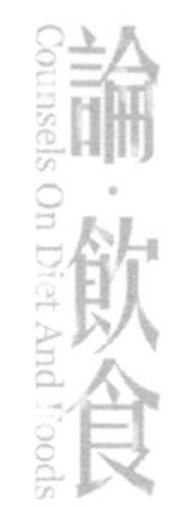

亞當的失敗——基督的勝利

亞當夏娃由於不能節制食慾而墮落。基督降世抗拒了撒但最強烈的試探，並為人類戰勝了食慾，藉此顯明人類也可以得勝。正如亞當因口腹之慾而墮落，失去了伊甸樂園一樣，照樣，亞當的後裔也可藉著基督而戰勝口腹之慾，和因凡事節制而光復伊甸園。

助人辨識真理

我們現今不能以無知為藉口來干犯律法。由於偉大的上帝，親自擔任人類教師，又有大光照亮，所以誰也無需再作愚蠢無知的人。大家都對上帝負有神聖的義務，要聽從祂現今所賜有關健康改良的純正道理及真實經驗。祂的計畫，是要我們光大健康改良的題目，並深入公眾的心中，喚醒他們去查究這道理；因為世人男女擁有各種罪惡、敗壞健康、腦力衰弱的惡習，勢必不能辨識聖潔的真理，而藉之成為聖潔、文雅、高尚的人，配參加榮耀國度中的天使社會。……

若不成聖，便要受罰

使徒保羅勸告教會說：「所以弟兄們，我以上帝的慈悲勸你們，將身體獻上，當作活祭，是聖潔的，是上帝所喜悅的；你們如此事奉，乃是理所當然的。」人可以因各種邪惡的放蕩，而使自己的身體不聖潔。若是不聖潔，他們就不配作屬靈的敬拜者，也不配進入天國。人若重視上帝本其慈悲所賜的有關健康改良之亮光，就可藉著真理成聖，而配得永生。可是他若不理那亮光，而過干犯自然律法的生活，他是必須領受罪罰的。

以利亞及約翰的工作

多年以來，主一直呼召其子民，注意健康改良工作。這是為人子降臨而作的預備工作之大部門之一。施洗約翰本著以利亞的精神與力量出發，為主預備道路並喚醒民眾正直的智慧。他是代表那些生於末日時代的人們。上帝已將聖潔的真理委託他們，去為基督的再度降臨預備道路。約翰是一位改革家。天使加百列直接由天而來，向約翰的父母講論健康改良的道理。他說：「他要淡酒濃酒都不喝，從母腹裏就被聖靈充滿了。」

約翰自己離開了朋友和奢侈的生活享受，穿著簡單，只是一件駱駝毛織成的衣服，這對於猶太祭司及一般百姓們的豪華炫耀，乃是一種堅決的申斥。他的飲食純屬蔬菜，角豆（中文《聖經》譯為蝗蟲，編譯者註：英文locusts的意思，除了是蝗蟲，也有「角豆」之意。）與野蜜，也是與當時各處流行的放縱口腹之慾與貪食無饜之風氣大相逕庭。先知瑪拉基說：「看哪，耶和華大而可畏之日未到以前，我必差遣先知以利亞到你們那裏去。他必使父親的心轉向兒女，兒女的心轉向父親。」先知在此表達了此項工作的性質。忠心的以利亞所代表的，就是那些為基督第二次降臨預備道路的人們，他們要像那有以利亞的精神，為基督第一次降世預備道路的約翰一樣。

現今應當策動健康改良的大道理，應當喚醒民眾的心思。凡事節制的道理，應與這信息配合，使上帝的子民離開拜偶像、貪食醉酒及在服裝與其他事物上窮極奢侈的罪惡。

強烈的對照

應當向眾人表明，上帝所特別引導及賜福的義人，必須要克己、謙卑及節制，這是與生在此墮落時代之人們的窮奢極侈、破壞健康的各種惡習完全相反。上帝已顯明健康改良的道理，是與第三位天使的信息密切相聯，猶如手臂之於身體一樣。現今各處所見的身體與道德方面的墮落，其最大的原因，便是忽視這重大的道理。那些放縱食慾及情慾，而對真光閉眼，生怕見到自己不願丟棄的各種邪惡放蕩之事的人們，在上帝面前乃是有罪的。

人若在一項真理上拒絕了亮光，也就會硬起心來拒絕那照在其他道理上的亮光。人若在飲食服裝上干犯道德的律法，就會門戶洞開，進而干犯上帝有關永恆福利之主張。……

上帝現今領導的乃是特別的子民。他們不效法世界。他們若聽從上帝的領導，就必成全祂的一切目的，並使自己的心意順服上帝的旨意。基督要住在心中。上帝的殿要成為聖潔。使徒說，你的身體就是聖靈的殿。

上帝並不要求其子民克己自制到了傷害體力的地步。祂要求他們順從自然之律法，保養身體的健康。祂所劃定的道路乃是自然之道，也是任何基督徒的康莊大道。上帝慷慨的手，已為我們的生存與享受供應了豐富而種類繁多的食物。但為我們能享受那使我們延年益壽的自然食慾起見，祂便約制了這食慾。祂說，應當儆醒自守；要約束及克制那不自然的食慾。我們若養成了偏差的食慾，那便是干犯自己身體的律法，並要負起濫用身體及招致百病之責任的。

健康的工作應得其所

許多人對於講論健康的書籍漠不關心，得罪了上帝。祂的旨意不是要把健康的工作與偉大的聖工分開。現代真理寓於健康改良之工作，正如其在其他各方面的福音工作中一樣。任何部門，若與其他的部門分開，都不能成為美滿完全。

健康的福音已有能幹的倡導人士，但由於這許多的傳道人牧師、區會會長及其他有權有勢的人們，對於健康改良要道，沒有給予適當的重視，以致他們的工作非常困難。那些人未認明健康改良之工作與福音信息之工作，其關係猶如右臂之於身體一樣。雖然許多教友及一些傳道牧師們，對這部門的工作不甚重視，但主已對此表示關心，使其十分興旺。

健康改良的工作，若能善予進行，便如同是一種插入劈開之楔形物，可為其他的真理打開了通達人心之門徑。當第三位天使的信息被人全部接納之時，健康改良的道理也必在各區會的會議中，在教會的工作上，在家庭、在餐桌及在各種家務的處理上，得其所了。然後這右臂才會發揮其為身體服務及保護身體之功能。

然而當健康改良的工作，在第三位天使信息傳揚工作上有其地位時，倡導的人士，便無論如何不應盡力要使此項工作有取代信息之情發生。

需要自制的能力

古時世人背道最可悲的一種結果，就是人失去自制的能力。要有真正的進步，非先恢復這種自制的能力不可。

身體乃發展腦筋和靈性而造成品格的唯一媒介。因此生靈之敵，便從此下手施行引誘，使身體的機能漸入衰弱墮落的地步。他若能在這方面取勝，那麼人的一切就都在他的惡勢力之下了。我們血肉的身體，有一種向下的趨勢，若不受治於一種較高尚的能力之下，一定會造成毀滅和死亡。

身體須被制服。人類高尚的智能應當作主。情感須受意志的管

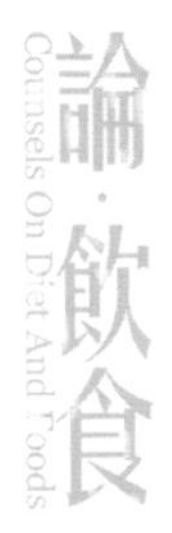

束，而意志的本身則須受上帝的管束。理智的高超能力，受了神恩而得以成聖，應當掌管我們的生活。

人的良知，必須明瞭上帝的需要。男女們必須醒悟，管束自身，需要清潔，脫離一切卑劣的嗜好和污穢習慣的枷鎖。他們須深深地覺悟，自己擁有一切的身心機能，都是上帝賜予的禮物，應當盡力善為保守，以便為上帝服務而用。

傳道人與教友們協力同工

傳道牧師工作之一重大部分，就是忠心地向教友們傳揚這健康改良的道理，視其立場與第三位天使的信息有關，是同一工作之一部分及一部門。他們應當自己接受，並敦促一切稱為信奉真理的信徒也要接受之。

我蒙指示，健康改良的道理乃是第三位天使信息之一部分，其關係之密切，猶如手及臂之於身體然。我見到，我們應當成為一種人，在這種偉大的工作上，躍居前進。牧師及教友等都當行動一致。現今上帝的子民，尚未準備好，以致不能大聲疾呼地傳揚第三位天使的信息。他們應當為自己作一番工作，而不該把這工作留給上帝去替他們作。祂已留下這工作給他們自己去作。這是一種個人的工作；不能彼此代作的。

是信息的一部分而非全部

健康改良的工作與第三位天使的信息有密切的關係，但它卻不是信息。本會的傳道人應當教導人健康改良的道理，但卻不應使之成為主題來代替信息。它是與那些用為準備工作的題目並列，使人可應付那些由信息所啟明的大事；在這些題目中，它是十分顯出的。

我們應當熱忱擁護每一改良工作，但也當避免予人一種印象，以為我們是猶豫不決，是傾向狂熱主義。

健康改良工作與第三位天使信息之密切關係，猶如手臂之於身體一樣；但手臂是不能代替身體的。傳揚第三位天使的信息，守上帝誡命及為耶穌作見證，乃是本會工作的責任。應當大聲傳揚此信息，要向全球各地發出。健康原理的宣揚，應與此信息聯合舉行，無論如何切不可獨立進行，或是取信息而代之。

健康改良工作與醫藥機構之關係

本會設立的療養院應與福音工作密不可分地聯合。主已指示我們，福音必須傳開；這福音是包括各方面的健康改良工作在內。本會的工作就是要開導世人；因為世人對於各種為上帝降災開路而正在出現的大事，盲然無知。上帝忠心的守望者，必須向人發出警告。……

健康改良的工作，應當在傳揚第三位天使信息上有更加顯出的地位。健康改良的原理，在《聖經》上已有明訓。健康福音應當與傳道工作切實聯繫。主的旨意是恢復健康改良的影響力，使之成為最後大力宣揚福音信息之一部分。

本會的醫生，應是上帝的工人。他們應是那些能力已被基督恩典所聖化及變化的人們。他們的感化力應與那要傳給世人的真理織成一片。在與傳福音的工作有美滿而完全的結合之下，健康改良的工作將顯出其神賜之大能。在福音的感化力之下，醫藥佈道之工將作出偉大的改良工作。然而醫藥佈道工作若與福音分離，聖工就必大受傷害。

本會的療養院及教會可達到更高尚而更聖潔的標準。應當教導健康改良的道理，並使教友們實行之。主正在呼召發起一場健康改良原理的大奮興。復臨教會的信徒有一番特別的工作要作，要作為使者來為人的靈性及身體勞力。

基督已對祂的子民說：「你們是世上的光。」我們乃是主所特定的子民，要傳揚那從天而來的真理。這是主所曾交給血肉人類的一項最嚴肅而最聖潔的工作，要在各大城市中向世人傳揚第一位、第二位及第三位天使的信息。應當有本會的醫藥機構來照應病人，並教導人健康改良的偉大原理。

如同用以插入劈開的楔形物

我蒙指示，我們不應延遲那在健康改良方面所應作的工。我們藉著此項工作，可達到那些住在大路與小路上的眾生靈。

我看出在主的美意安排下，醫藥佈道之工乃像是一件偉大的用以插入劈開的楔形物，用此可以達到那些生病的眾生靈。

消除成見——加增影響力

如果多加注意健康改良的工作，許多阻止第三位天使信息之真理傳達人心的成見，或者是可以消除的。當人們對此道理發生興趣之時，往往就會打開心靈的門徑，讓其他的真理進入。他們若看出我們在健康方面有聰明和智慧，就必更易相信我們在《聖經》要道方面也是健全正確的。

我們對主這一部門的聖工，尚未予以應有之注意，由於此種疏忽，許多人已滅亡了。上帝親自藉此健康改良的工作，來使教會配在祂降臨之日站立得住，他們若對此顯出更大的興趣與關切，則其影響力必比現有的更為遠大得多了。上帝已對祂的子民說，祂有意要他們傾聽及順從祂的聲音。雖然健康改良工作不是第三位天使的信息，但兩者卻有密切的關聯。那些傳揚信息的人們，也應當教導健康改良的道理。這是我們必須明白的道理，方能幫助我們為那些臨近的大事作好準備，此項道理應當列於顯著的地位上。撒但及其爪牙正在盡力攔阻健康改良的工作，他們將竭其所能地，使那些衷心熱忱參加此項工作的人，感到困惑及辛苦。可是，誰也不應就此灰心，而因此停止努力。先知以賽亞提到這也是基督的特性之一，「祂不灰心，也不喪膽，直到祂在地上設立公理。」因此，祂的門徒也不應該談到灰心或喪膽，而當記得那使人不至滅亡，反得永生所付的救人代價。

健康改良的工作乃是上帝的方法，用以減輕世人的苦難及淨化祂的教會。應當教導教友，他們都可成上帝的助手，與「大工頭」合作來恢復人身體及靈性的健康。此項工作嵌有上天的印記，必為其他寶貴真理的進入打開門徑。凡願聰明地擁護此項工作的人，都可得到效勞之餘地。

豈不知你們的身子就是聖靈的殿嗎？這聖靈是從上帝而來，住在你們裏頭的；並且你們不是自己的人，因為你們是重價買來的。所以，要在你們的身子上榮耀上帝。哥林多前書6：19–20

第四章・適宜的飲食

第4章・適宜的飲食

Part 1　原始的飲食

由創造主選擇之食物

要知道什麼是最好的飲食，我們必須研究上帝對於人類飲食的初旨。上帝造了亞當，當然明白亞當的需要。祂指定亞當的食物道：「看哪！我將遍地上一切結種子的菜蔬，和一切樹上所結有核的果子，全賜給你們作食物。」到人犯罪受了咒詛，離開伊甸園自己去耕田謀生時，上帝仍准人以「田間的菜蔬」為食物。

五穀、水果、硬殼果和菜蔬，這是創造主為人類所選擇的食物。這些食物，依最自然最簡單的方法調製，便是最有益最養生的食物，足以增添人身體和心智方面一種堅強耐久的能力，是其他複雜而含刺激性的食物所不能供給的。

上帝賜給我們始祖的食物，乃是祂預定人類當吃的食物。殺害任何受造之物的生命，乃是與上帝的計畫相反的。在伊甸園中，不應有死亡的事發生。園中樹上的果子，就是人所需要的食物。

呼召恢復原始的食物

主欲領其子民歸回到以簡單的水果、蔬菜及五穀為生的生活。……上帝為人類始祖所供應的食物，便是天然狀態的水果。

上帝仍在為祂的百姓工作。祂不願他們有資源缺乏之虞。祂正在引導他們轉回採用那原先賜給人類的食物。他們的食物乃是那由

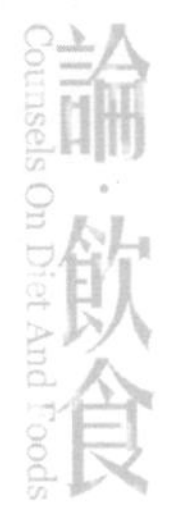

祂所預備的材料所製成的食品。這些食品主要的材料該是水果、五穀和硬殼果，但各類的根菜也可採用。

我一再地得蒙指示，上帝正在引領祂的子民歸回祂原始的規定，不以已死動物之肉為生。祂要我們教導人過一種更佳的生活。……

若能戒除肉食；若能教導人的口味不朝那方面走；若能鼓勵人愛吃水果及五穀，不久就會出現上帝在太初時，所設計的原有之現象了。祂的子民必不採用肉類為食物。

Part 2　簡單的飲食

幫助人有敏捷的悟性

如果有一個應當採用最簡單飲食的時候，那個時刻就是現今了。

上帝要人培養品格的能力。那些只是隨波逐流的人們，他們將來絕不會得到豐厚賞賜的。祂要凡參加聖工的人，有精明的感覺及敏捷的悟性。他們應當在飲食方面有節制；在他們的餐桌上不應有豐膩奢侈的食物。在常用腦力，及少用體力活動之時，他們應當吃得很少，即使是簡單的食物亦然。但以理之心思清明，志向堅定及有智力來追求學問者，大半是由於飲食清淡及有禱告的生活所致。

我親愛的朋友哪！你們不但沒有採取與疾病抗爭的行徑，反而是向疾病的能力爭寵及屈服。你們應當停止採用藥物，而小心順從健康之律法。你們若保重自己的生命，就當採用那以最簡單的方式所烹飪的清淡食物，及有更多的體力運動。家中的每個成員，都需要健康改良之福惠。從此永遠廢棄藥物；因為它不但不能治癒疾病，反而使身體衰弱，更易生病。

幫助人避免許多病苦

你需要在生活上實行健康改良；要克己自制及為榮耀上帝而飲食。要禁戒那與靈魂爭戰的肉體情慾。你應當凡事都有節制。這是你當規避的十字架。你應當以簡單的飲食為限，它會保障你有最好的健康，這是你所當作的一番工作。你若已按著上天所照在你路上的亮光而生活，你的家人早可免受許多的病苦了。你自己的行動，已招致必然的後果。你若繼續採取此種行徑，上帝就不會光臨你的府上，特別賜福你，及行神蹟來救你的家人免受病苦。簡單清淡的飲食，不加香料、肉類及各種油脂，這對你顯然是一種福惠，並省掉你妻子許多的辛苦、憂愁及灰心。……

簡單生活之厚賞

若要向上帝作美滿之服務，你必須對上帝的要求有清明的認識。你應當採用以最簡單的方式所烹飪的最清淡食物，使頭腦的微細神經不至於衰弱、不靈或麻痺，以致使你不能辨識聖潔的事物，及以基督的贖罪之功，洗罪之血，為無價之寶。「豈不知在場上賽跑的都跑，但得獎賞的只有一人；你們也當這樣跑，好叫你們得著獎賞。凡較力爭勝的，諸事都有節制；他們不過是要得能壞的冠冕；我們卻是要得不能壞的冠冕。所以我奔跑，不像無定向的；我鬥拳，不像打空氣的。我是攻克己身，叫身服我；恐怕我傳福音給別人，自己反被棄絕了。」

如果人們沒有更高的目標，而只以一頂能壞的冠冕或花環，為爭取的獎賞，竟要凡事節制攻克己身；那麼，那些稱為追求不只是一頂不朽榮耀之冠冕，而是與耶和華的寶座同其悠久之生命，永久之富足，不壞之光榮，也就是一種極重無比之永恆榮耀的人們，豈不更要多多甘心實行克己自制嗎？

在那些參加基督徒賽跑的人面前，所擺的許多引人追求之物，難道不能導使他們實行凡事節制及攻克己身，俾能約束自己的獸性情慾，使其服於身體之下，並且控制口腹之慾及肉體的情慾嗎？唯其如此，他們方可「脫離世上從情慾來的敗壞，就得與上帝的性情有分」了。

恆心的報償

慣食豐膩而多刺激性食物的人，有一種不自然的胃口，一時自不能愛好清淡簡單的食物，必須經過相當的時間，才能使口味轉向自然，使胃從以前所受的虐待恢復原狀。但是只要堅持到底地專吃合乎衛生的食物，不久就能領略菜蔬的美味，食時也必格外覺得愉快，而且胃既恢復了原狀，不因刺激物而發炎，不因不易消化的食物而負過重之擔，就能很靈敏地做它消化的工作了。

讓我們前進吧！

在飲食上實行改良，可使人既省錢又省力。若能以清淡而健康的飲食為滿足，一家的需要當可不難予以應付。豐膩的食物，是會敗壞身心各個健康之器官的。

我們大家應當念及，無論在那一方面都不該有奢侈浪費的情形。我們應以那些用簡單的方式所烹飪的清潔簡單之飲食為滿足。這應當是上下各色人等的飲食。那些人造的代用品，應當予以避免。我們現今是為將來天國不朽之生命而準備。我們希望在光明中，靠那偉大的大醫師之力來進行本會的工作。大家都要實行克己犧牲的本分。

有許多人問我，我當如何行來保障健康於最佳的狀況中？我的回答是，應當停止干犯自己身體的律法，停止滿足敗壞了的口腹之慾，吃簡單的食物，穿健康的服裝，這將使要你實行中庸簡樸之道，作有益健康的工作，你就不會生病了。

帳棚聚會中之飲食

除了那些用簡單的方法烹飪，不加各種香料及油脂，而對健康最有益的食物之外，什麼也不可帶到帳棚聚會中。

我十分相信，人若在烹飪的工作上遵從健康的律法，誰也不必使自己為預備帳棚聚會而生病的。他們若不製造糕餅點心，而用簡單的高纖麵包，多吃水果，不論是罐裝或曬乾的，他們就不必為預備帳棚聚會而生病，也不至於在聚會期中生病。誰也不必在整個聚會期間吃不到一些暖和的食物。在會場所在之地總是有火爐，使人可得熱的餐食。

在帳棚聚會期中，弟兄姊妹們不應病倒。在寒冷的早晨與晚間，他們若穿得合適，尤其是要按氣候的變化而加減衣衫，以便維持良好的血液循環，也要嚴守飲食應有定時的習慣，吃簡單的食物，不在兩餐之間吃零嘴，他們就不會生病了。他們最好能在聚會之時，頭腦清醒，俾可領會真理，而在回家之日，身心煥發愉快。那些素來天天勞苦工作的會眾，現在放下了操勞；因此他們不該吃平常那麼多的食物。否則，他們的腸胃就會過勞了。

我們希望在這些聚會中，有特別健旺的腦力，並有最佳的健康，來聽從真理、賞識真理、保守真理，而大家於會後回家之時，可予實行。如果吃過多的食物，縱使是簡單之類的，也會使胃過勞，而

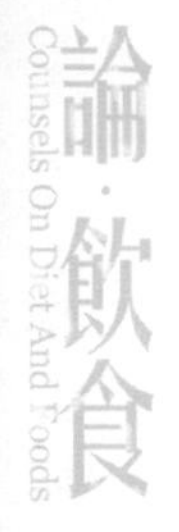

腦部的精力更會被調動去幫助消化器官。這麼一來，腦部的感覺不靈了，叫人幾乎不能睜開雙眼來。那本來應該傾聽、應該明白及應該實行的真理，現今卻因身體不適，或因進食過多而使頭腦幾乎麻痺，便完全喪失了其正常功能。

我要建議大家在每天早晨，當吃一些熱的東西進胃。這是你可不必太費事而辦得到。你可以煮麩皮麥糊。若是覺得麩皮麵粉太粗了，可以先篩一篩。在食時若麵糊很熱，可加上一些牛奶。這可成為赴會大眾的一餐最美味可口而又對健康最有益的餐食了。若是麵包太乾，可將之弄碎，投入粥中，便很好享受了。我不贊成吃太多冷的食物，理由是這會消耗身體精力，去使這些東西溫熱到跟胃的熱度相等之時，胃才能進行其消化的工作。還有一道既簡單而又對於健康有益的食品，便是煮熟或烤熟的豆。一部分的豆，可用水沖稀，加上牛奶或乳酪，作成羹湯；也可用些麵包來作成像粗麥粥一樣。

野餐的食品

應當讓住在城市或小鎮的幾個家庭，聯合起來一起離開那已使他們身心交疲的業務，到鄉間去旅行，在澄清的湖濱，或秀美的林間，也就是有自然美景之處。他們當為自己預備清淡而衛生的食品，最佳的水果及五穀，在一些樹蔭或天幕之下，張開餐桌進食。騎馬、騎車、運動及自然美景，都會使人振作食慾，而享受一餐連皇帝也會垂涎的美食。

但願凡倡導健康改良的人們，都能切心奮力照其所宣稱地去身體力行，棄絕一切與健康有害之食物，採用簡單清淡而對健康有益之飲食。水果最佳，而且節省許多烹飪之工。應當戒除豐膩的糕餅點心，及各種引起口腹之慾的餐食。每餐只吃較少的幾樣食品，並且存感謝的心來享用。

招待客人應當簡單清淡為佳

基督在自己的生活上，示人以待客之道。當飢餓的群眾環聚海濱之時，祂沒有打發他們垂頭喪氣地回家。祂對門徒們說：「你們給他們吃吧。」（馬太福音14：16）祂施展創造之能，供應足夠的糧食，滿足他們的需要。可是，祂所預備的食物又是多麼簡單啊！毫無奢侈浪費之現象。那擁有天庭一切資源的主，大可給民眾大擺一餐豐餚盛饌，但祂所供應的，只是足夠應付他們的需要，也就是沿海漁民的日常便餐而已。

若是今日的世人有簡單的習慣，過與自然律法相符的生活，就必有充裕的食物足供全人類的需要了。既然少有想像中的缺乏，就必有更多的功夫照上帝的方法行事了。基督不想滿足人的奢慾，來吸引人歸祂。祂所貢獻的簡單菜譜，就是一道保證，要人不但信靠祂的大能，也要信靠祂的大愛，以及祂對他們日常生活需要的慈心照顧。

現今自稱為基督門徒的男女，往往成為風俗時尚之僕役，及貪食無饜之食慾的奴隸。他們籌備許多時髦的聚會，把本應為更高尚與更尊貴之目的而用的光陰及精力，枉費於烹飪各種各式對於健康無益的餐食。由於追隨這種時尚，許多貧苦而靠日常勞作為生的人們，竟要花費血汗所得的代價，來為賓客們預備各種豐膩的糕餅、點心、蜜餞及許多時髦的食品，其實這些東西對於吃的人只是有害無益；而同時他們也是需要這筆錢來為自己及兒女們購置衣服。這種為滿足口味而犧牲了胃的飲食，所花的烹飪時間，原是應當用以向兒女們施授道德及宗教之教育的。

時髦的彼此訪問，造成一種大吃特吃的機會。吃進了那麼多的有害之食物與飲料，就會使消化器官十分過勞。身體的精力被消耗來處理不必要的工作，以致精疲力盡，大大紊亂了血液的循環，結果，全身覺得沒有生機活力。那些由於社交訪問原可得到的福惠，往往因為你的主人忙於烹飪，預備各種讓你享受的飯菜，以致沒有交談得益的機會而失去它。男女基督徒們切不可以飽食所預備的這些美味來表示其不勝嘉許之色，乃當讓他們明白，你來訪問之目的，不是要放縱食慾，而是要彼此聯絡，交換意見及感想，可使雙方都得益處。談話也應當是高尚而尊貴的性質，以便後來可作至高樂趣的回想。

招待客人的人，應當用簡單而可口的方法，預備那些由水果、五穀及蔬菜而來的，對健康有益而富於滋養的食物。這種烹飪只花不多的氣力和金錢，而享用得適量，也不會傷害到任何人。如果屬世的人情願犧牲光陰、金錢及健康，來滿足口腹之慾，就讓他們那麼做，就讓他們付出干犯健康之律的懲罰吧！但基督徒卻當在這些事上堅定自己的立場，並發揮其正確方面的感化力。在改革這些時尚及摧殘人健康及靈性的風俗上，他們是可以大有作為的。

隨時準備不速之客

有些主持家政的人，為了厚待賓客，就吝節家人的伙食。這是愚笨的打算。款待客人的飲食，應該力求簡單。我們該先為自己家裏的人著想。

愚笨的節省與虛偽的習俗，往往攔阻人實行那有需要而且有福的接待客旅之事。我們平日桌上的飯菜，應該如此的適宜，以致不速之客來時，主婦都可以不必另備飯菜。

少思念今生的飲食

我們必須時刻默想真道，食之、消化之、實行之、同化之，以便能輸入生命之流中。人若每日以基督為糧，就必在榜樣上教導別人要少思想自己的飲食，而多掛心自己給予靈性的糧食。

那應當向大家介紹的真正禁食，就是禁戒各種刺激性的食物，並善用上帝所豐富供應的，對健康有益的簡單清淡之食物。人應當少思念及今生的食物，吃什麼、喝什麼，而要多多思想從天上來的糧食，也就是那能使人的整個宗教經驗有健康及精力的。

簡樸生活的改良力量

我們若不追隨時尚而穿著簡樸正派的衣服；我們若每日在餐桌上供應簡單清淡而對健康有益的食物，避免一切窮奢極侈的豐餚盛饌；我們的房屋居室及陳設，若果是建築及佈置得簡樸雅致——這些都會表現真理使人成聖的力量，並對不信的人有說服的影響力了。但若是在這些事上，我們效法世俗，在有些情形中顯然是華麗堂皇得比世人更甚更過，那麼，對於真理的傳揚，也必很少而甚或是毫無效果了。若是那些自稱信奉真理的人們，過著行為與信仰衝突的生活，還有誰肯相信這嚴肅的現代真理呢？給我們關閉了天上窗戶的，不是上帝，而是我們自己的效法世界之風俗習慣。

基督使這許多人吃飽，是行了一種神蹟奇事。然而祂給他們吃的東西，是何等的平淡呀——不過麥餅和魚，是加利利漁夫日常的食物。

基督未嘗不可以使眾人享受一餐很豐盛的筵席，只是僅為饜足食慾而備的食物，便不能使他們得到有益的教訓。基督要從這神蹟上面使眾人得到樸實的教訓。如果現在的人都能有一種樸素的習性，像當初亞當和夏娃那樣依循天然的定例過日子，那麼人類需要的供應，必可富足有餘了。可惜人因為存心自私，放縱食慾，以致過分的過分，不足的不足，導致許多的罪惡和痛苦。

如果自命為基督徒之人，肯在裝飾身體及美化房屋上少花金錢，並且在餐桌上少用那些奢侈而損害健康的物品，他們就可奉獻更多的款項於上帝的倉庫中了。他們也要倣傚救贖主的精神，祂曾離棄天庭及其尊貴榮耀，到世上來為我們成為貧窮，以致我們可得永遠的富足。

Part 3 充足而適當的飲食

不可對此事漠不關心

我們不可因為徒求滿足，而偏差食慾乃是不當之舉，便繼而對於自己的飲食漠不關心。因為這乃是一件極其重要的事。誰也不該採用一種營養不足的貧乏飲食。許多人生病虛弱，需要富有營養而烹飪良好的食物。健康改良人士，尤當比眾人更加小心避免趨於極端。我們的身體必須有良好的營養。上帝給祂所愛的人睡眠休息，也供應他們適當的食物，好維持其身體有良好的健康。

要有強健的身體，必須有優良的血液；因血液是生命的源流。血液能修補身體的損壞之處，並營養全身。有了正確食料的接濟，和新鮮空氣的振奮，血液就可供給身體各部的精力和活素，血液的循環愈通暢，身體就愈強壯。

上帝的豐富供應

上帝已供應人類以豐富的食物，可滿足那沒有偏差的正常食慾。祂在人前陳列大地的產品，種類繁多的食物，既美味可口，又滋養身體。我們慈愛的天父說，我們可以隨意享用這些。水果、五穀及蔬菜，若用簡單的方式烹飪，不加香料及各種油脂，和牛奶或乳酪同吃，就可成為對健康最有益處的食品。這等食物會滋養身體，給人持久的耐力與活潑的智力；這是刺激性的食品所不能產生的。

在五穀、水果、蔬菜及硬殼果之中，可得到我們所需要的全部食物成分。我們若懷著純樸的心到上主之前，祂就要教導我們如何預備健康的食物，而不沾染肉食的污穢了。

菲薄飲食使健康改良遜色

有些本會信徒本乎良知指示，禁食不良的食物，可是同時卻忽略進食那含有正確養生所必需之素質的食物。但願我們切不可在廢棄有害的食物之時，忽略了進食那些有益健康的可口食物，以致作了與健康改良相反的見證。在預備營養良好的食物，來代替許多家庭現有的餐食之時，我們應當多多機警謹慎行事。此項努力需要信賴上帝、心志懇切及甘心彼此相助方可。那缺少營養良好素質的飲食，將使健康改良的聖工蒙羞。我們所有的乃是必死的血肉之軀，因此必須給自己供應那正常養生所需的食物。

應當調查你的飲食。研究因果的關係，不可盲目無知地採取一種人所反對的行徑，以致作了與健康改良相反的假見證。不可忽略身體，也不可濫用它，以致使其不配給上帝作那對祂應盡的服務。據我所知，有些在本會聖工上最大貢獻的工人，就是因為這種疏忽

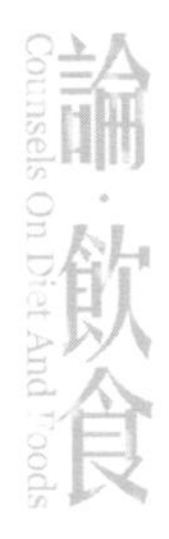

而致死。我們應當採用口味美好而使人強壯有力的食物來照顧身體，這乃是我們對家人應盡的首要本分之一。寧可在衣服及傢具上節省費用，這是比減少供應必需之餐食好得多了。

按各人的需要而調整飲食

在選擇食物上，我們應當運用良好健全的常識。一旦我們發覺某種食物與自己的胃口不合，大可不必貿然寫信去問人關於這種不適的原因。不妨先改換飲食；減少某些食物；試用別種烹調的方法。不久，我們就會知道這是由於某些食物配合不當所致。我們既是具有理智的人類，就應當個人自行研究飲食的原理，並根據自己的經驗與判斷，來決定何種食物對於我們是最為合適。

上帝已為我們預備了很多種類的補身食物，各人應憑經驗和靠判斷來選擇那最合於個人需要的食物。

地上所出產的五穀、水果和硬殼果極多；因著交通的便利，這一切出產也逐年更普遍地運到各地，結果，有許多幾年前人認為是奢侈的食物，現在大家都可以得之為日常的食物了。曬乾的水果和罐頭食物，更是如此。

Part 4　各國飲食不同

合乎當地的季節及氣候

所採用的食物應合乎當地的氣候。有些食物適於一地，卻未必適於其他各地。

然而一切有益健康的食物，並不是在一切情形之下都適於我們的需要。我們在揀選食物之時，應當十分謹慎。我們的食物須適於時令，適於我們所居之地的氣候，和我們所操持的職業。有些食物適於這一種氣候，卻不適於另一種氣候；也有的食物適於這種職業的人，卻不適於另一種職業的人。往往那操勞費力工作之人所可吃的食物，就不適於終日靜坐勞心的人。但上帝為我們預備了很多種類的補身食物，各人應憑經驗和靠判斷，來選擇最合於個人需要的食物。

各地都有營養良好的食物

在簡化飲食方面，我們當有明智的進步。在上帝的供應之下，各國都生產有對於養身所必需的營養豐富之食物。我們可將之製成有益健康而引起食慾的餐食。

只要我們有聰明的計畫，那有助於健康的食物是幾乎隨處可得的。各種的米麥五穀以及豆子等類，在無論什麼地方都可以買到。這種食品，再加上本地所產或別處運來的水果和蔬菜，很足以供人選擇一種完美而平衡的飲食，大可不必採用肉食了。……曬乾的水果，像葡萄乾、梅乾、蘋果乾、梨乾、桃乾、杏仁乾等，我們不大用作主要食物，然而若是價錢便宜，盡可多吃，對於作各種工作的人，都是極有益極補力的。

向熱帶地區作一建議

在熱帶地方的工人，無論是從事何種工作的人，都當比在那使人更有精神之氣候裏的工人，減少一些工作，主記得我們不過是塵土罷了。……

在烹飪食物時，越少用糖，也就使人越少經歷患病之苦，這是因為氣候燠熱之故。

教導健康改良需要機警從事

如欲正確而率直地進行本會的事工，我們必須認清人類所要處身的境況。上帝已為生於世上不同國家的人，有了妥善的安排。凡切望與上帝同工的人，必須小心思想，如何能在上帝的大葡萄園中，教導人健康改良的道理。他們必須小心進行，指明何種食物是當吃或不當吃的。人類的使者，必須與神聖的幫助者合作，傳揚慈悲的信息，給上帝所要拯救的群眾。

我們在飲食教導上，不要一成不變；然而我們卻要說，在一般豐產五穀蔬果的國家，肉類的確不是上帝子民的適當食物。

凡住在那一年到頭，都有鮮果可買之地的人，上帝希望他們覺悟，選用水果的福氣。須知我們若愈多靠賴那剛從樹上採來的鮮果，則我們所得到的幸福也必愈大。

保證得到神聖的指導

主要在世界各處教導多人，使之採用那維持生命而又免致疾患的瓜果、穀類和菜蔬，配合作為食物。一班從未見過目前市上所製衛生食品之食譜的人，將要對這些土產的食物加以精心地研究實驗，使人更加明白如何去食用這些產品。主必指示他們當行之道。那位在世上某一地區將技能和悟性賜給祂百姓的主，也必同樣在別的地區將技能和悟性賜給祂的百姓。按照上帝的旨意，各國所出產的種種食物，都應經過一番製作，俾能適合各個出產國家之用。上帝怎樣從天賜下嗎哪來養活以色列人，祂現今也必照樣在各不同地區，將如何利用當地生產的技能與智慧賜給祂的百姓，使他們能製成食品，用以代替肉類。

上帝的計畫乃是要在各處都有男女受到鼓勵，藉著從自己本國本地的天然土產製造出衛生食品的事上，發展其才能。他們若仰望上帝，在祂聖靈的指導之下運用自己的技能與巧思，就必學得將自然產物製成衛生食品的方法。這樣，他們才能去教導窮人如何為自己預備那足以代替肉類的食品；而那些如此得到幫助的人，又可以去轉教別人。像這樣的工作，尚有待於人以委身從事的熱忱與精力來完成。如果這種工作早經提倡，今日就必有更多的人相信真理，也必有更多的人能夠去教別人了。我們應先學會明瞭自己的職責是什麼，然後盡力而為；絕不應專事依賴而無自助之力，等候著別人，來完成上帝所交託我們的工作。

第五章・消化器官的生理作用

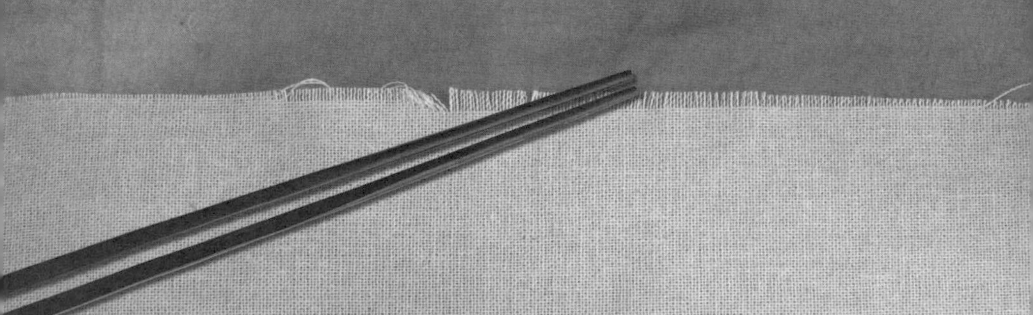

第5章・消化器官的生理作用

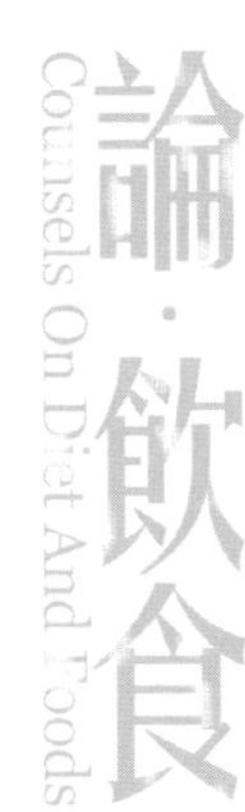

尊重自然律必得報償

人若尊重胃而予以善待，就必得到報償，頭腦有力，思想清明。你的消化器官也不會早衰而與你作對。我們在飲食、讀書及工作方面賢明有力，便是表明自己重視上帝所賜的智慧。我們有神聖的義務，要保持身體在良好的情況中，以便能有芬芳清潔的氣息。我們當用言語及行為，來向人反映清明的亮光於此道理上，藉以表明自己賞識上帝所賜有關健康改良之大光。

飲食過度對身體有害

飲食過度對胃有何影響呢？它變成衰弱了。消化系統各器官虛弱不堪之後果，便有疾病及其他一連串的禍害，跟著接踵而來。如果本來有病的人，到此就會更加辛苦，而在日常的生活上萎靡不振。他們把精力消耗於不必要的工作上，要處理那裝進胃中的過多食物。

這種不節制的生活，往往會立刻有頭痛、消化不良及腹痛等症狀出現。胃裏堆滿了處理不下的食物，人就會感到脹悶壓迫。頭腦混亂，腸胃造反。但這些後果，並不一定都是隨著飲食過度而來。在有些情形之下，胃發生麻痺，雖然不覺痛苦，但消化器官卻喪失了其精力。人體機構的基礎日見破壞之餘，便使人生不勝痛苦之至。

我建議你在飲食方面應當有節制。你既是有理性的基督徒哨兵，就當確實守衛住你胃門口的崗位，不讓任何與胃及生命為敵的東西入口。上帝已賜你健康改良的亮光，祂要你負起順從此光的責任。讓血沖入頭腦的情形，必須予以制止。在四肢之中有大血管，目的是要把賜生命之血流分布到全身的各部分。你在胃中所燃起的火患，使頭腦變成了熾熱的火爐。應當更加節食，只吃清淡簡單的食物，不加濃重的調味品。應當餓死你的情慾，不可予以縱容及餵飽。頭腦充血，會加強人的獸性，而削弱人的靈力。……

你所需要的是，減少肉體的食物，增加靈性的食物，多吃生命之糧。你的飲食越簡單，對你的健康也越有益。

生理器官被阻塞

我的弟兄啊，你有許多的事要學習。你放縱食慾，吃進太多的食物，過於身體能將之改變為良好血液之分量。進食大量的食物，縱使是在品質方面無可非議，這種不節制乃是一種罪惡。許多人覺得若不吃肉及比較濃厚的食物，便可吃大量簡單清淡的食物，直到不能再吃為止。這也是一種錯誤。許多自命為健康改良運動者的人，並不比貪食饕餮之徒為差。他們給消化器官加上那麼重的負擔，以致要耗盡身體的精力來處理它。這對於人的智力方面，也會有壓抑之害；因為要花許多的頭腦神經力量，來幫助胃進行其工作。飲食過度，縱使是極簡單的食物，也會麻木腦筋的感覺，而削弱腦的精力。飲食過度，比工作過度，更為有害於人的身體；人的靈性精力，也會因飲食不節制而得更為嚴重的傷害，過於因工作不節制所得的。

無論是食物的量或質方面，我們都不應使消化器官負擔太重，以致消耗了身體所有的力量。吃進胃中的一切食物，若是過於身體能將之化為良好血液之分量，都會阻塞人體的生理機器；因為身體既不能將之變成肉或血，就會使肝受了重累，而引起身體生病。胃因為要處理這些食物而工作過勞，便有了困乏的感覺；人把它誤認為飢餓，不但沒有讓消化器官，從其過勞之下得到休息，及補充精力的機會，反而又將大量的食物納進胃中，使那疲勞的機器又再作工。身體因為太多的大量食物，縱使是質好的食物，所得的營養也是很差，趕不上那在規定時間吃適量食物所得的。

溫和運動可助消化

我的弟兄啊，你的頭腦已被麻木了。一個人若吃了那麼大量的食物，像你所吃的那樣，他應該是一位勞力的工作者才對。對於消化及對於身心的健康而言，運動是很重要的。你需要體力運動。你的動作及行止毫無彈性，好像木頭人一樣。你所需要的，乃是對於健康有益的活潑運動。這會使你的心思活潑有力。在飲食一餐之後，不可立刻從事讀書及猛烈的運動；這樣行，乃是干犯身體的生理律法。人在飲食之後，立需徵用大量的神經精力。腦力會被調動去積極工作，幫助胃來消化食物；因此，人在飽食之後，就會身心過勞，而阻滯了消化的過程。身體的精力，本當用以進行某一方面之工作的，卻被調動來從事另一方面的工作。

運動對於消化不良的人有益，因為它會使消化器官強健。人在飲食之後，立刻從事深邃的讀書研究工作或猛烈的運動，是會阻礙消化過程的；因為那本應用以進行消化工作的身體精力，已被調動到別的部分去工作。但若在飯後挺身昂首地作短程步行，從事溫和的運動，那卻是大有益處的。這樣可把心思離開自己的身上，而想到自然界之美。人若越少注意到胃，就會越好；你若一直害怕食物對你有害，便大半會必定有此後果。應當忘記你的煩惱，多思想一些愉快達觀的事。

清潔空氣之益處

清潔純淨的空氣，有使全身血液起健全的循環作用之功效。它會使身體甦醒，使其強壯而健康，同時也對人的心思有切實的影響，給人相當程度的寧靜與安定。它會振作人的食慾，使食物有更美滿的消化，並使人睡眠酣熟。

肺部的動作，不可受絲毫的限制。肺的容量須有舒暢的活動才能膨漲；若是受抑受壓，就要萎縮。所以彎著身子工作——尤其是坐著從事工作——是很不好的；因為人彎著身子，不能作深長呼吸的，久而久之，短促微細的呼吸便成了習慣，肺就因而失去了它的擴張力。……

肺既不能有充分的作用，所吸入的氧氣就不夠身體的需要，血液的循環便遲慢起來，以致身體中應由肺部呼出的廢料和毒質不能除去而留在血內，血液變成不清了。不但是肺變衰弱，肝、胃和腦部等處也無不受影響。於是皮膚變淡黃色了。消化也受礙了，心好像被壓住了，思想模糊不清了，人的精神上好像罩了一層烏雲，全身都缺少精力，萎靡不振，而且非常容易得病。

液體飲食有害

如果妳的身體健康未受損害，妳可以成為一位著名有用的女人了。妳久患疾病，這對妳的想像力大有影響，使妳的思想整天想到自己，這種想像已害及身體。在許多方面上，妳的習慣不佳。妳的食物，量與質都是不好。妳吃得太多，食物的品質也不好，不能變成良好的血液。妳已訓練胃慣於這種飲食。妳根據自己的判斷，以為這種飲食對妳最好，因為它使妳毫無不適。然而這種經驗是不正確的。妳的胃得不到從食物而來的精力。妳採用液體的飲食，這不會使妳的身體健康有力。可是在妳改變此種習慣，多吃固體食物而少吃液體食物之時，妳的胃又會感到不適。但妳不應顧及此點；妳應當訓練妳的胃能承受更固體的食物。

我告訴他們說，他們的食物烹飪不良。那以羹湯、咖啡及麵包為主的生活，不能算是健康改良的生活。他們吃那麼多的液體食物到胃中，乃是不健康的。人若堅持這類飲食，就會使腎過勞，而且這麼多的流質食品，也會使胃衰弱多病。

我十分相信，在這機構中的許多人，就是因為吃這類的食物，而患消化不良的病苦。消化器官衰弱了，血液也很不好。他們的早餐只是咖啡及麵包和一些梅醬。這是無補於健康的。胃，經過了一夜的休息之後，是更能處理一頓結實的餐食，過於工作勞頓之後所能作的。到了中餐之時，大半可吃些羹湯，和一些肉食。胃很小，但那不滿足的食慾，卻吃進了大量這類的液體食物；這樣，它有了過重的負擔了。

食物要溫熱，但不可太燙

我建議大家在每天早晨，應吃一些熱的東西進胃。這是你可以不必太費事辦到的。

除了當作藥品之外，我們無需熱的飲料。大量的熱食及熱飲，是會使胃大受傷害的。咽喉及消化器官既會這樣蒙害，而必須經過的其他各器官，也都會變成軟弱。

冷的食物損人精力

過冷或過熱的飲食，都是不相宜的。冷的食物進到胃裏，必先吸收胃的一部分工作能力來溫暖它，才能消化。冰冷飲料之有害消化，就是這層道理。至於喝進過熱的飲料，也能使消化器官衰弱。

許多人在進餐時飲冷水，這是一種錯誤。我們不應該把食物由口裏沖下去。進餐時飲水，會減少唾液的流通；飲用的水愈冷，胃受害也愈大。進餐時喝冰水或冰凍的檸檬汁，會使胃停止消化工作，直到身體使它夠溫暖了，它才能再度開始其工作。應當慢咀細嚼，讓唾液與食物混合。

進餐時喝進胃中的液體愈多，消化食物的工作也愈難；因為液體必須先行予以吸收。

忙碌者應當留意

我蒙指示，要向本會療養院中的職工們及本會學校中的老師學生們說話，應當在食慾這方面儆醒自守。在這方面有鬆懈失慎之虞，我們會全神全力注意到個人的事務及職責，以致無暇照理所當行地進食。我給你們的信息是，應當用時間進食，不可在進食一餐之時，把許多種類的食物擠塞到胃中。進餐時匆匆忙忙地吃進幾種的食物，這乃是一種嚴重的錯誤。

慢慢地吃，細細地嚼

欲得健康的消化，食時應當慢慢地吃。凡欲避免消化不良疾病的人們，以及凡明白自己有責任要保持其全部能力於良好狀態中，以便能為上帝作最佳之服務的人們，最好都要記住此事。如果進食的時間有限，寧可吃得少，慢慢地咀嚼，不要囫圇吞棗，不嚼而咽。我們從食物所得的益處，不在乎吃得多，而在乎完全消化；口味的滿足，也不在乎食量的大，是在乎食物留在口中時間的長短而定。人若興奮、急切或匆忙，最好不要進食，等著得到休息安詳之時才吃；因為身體的精力，既已操勞過度，就不會提供那必需之消化液的。

進食應當緩慢，並要細細咀嚼。這是必需的，以便口裏的唾液能與食物適當地調和，而使消化液起作用。

應當複習的教訓

我們若要進行健康復原的工作，就必須約束自己的食慾，慢慢地吃，每餐只好吃幾樣有限的食物。我們應當常常複習這個教訓。在一餐之中要吃那麼多不同種類的食物，這是與健康改良的原理不相符合的。

在廢除肉食而改取素食之際，我們要大加注意留心，擺在桌上的應當是精良預備而烹飪優美的食物。吃太多麥糊或稀飯，那也是一種錯誤。那需要咀嚼的乾食物，是比較好的。預備健康的食物，乃是一種福惠。良好的全麥麵包及小麵包，預備得很普通的樣了，雖然做起來很費功夫，但卻是很有益健康的。麵包一點也不應有酸味。應當完全烘乾，這樣就沒有什麼軟而黏膩的情形了。

對於能夠進食的人，用健康的方法預備良好的蔬菜，比柔軟的糊或粥好多了。吃水果和已烘透兩三天的陳（老）麵包，是比新鮮的麵包更好。這樣，慢慢而徹底的咀嚼過的食物，是會供應人體的各項需要。

製作麵捲，可用軟水及牛奶，或以少許的乳酪；調成乾團，揉之如揉餅乾，放進爐中烘烤，使其食品香甜可口。食時需要細細咀

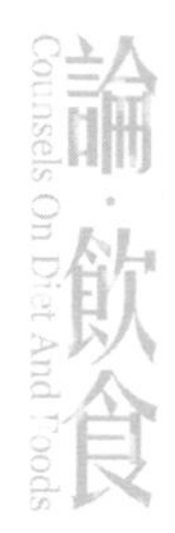

嚼，這對於牙齒及胃都有益處。它們會製造良好的血液，並供給人力量。

應當避免焦急

我們當吃多少分量的食物，這是不能用秤來稱的。最好不用這種過秤的辦法，以免頭腦一直想到自己，對於飲和食，思想得太多。……有許多人心頭如負重責，苦思食物的量與質，如何最能滋養身體。還有些人，尤其是患有胃病的人，則對於餐食過慮，生怕吃得不足以滋養身體。他們對於家人已釀下大害，我們很怕他們已在今生受苦不淺了。

有些人時常關懷他們的食物，無論它是如何簡單與衛生，總以為是與己有害的。我要對這等人說：「不要想你們所吃的飯食對你們有害，一點也不要放在心上。你們要依自己最好的評斷去吃，既求上帝使飯食營養你們的身體，就該安心息慮地相信祂會聽你們的祈禱，不必胡思亂想了。」

平常人在飲食方面還有一種極大的弊病，即在不相宜的時間進食，如在激烈運動之後，人已十分勞頓困倦了之時進食便是。神經系統進食之後，立刻有很重的工作要做；若是腦筋或身體於食前或食後也負了重的擔子，消化的工作就要受阻礙了。人在興奮、慌忙或煩惱的時候，不如先定了心，休息一下，然後再進食為妙。

胃與腦的關係是很密切的，每遇胃有病時，腦就遣送出神經之力去幫助那衰弱的消化器官。何時此種情形發生了，那麼腦部就要患充血症。人在多用腦力而少運動的時候，連清淡的食物也不可吃得太多。吃飯時當把一切煩惱罣慮丟開，不要慌忙焦急，但要滿心存著喜樂和感謝神恩之意，慢慢地吃。

食品的配合

對於食物作良好適宜的配合，這種知識是大有價值的，並當視之為由上帝而來的智慧。

每餐食物不可有太多的菜色，有三或四道就很多了。到了下一餐，你可有些變化。煮飯的人，應當運用其發明能力，在每餐預備不同的飯菜，不應迫使腸胃每餐進食同樣的食物。

每一餐的食物，固然不可樣數太多，但也不可每餐常是同樣的食物而無變化。食物應當預備得簡單，但也應美好而增進食慾。

每天只吃二或三餐，每餐的食物不同，這是比把許多不同的飯菜都裝進胃中好多了。

許多人因放縱口腹之慾而生病。……把許多不同的飯菜裝進胃中，結果便會發生酵化作用。此種情形會引致急病，並往往繼之以死亡。

一餐之間進食許多不同的食物，這會引起很大的辛苦，並破壞了每道食物在單獨食用時，所能給身體的益處。此種習慣常會招致病苦，而且往往令人喪命。

如果你是長日靜坐的勞心工作者，就當每天從事運動，並在每餐只吃二或三種簡單的食物，以滿足肚餓為止，不可吃比這些更多的食物。

食物配合的不宜，每易造成身心的不安；起了發酵作用；血液受了感染，頭腦亦隨之混亂。

飲食過量或一餐所用食物的品類過多，這種習慣往往造成消化不良的毛病。這對於精密微妙的消化器官，實在是一種嚴重的傷害。胃部向頭腦提出抗議，請求頭腦對這事的因果加以研究，但結果終歸徒然。食物過量或配合不當，實在是有害的。先是由不爽快的預感予人警告。警告無效，則痛苦隨之而來。於是疾病遂乘勢取健康而代之了。

腸胃內發生戰爭

還有一個能使人生病及工作無效的原因，就是消化不良。人若是濫用消化器官，頭腦就不能作其最好的工作。許多人匆促地吃多樣的食物，就使腸胃變成戰場，頭腦也因此紛亂不清了。

許多人進食得太快。還有些人卻是吃了一餐對於自己不適合的食物。無論男女只要能記得，在腸胃受害之時，靈性也受何等的大害，以及在濫用腸胃之時，基督也受了何等的羞辱，他們就必鼓起勇氣，克己自制，給腸胃一個恢復健康作用的機會了。在飯桌進餐之時，我們也可以進行醫藥佈道之工作，或飲或食，都為榮耀上帝而行。

平靜的胃與寧靜的性情

我們應當照顧消化器官，不可強加它們以許多不同的食物。人若在一餐之間饕餮飽食許多種類的食物，乃是傷害自己。我們應當吃進對自己適合的食物，這是比要品嘗桌上的每一道菜色更加重要得多了。我們的胃沒有一個門窗，以便觀察其中進行消化的情形；因此我們必須用頭腦，來理會因果的關係。你若覺得事事不合，一切都似乎做錯，這也許是因為你吃了大量不同的食物所導致的痛苦後果。

消化器官對我們終身的幸福，有重大的作用。上帝已賜我們智慧，使我們知道應當採用何種食物。我們豈可不作有理性的男女，研究自己所吃的食物，何者對於我們適合，以及何者會引起麻煩？胃消化不良的人，往往也是性情不好的人。在他們看來，似乎是事事與他們作對，他們輕易暴躁及易受刺激。我們若要彼此相安，我們就當多用心，使自己有一個平靜的胃才行。

水果與蔬菜

一餐的飯菜樣數不可太多，以免飲食過度，難以消化。

水果和蔬菜同時進食是不適宜的。若是消化不良，二者同食，就易發生病痛，而使人不能運用腦力。所以水果和菜蔬，以各主一餐，分吃為妙。

飯菜應當時常更換，不可天天老吃一樣的東西，或一樣的煮法，免得生厭。因飯菜時常更換，吃的時候必覺得更有滋味，身體也更得營養。

油膩的點心及蔬菜

糕餅、點心及蔬菜，如果全都放在同一餐吃下，是會引起腸胃不適的。

你的家中應當備有最好的幫手，幫助烹飪你的飯食。在夜間，XX牧師似在抱病中，有一位經驗豐富的醫生對他說：「我注意到了你的飲食，你在一餐之間吃了太多種類的食品。在同一餐裏進食水果及蔬菜，是會使胃分泌酸液，結果血液不良，並且頭腦也因消化不良而思路不清。」你應當瞭解身體的各部器官，並予以重視善待。在飲食方面，你必須理會因果的關係。

糖與牛奶

平常我們食物中所用的糖實在太多。糕、布丁、餅、果醬，都是妨礙消化的健將。特別害人的，乃是那以牛奶、雞蛋和糖為主品的布丁和蛋糕。牛奶和糖不可同用過多。

有些人加牛奶及大量的糖於糜粥中，以為這是實行健康改良了。然而牛奶與糖共食，是會在胃內引起發酵作用，因此乃是有害的。

豐膩及複雜的混合食品

在餐桌上越少放置調味品及點心，這對於進食的人也會越好。一切調和複雜的混合食品都是對人的健康有害的。愚蠢的牲畜從來不會吃這類的混合食品，像人常常吃進胃中的那樣。……

豐膩而調和複雜的食品，乃是破壞健康的。

第六章・不當飲食乃致疾病之因

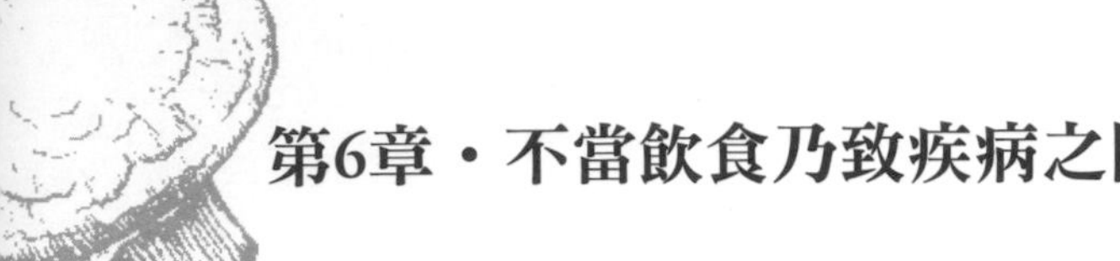

第6章・不當飲食乃致疾病之因

退化的遺傳

當初創造主所造的人，乃是器官完美而形像清秀的。人類六千年來，久經疾病與罪惡不斷增加之重擔，這件事實便可斷然證明人類當初所賦有的耐力是何等的大。雖然洪水之前的人，大半是犯罪作惡，漫無約束，但還是延續到了二千多年之後，才感覺到干犯自然律法之惡果。亞當若非當初賦有比你我所擁有的更大之體力，則人類在此之前早已從世上消滅了。

自從人類犯罪之後，世世相承，每下愈況。從父母遺傳下來的疾病，再由子女傳到以後的各代。甚至在襁褓時代的嬰兒，也免不了要忍受因父母之罪惡而來之病苦。

第一位史學家摩西，曾對人間歷史的早期社會及個人生活作過相當的交待，可是我們從《聖經》的記載中，卻找不到有什麼嬰兒生下來就是盲、聾、殘疾或痴呆的。《聖經》上也沒提到人在嬰兒、童稚及弱冠之年，便告夭折而死。在創世記上所載的先祖族譜卻是，「亞當共活了930歲就死了。……塞特共活了912歲就死了。」《聖經》上也提到其他的先祖們，說是「壽高年邁，氣絕而死。」至於兒子死在父親之前，這事更屬罕有，而值得在《聖經》上記下一筆的，例如「哈蘭死在他父親他拉之先」之類。從亞當到挪亞的各位先祖，除了少數之外，都是幾乎壽達千歲。自此之後，人的平均壽數便是一直降低。

到了基督初次降臨人世之時，人類已退化到，不但老年人，甚至於中年人及青年人，也都紛紛從各城來到救主那裏請求醫愈其疾病。許多人在說不出的愁苦重擔之下辛勞憔悴。

人干犯了身體健康的律法，結果便有了病苦及未盡天年而夭折，但世上久已流行的說法，卻認為此乃人類注定的命運；其實，上帝當初創造的人類，不是這麼虛弱的。這等情形並不是出乎天意的作為，而乃是由於人的自作自受。它是因為人的許多惡習，干犯上帝所定管理人類生存之律法的後果。人繼續干犯自然的律法，便是繼續干犯上帝的律法。如果人類從來一直遵守十誡的律法，在生活上實行這些典章的原理，現今泛濫世上的疾病禍害，也就不會存在了。

「豈不知你們的身子就是聖靈的殿嗎？這聖靈是從上帝而來，住在你們裏頭的；並且你們不是自己的人；因為你們是重價買來的；所以要在你們的身子上榮耀上帝。」人若採取任何不當的行動，消耗了體力或朦朧了智力，便是得罪上帝；因為他們沒有在自己的身體與精神上榮耀祂，而且這些原是屬於祂的。

雖然人類已侮辱了上帝，但祂的愛仍然惠及世人；祂讓亮光普照，使人看明若要過完全的生活，就必須順從那管理自己生活的自然律法。由此可見，人應當行在此光明中，發揮自己身體及心靈的一切能力，來榮耀上帝，此舉真是何等重要啊！

我們現今生活的世界，是反對仁義、反對純潔之品格、尤其是更反對在恩典中的長進。我們縱目四望，所見盡是污穢、敗壞、醜陋及邪惡。凡此一切，都是多麼地強烈反對我們在接受永恆不朽的福分之前，在我們的身上所必須完成之工啊！上帝的選民，在此末世之時，必須在四周腐化的環境中挺立，纖塵不染。他們的身體必須成為聖潔，他們的心靈也當純淨。若要完成此項工作，那是必須立刻懇切而聰明地下手方可。上帝的靈必須有完全的控制，並支配每一行動。……

現今人們已污穢了心靈的殿宇，上帝呼召他們覺悟起來，並盡其全力來恢復上帝所賜給他們的人格。唯有上帝的恩典可感悟人心而使人悔改；習俗的奴隸，只有從祂得到能力，來打破那捆綁他們的枷鎖。當人繼續那剝奪其身、心及道德能力之放蕩惡習時，他是不能將自己的「身體獻上，當作活祭，是聖潔的，是上帝所喜悅的。」使徒又說：「不要效法這個世界，只要心意更新而變化，叫你們察驗何為上帝的善良、純全可喜悅的旨意。」（羅馬書12：2）

明知故犯生命之律

今人對於正義原理，出奇地不注意，這乃是本世代的特徵。他們對於生命與健康之律法所表現的不理睬態度，更是驚人。雖然有光照耀他們的四周，而他們對此題目仍是茫然無知。他們大多數的人，主要的煩惱掛慮便是，我要吃什麼呢？喝什麼呢？及穿什麼呢？今人對於所說所寫的，一切有關我們應當如何看待自己身體的話，置諸不理。口腹之慾，已成了管制大半男女的大律法。

由於世人男女不肯過著順從健康律法之生活，並且不將此重要道理當作個人本分，以致其道德力量便大為削弱。父母們遺傳給兒女的，乃是自己偏差的惡習，以及那敗壞血液而使腦力衰弱的可惡疾病。大多數的男女對於自己的生活律法照舊無知，在付出智力及道德的代價之下，放縱食慾及情慾，而且似乎情願對於自己違犯自然律法之後果，長此無知。他們放縱敗壞的食慾，採用慢性的毒品，敗壞血液，及摧殘神經，結果是使自己生病及死亡，而朋友們卻稱這種行動的後果為天意如此。他們這樣，乃是侮辱上天。他們違反自然的律法，而身受干犯天條之懲罰。現今在世上各處，尤其是兒童們的身上，流行著苦難死亡。若把本世代的人，與昔日兩千年的人相比，真有多麼強烈的對照啊！

由不節制的食慾所造成的社會

對於生命之律的每一干犯，「自然」是會發出其抗議的。她盡其所能地忍受侵凌，而到了後來，報應終必臨到，降在人的身心機能上。不但犯罪者身受其報，他放縱之惡果，且見及於子孫的身上，世世相傳，禍害不息。

今日的青年，確實是未來社會的索引；我們眼見到他們，還能對於將來抱何希望呢？大多數的人貪愛逸樂，而厭惡工作。他們沒有道義上的勇氣，來克己自制，及勉力盡責。他們毫無自制之力，在一點點的小事上，也會激動而暴跳起來。在人生各等年齡及各階段中，有許多的人不講良心及不顧正義；他們那疏懶怠惰而揮霍浪費的惡習；使自己勇於犯罪作惡，及使社會腐化敗壞，終至於現今的世代成為所多瑪第二。如果人的食慾與情慾能受理性及信仰的約束，今日的社會就必出現與今遠為不同的現象。上帝從來無意要現今悲慘的局面長續存在；這乃是人干犯自然之律的惡果所造成的。

干犯自然之律與屬靈之律

基督對許多蒙祂醫治的患者說：「不要再犯罪，恐怕你遭遇的更加厲害。」祂也教訓人，疾病就是違犯上帝的自然律和屬靈律法的結果。如果世人的生活符合創造主的計畫，世界上就不致於有現在這樣多的痛苦了。

基督是古時以色列民的嚮導和大教師。祂曾教訓他們，健康就是遵守上帝律法的結果。那在帕勒斯廳醫治病人的大醫師，從前也曾從雲柱中向祂的子民說話，把他們所應作的事，以及上帝必要為他們成就的事，都告訴了他們。祂又說：「你若留意聽耶和華你上帝的話，又行我眼中看為正的事，留心聽我的誡命，守我一切的律例，我就不將所加與埃及人的疾病加在你身上，因為我耶和華是醫治你的。」關於以色列人的生活習慣，基督曾給他們明確的指示，並應許說：「耶和華必使一切的病症離開你。」當他們履行了這些條件時，這應許就實現在他們身上了。「他支派中沒有一個軟弱的。」

這也是給我們的教訓。凡願保守健康的人，必須履行健康的條件。人人都該問明白這些條件是什麼。耶和華不喜悅人不明白祂的律法，無論是自然的，或是屬靈的。我們要在恢復身體和心靈兩方面的健康上，與上帝合作。

自招之病苦

人類因自己錯誤的惡習，自招各種的疾病上身。他們不研究如何過健康的生活，他們干犯自己的生活律法，以致陷身於一種可悲的苦況中。人們很少追究出自己各種病苦的真正原因，乃是出於自己的錯誤行動。他們在飲食方面放縱而不節制，以自己的口腹食慾為神。在他們的一切生活習慣上，顯出了對於健康及生命方面疏忽不理。結果，到了疾病臨身之時，他們卻使自己相信這是出於上帝的作為，而其實呢？這都是他們自己錯誤行動所招致的必然後果。

疾病都是其來有自，絕不是無原因的。人干犯了衛生的定律，就為疾病開路，請了疾病進來。有許多人因父母的罪而受苦。雖然父母所犯的罪不能歸在他們身上，但他們也有責任要研究怎樣是干犯衛生的律法，怎樣是不干犯衛生的律法。他們應避免父母的惡習慣，在正確生活之中改進自己的地位。

然而大半的人是因自己不當的行為而吃苦。他們在飲食、衣著和工作等等的習慣方面，不注重衛生的原理。他們干犯自然之律，就有一定的結果發生。等到疾病臨身時，許多人就不把痛苦歸諸於真正的原因，反因所受的災難埋怨上帝。但是人犯了自然之律而受的苦難，上帝是不負責的。……

不節制的飲食往往是致病之由；自然的最大需要，就是解除那加諸於她的過重負擔。

疾病由放縱食慾而來

有許多人的疾病，是由自己放蕩縱慾而來的。他們沒有遵守自然之律法，或不服從絕對純潔的生活原理，還有些人則在飲食、服裝以及工作等等的習慣方面，疏忽了健康的律法。

人的腦筋未必是常常因為勤勞工作及用功讀書而消耗或損壞，猶如那在不當之時食不當之物，及對健康之律漫不注意所引起的那樣。……殷勤讀書，並不是腦力損壞的主要原因。重大的原因乃是飲食不當，食無定時，及缺少體力運動。飲食睡眠之無定時，會使人的腦力消蝕殆盡。

許多人身受病苦，及許多人步向黃泉之路，乃是由於放縱口腹之慾所致。他們順從自己偏差的口味而食，以致使消化器官軟弱，及敗壞了那消化養生食物之能力。這就引起了急病，而且往往繼之而死亡。那些本該更多明理的人們，卻因各種自殺性的習慣，使身體的柔嫩機能慘遭耗損。

教會應當是中流砥柱，忠於上帝所賜的亮光。每位教友應當聰明地用功消除其生活習慣上每一偏差的口腹之慾。

開啟了醉酒之門戶

不節制的習慣往往是在家庭中開始的。先是消化器官因常吃油膩不衛生的食物而衰弱，一種愛吃更含刺激性食物的慾望，就從此而生。這種慾望愈久而愈深，也愈難遏止。到後來，身體內部就或多或少地藏著毒質，毒質愈多，各器官的功能就愈減退，而對於刺激物的需要也愈甚。一步的走錯，足為第二步開路。許多人本不願把酒放在桌上的，然而因為飲食不適當，以致引起了一種嗜酒的慾望，使他們幾乎不能拒絕酒的引誘。因此飲食的不慎，足以毀壞健康而開醉酒的門戶。

錯誤的飲食會引致肝病

上安息日，我講到你們蒼白憔悴的面色，正如我蒙主指示時所見到的。我見到你們的健康情形，以及你們多年所患的病苦。我蒙指示，知道你們沒有過健康的生活。你們的食慾不健康，你們犧牲了胃來滿足自己的口味。你們把不能變成良好血液的食物納進胃中。由於消化器官的慘遭擾亂，肝臟便有了格外沉重的負擔。你們倆都患了肝病。健康改良的工作，你們若能嚴予實行，必對賢伉儷大有裨益。可惜你們沒有這麼辦。你們的食慾是不健康而有病的，而且因為你們不喜歡吃那由未曾篩過的麵粉，不加香料及肉油的蔬菜及水果，所組成的簡單樸素之飲食，你們正是一直不斷地干犯上帝在你們身上所定的律法。當你們這樣行時，你們是必須受懲罰的；因為每一犯法的罪行，都是附有懲罰的。但你們卻奇怪，為什麼自己的身體一直不健康。我敢擔保說，上帝是不會行神蹟來救你們免去自己錯行之後果的。……

油膩的飲食與熱病

當你們繼續現在飲食習慣，那是沒有什麼療法，可以解除你們當前之病痛。你們可以自行醫療，這是最有經驗的醫生所辦不到的。應當規定自己的飲食。你們為要滿足自己的口味，常常把那對胃最不健康的食物納進胃中，而且往往是毫無節制地吃得過量，以致消化器官有了重大的負擔。這便使胃疲憊不堪，甚至對那最健康的食物也不能消化了。因為你們錯誤的飲食習慣，便使胃臟長此有了消化不良的病。你們的食物太過豐膩了。這些食物不是以簡單而自然的方法烹飪，乃是為迎合自己的口味而預備，對於胃臟是完全不適合的。「自然」受了過重的負擔，便盡力抗拒你們摧殘她的力量。她試圖擺脫你們所加於她的負擔，結果你們就有了發冷發燒的病象。你們干犯了自然之律，就不免要受懲罰。上帝已在你們的身上定下了律法，你們不能干犯之而不受處分。你們已不顧健康而隨從口味之所好。你們雖已作了一些改變，但這些只是健康改良飲食的幾個初步而已。上帝要我們凡事都有節制。「所以你們無論或吃或喝，無論作什麼，都要為榮耀上帝而行。」

吃一頓「大餐」所付的代價

「自然」盡其所能忍受侵凌而不反抗，到了後來她便醒起而大力擺脫所負的重擔及惡劣的待遇。這麼一來，人就有了頭痛、寒顫、燒熱、神經不安、痲痺及其他許多數不盡的毛病。不當的飲食，會破壞人的健康及甜美的人生。唉，不知多少次你們已為了一頓所謂之「大餐」而付上慘重的代價，身體發燒、食慾不振及睡眠不足啊！不能享受食物，終夜失眠，以及許多個鐘頭的辛苦——這一切都是因為要滿足口味的一頓餐食所致！

成千成萬的人，放縱自己偏差的食慾，吃了他們所謂之「一頓大餐」，結果有了一場熱病，或其他幾種急病，及某等死亡。那種享受，是要付奇高之代價的。但許多人還是那麼做，而這些自害生命的兇手們，竟於死時備受親友及牧師們的歌功頌德，說是直上西天，譽滿天庭。這真是多麼荒謬的想法！饕餮之徒竟能進入天國！不行，不行；這等人絕不能進入上帝金城之珍珠門戶的。這等人絕不能被升高到寶貴的救主耶穌，也就是那一生克己犧牲，而在髑髏地上受苦受難之「大丈夫」的右邊。主對這等不配得永生之輩，已派定了一個所在。他們對於更佳的生命，也就是不朽之基業乃是無分的。

不當之飲食影響及人之性情

許多人因飲食不當而破壞了自己的性情。我們應當十分小心學習健康改良的道理，正如我們要好好地預備自己的功課一樣。我們在此方面所採取的習慣，正是幫助我們為來生而培養自己的品格。人若濫用自己的胃臟，那是可能敗壞其屬靈經驗的。

請求參加健康改良之舉

飲食方面如果有什麼不良的習尚，應該立刻著手改良，不可遲延。如果我們因為以前的胡吃亂喝，以致胃受了虐待，起了消化不良之症，就應該努力謹慎，除卻一切過重的擔子，來保養剩下的一點精力。經過長時期虐待之後的胃，也許永不能完全恢復原狀，然而適當的飲食，至少可以避除往後的衰弱，且使許多人多少回復強健的地步。在飲食方面要迎合各個人的需要，自是不易辦到，但我們在飲食上若能遵行衛生的原理，就可改良許多積弊，並且煮飯的人，也可以不必時時費許多心機，去引發人的食慾了。

人在飲食上節制所得的報償，是思想上的靈敏和道德方面的剛強，而且也能助人制服情慾。

選擇食物，必須視其建造身體原料成分的多少為取捨。在這一方面上，口味是不足恃的，因為人的食性，大多數已被不良飲食的習尚所腐化了。往往那有害健康而足以使人患病的食物，我們偏以為美味。社會的飲食習俗，我們也不可當作穩妥的指導。現今各處流行的困苦病痛，多半是由於飲食方面通常的錯誤所致。

我們唯有理解健康生活原則，才能充分警覺那由不當飲食所產生的惡果。凡發現自己的錯誤，而具有勇氣改革其習慣的人，必定感覺在改革的過程中，頗需一番奮鬥和非常的堅忍；然而一旦養成了正確的口味之後，他們就會明白，採用那以前以為無害的食物，無非是緩慢而確切地奠下了消化不良與別種疾患的病根而已。

上帝要祂的子民繼續地進步。我們需要知道放縱食慾，最足以妨礙心智的改進與靈性的成聖。可惜我們雖自命明白一切健康改良之道，卻仍有許多人採用不正確的食物。放縱食慾是使體力和腦力減退的最大原因，又是令人衰弱和夭折的根由。凡欲在心靈上求得清潔的人，都應當記得：控制食慾的能力，乃在基督裏面。

第七章・過度飲食之害

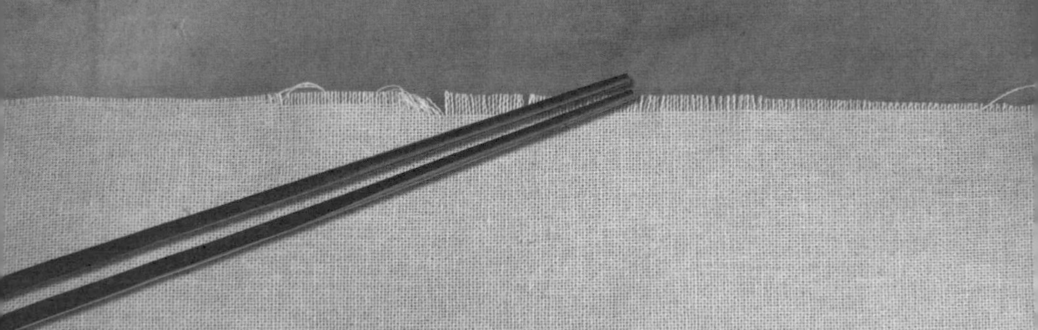

第7章・過度飲食之害

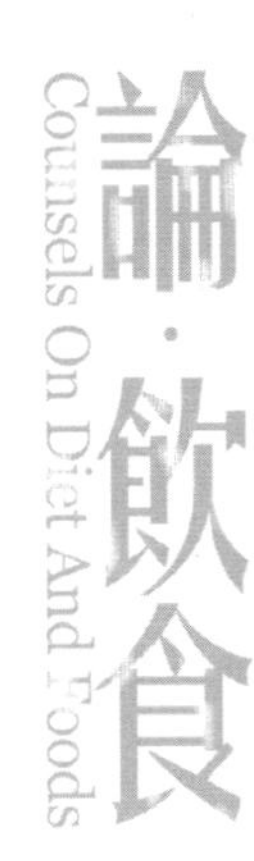

一種很普通但也很嚴重的罪

使胃過度操勞，這是一種普通的罪。人在食用過多的食物之時，全身都是如負重擔。生命與精力，不但沒有增加，反而乃是減退。這正是撒但設計要達到的目的。人在消化此過量的食物時，花了不必要的勞力，以致使自己的精力消耗殆盡。

由於吃了太多的食物，我們不但是輕率地浪費了上帝供給我們以應付各種自然需要的力量，同時也是對全身予以重大的傷害。我們侮慢了上帝的聖殿；使身體軟弱而殘損；自然就不能巧妙而好好地進行工作，一如上帝所安排其應行的那樣。人因為放縱自私的食慾，已經壓迫了自然的力量，強迫它作那從不應該奉命去作之工。

如果大家都熟悉這部活的人體機器，他們就不會犯上此項罪惡了；除非他們是十分喜愛自私放蕩的生活，繼續其自殺性的行徑，而夭亡早死，或是長年抱病，成為本身及親友們的重大負擔。

人體機器受了阻塞

飲食過度之舉，乃是可能的，甚至對於健全的飲食，也不例外。人不應因為已經戒除了有害的飲食，便可隨心所欲地大吃特吃，此種辦法是不行的。過度飲食，不論是何等品質的食物，都會阻塞這部活的機器，而妨害它進行其工作。

飲食無度，縱使是健康的食物，也會對人的身體有傷害的後果，並會麻木人精神上及道德上的機能。

幾乎所有的人，都是飲食太多，過於身體的需要。這些多餘之物會腐爛及成為腐臭的肉團或肉塊。……若將更多的食物，縱使是簡單素質的，納進胃中，過於這部活機器的需要，此份多餘之物也會成為一種負擔。人體拼命要處理此事，這種額外的工作，使人起既疲且倦之感覺。有些人不斷地進食，說是整天肚子餓吃不飽，其實這是由於消化器官工作過勞所致。

人若存心大肆舖張，招待客人，就產生了許多不必要的焦慮與重擔。為要預備桌上各樣的餐食，主婦要操勞過度；因為食物過於豐富，客人便吃得太多，結果一則過勞；一則過食，都要引起疾病與痛苦。這種盛筵大餐，確是一種重擔和損害。

美味大餐，貪食飽餐，以及在不合適的時辰將食物納進胃中，這將使身體的每一纖維受到影響，而心思頭腦也因我們所飲食之物，而有嚴重的反應。

操勞過度，對於青年人生長中的身體是有害的。除了有成百成千的人，因為工作過勞而損壞了自己的身體之外，還有成千成萬的人，卻因四肢不動，飲食過度，及懶洋洋的怠惰，而給身體種下了疾病的種子，獲得急速而必然的腐敗。

貪食飽餐是一項大罪

有些人對於自己的食慾不加約束，犧牲健康來縱容口味。結果呢？頭腦模糊，思想遲鈍，自己若肯克己節制就可達到其成就。這些人乃是劫奪了自己，若是凡事節制，就可奉獻來為上帝服務的體力及智力。

保羅是一位健康改良者。他說道：「我是攻克己身，叫身服我；

恐怕我傳福音給別人，自己反被棄絕了。」他覺得自己有責任，應當保守全副的精力，以便用來榮耀上帝。若是保羅會有不節制的危險，我們就會有更大的危險了，因為我們不如他那樣感覺及體會到：有在我們那屬於祂的身體及精神上榮耀上帝之必要。飲食過度，乃是本時代的罪惡。

《聖經》上把貪食之罪與醉酒同列。在上帝的眼中看來，此罪十分可憎可惡，以致祂指導摩西說，一個孩童若不禁止自己的食慾，隨自己的口味所求，貪食任何食物，就當由父母帶他到以色列民中的官長前，及應被石頭打死。貪食的情形，是被認為無可救藥。他不但對人無益，也是對己有害。他是什麼也靠不住的。他的歪風所及，總是污化別人，世上沒有這種人更好；因為他那可怕的瑕疵敗德，是長久不滅的。任何對於上帝有責任感的人，必不容此獸性惡慾來操縱自己的理性。因為如此行的人，不論是誰，不論有多麼高的身分，都不能算是基督徒。基督的訓誨是：「所以你們要完全，像你們的天父完全一樣。」祂在此向我們指明，我們是可以在自己的範圍內完全，像上帝在祂的範圍內完全一樣。

按道上菜——食不知飽

有許多戒除了肉食和其他粗劣有害之飲食的人，以為自己所吃的既是蔬菜淡飯，就可放縱食慾，漫無限制地亂吃了。因此常常吃得過度，甚至成為貪食之徒，這也是一種過錯。我們不該使消化器官負過量的擔子，叫它去消化那些在質與量上，同是為難身體的食物。

依社會的風俗，在用膳時，菜是按道上桌的。吃的人既不知道後面有什麼要來，往往就把對於他不十分適宜的菜吃飽了。等到末一道菜上桌之時，他往往容易越過肚子的容量，吃那最後誘人的點心——對他無益而有害的點心！若是一切食品在開始時一起都放在桌上，那麼各人就可隨意選擇了。

有的時候，我們能立刻發覺飲食過分的結果。然而有時我們並不覺得什麼痛苦，只是消化器官已暗中失去了健全的機能，體力的本源就被摧殘了。

除了身體所需的養料以外，那多餘的食物，就是身體的重累，足以發生胃口失常和發炎的狀態，使分外的血液，聚集到胃裏，致手足四肢等部容易發冷。非但如此，那過多的食物，尤足以為消化器官的重壓，以致消化工作完成以後，腸胃還留下一種困乏凋疲的感覺。有些時常飲食過分的人，稱這種感覺叫做「食後餓」，卻不知道這是消化器官工作過度的徵象。有的時候，還使腦筋麻木，及使心力及體力懶於動彈等象徵。

這種不適的徵象，是因為「自然」之功能，已在不必要的情形下用了過分的精力，她雖作成了工作，但已到了精疲力盡的地步。胃在那裏叫：「容我休息。」而許多人卻誤以為這種耗竭的感覺乃是肚餓，所以非但不容胃有相當的休息，反去再加上一層重負。結果，消化器官往往在應該能運用自如的時候，就已磨損殆盡了。

體力及腦力衰弱之原因

我們這一等人，口口聲稱健康改良，但還是吃得太多。放縱食慾，乃是體力及腦力衰弱的最大原因，而為處處出現的大部分衰弱病，種下了病根。

許多接受了健康改良道理的人，已放棄了各種有害之物；但繼之而來的，是否因為他們已放棄了這些東西，而便可隨心所欲地吃得那麼多呢？他們坐在桌前，沒有想到自己應當吃多少，而是順從口腹之慾，吃得大過其量，使胃大忙特忙，不得不工作，整天愁著打發那強加於它的重擔。一切納進胃中的食物，若不能使身體藉之得益，都會構成「自然」工作之重擔，使這部活機器蒙受損壞。人的身體有了阻塞之後，就不能順暢地進行其工作。重要的器官不必要地操勞過度，腦部的神經精力也被調到胃臟，去幫助消化器官進行工作，處理那與身體無補的大量食物。……

飲食過度對胃有何影響呢？它變成衰弱了。消化系各器官虛弱不堪之後果，便是疾病及其他一連串的禍害，也都接踵而來。如果本來有病的人，到此就會更加辛苦，而在日常的生活上萎靡不振。他們把精力消耗於不必要的工作上，要處理那裝進胃中的食物。人身陷於這種情況中，那真是多麼悲慘啊！

根據經驗所得，我們對於消化不良的胃弱病，略有所知。我們的家庭中，有人患上此病，這使我們感覺到這是一種十分可怕的病。人患上了全部胃弱病之時，在精神上及體格上，都受很大的痛苦，而他的親友們，若非麻木不仁的粗人，也必同樣受苦。

難道你還會說：「我要吃什麼，或行什麼，與你何干？」在我們周圍有否消化不良的胃弱病的病人呢？且試設法刺激他們一下，看看其言行舉止。你看他們多麼輕易地暴跳如雷啊！他們十分地難過，因為在他們看來，自己的孩子們似乎都是很壞，不能向他們心平氣和地說話，若非特別留心禮節，也不會在家中有鎮靜安祥的行動。他們周圍的一切，都是受其身上的病所影響，而且大家都要忍受其疾苦的後果。他們投射出一層暗影。這麼看來，你們的飲食習慣，是否對別人有影響呢？當然會有的。因此，你們應格外小心，保護自己於最好的健康情況中，以便能為上帝作美滿的服務，並向家人及社會克盡本分。

甚至於提倡健康改良運動的人，也會在食物的分量上犯了錯誤。對於有益健康之良好食物，他們會不節制地吃得過量。

上帝已指示我，一般而論，我們有把太多食物納進胃中之虞。許多人飲食過度，使自己很不舒服。結果往往生病。主並未向他們施行懲罰，而是他們自作自受；上帝切望他們明白，那種痛苦乃是干犯自然律法之後果。

許多人進食得太快，還有些人卻是吃一餐對於自己不適合的食物。無論男女只要能記得，在腸胃受害之時，靈性也受何等的大害，以及在濫用腸胃之時，基督也受了何等的羞辱，他們就必鼓起勇氣，克己自制，給腸胃一個恢復健康作用的機會了。在飯桌進餐之時，我們也可以進行醫藥佈道之工作，或飲或食，都為榮耀上帝而行。

在教堂聚會時打瞌睡

我們若漫無節制地進食，便是得罪自己的身體。當安息日，在上帝的家中，那些貪食飽餐之徒，竟會在《聖經》火燒的真理之下，坐著睡著。他們睜不開眼睛，也不能領會臺上所講的嚴肅道理。你想這等人會在他們那屬於上帝的身體及靈魂上榮耀祂嗎？不會的；他們乃是羞辱了祂。消化不良的病——他可說是咎由自取。他不但沒有遵守飲食應有定時之律，反而讓食慾控制自己，而又在兩餐之間吃零食。也許，他的生活習慣是長日靜坐，他沒有天上活潑的空氣來幫助消化的工作；他也許沒有足夠的運動來維持健康。

我們不該在安息日，預備比平常豐富或較多的食物。反之，我們在安息日當吃得比平常更簡單更少，以致腦筋可以清醒而活潑地去領悟屬靈的事。壅塞的胃，就必造成壅塞的腦筋。為免腦筋受不正確飲食干擾，致使我們聽了最可貴的話，而不覺得其意義。許多人在安息日的早餐吃的太多，而使自己不配受神聖之福。他們失去的機會，實有過於他們所想的。

使人喪失記憶的能力

主賜我亮光，要我給你講論關於凡事節制的道理。你在飲食上沒有節制。你常常納進胃中以雙倍於身體所需要的食物。這些食物腐爛了；你的呼吸很臭；你黏膜炎的病加劇；你的胃臟工作過度；而生命與精力也都由腦部被召來，到這磨坊裏工作，要輾磨你納進胃內的材料。你這樣行，顯明你對於自己毫不愛惜。

你在餐桌之前，狼吞虎嚥地大吃特吃。你的損失記憶力與健忘，此是一大原因。你說了一些我知道你已說過的話，可是不久卻轉過頭來，說你曾說過一些完全不同的話。我知道你有此毛病，而認此是你飲食過度的必然後果。可是說了又有何用？它是救不了你這個毛病的。

向長日靜坐的勞心工作者及牧師們進言

過度的飲食，對於性情怠惰的人尤其有害；這種人應該少吃而多運動。如今有許多極具天才的男女，就因為未在飲食方節制，以致所成就的，不到所能成就的一半。

許多著作家和演說家的錯誤，就在於此。他們往往吃了一頓飽餐之後，就立刻坐下來用功沉思、閱讀、寫作，毫不給身體一點運動的機會。結果，思想就不能流暢豁達。他們所寫所講的話，都顯得平淡而無效果，沒有感動人心所不可少的那活力和緊湊。

凡擔任重要職務，尤其是在屬靈的事物上居於長者地位的人，必須有精密的思想和敏捷的見解。他們在飲食方面尤其要比普通的人謹慎節制。他們的桌上，完全不宜有豐膩華富的食品。

凡身負重責的人，每天有許多事情要斷定。他們那一決策之下的關係十分重大，影響十分長遠，而且他們沒有多少工夫可以考慮，往往要立下決斷。遇到這種境地，那絕對節制的人，便能應付自如。人的腦筋在身體和思想受正確待遇的情形之下，便能強固。如果腦力不是用得過度，那麼每次的運用都能生出新的精力。然而往往這身任要職，對於重大問題要商議決斷的人，為了飲食不適當，就大受其害。有病的胃，引起有病的腦筋，使思想紊亂失常。諸如急躁的性情，暴戾的脾氣，蠻橫無理的態度等等，往往是從胃裏來的，許多能為世界造福的打算和計畫之沒有實行，許多不公正的律法和壓迫的手段，甚至暴虐的命令之頒布施行，不知有多少是當局者受了不良飲食的影響所致的呢！

現在我們對於一般終日靜坐而且工作多半用腦的人，有一個建議。那些有相當的意志和自治之力的人不妨一試：每餐只吃兩三樣簡單的蔬菜；不可吃得過飽。每天作戶外運動。且看究竟能否獲益。

做勞力之工的人，身體強健，整天地在那裏運動，對於飲食的多少和品質，就不一定要像靜坐的人那樣仔細。然而連這等人，若能在吃喝方面有節制，也必會更加強壯。

有的人，先是亂吃亂喝，後來懊悔，就想定一種準確不變的規則。他們心中專念著吃什麼，喝什麼，這也是不對的。人的情形和需要各有不同，所以一個人不能為另一個人立什麼一定的規則。各人應按著自己的理智和自制之力，遵循衛生的原理去行才是。

消化不良，不宜開董事會

在佳餚紛陳的席面上，人們易於飲食過度，遠超乎其所易於消化的分量。須知胃納過多食物則消化不良，消化不良則令人頭腦生出不爽快的遲鈍感覺，思想也因之不能敏捷發生作用。食物配合的不宜，每易造成身心的不安；起了發酵作用；血液也受了感染，頭腦亦隨之混惑了。

飲食過量或一餐所用食物的品類過多，這種習慣往往造成消化不良的毛病。這對於精細的消化器官，實在是一種嚴重的傷害。胃部向頭腦提出抗議，請求頭腦對這事的因果加以研究，但結果終歸徒然。食物過量或配合不當，實在是有害的。先是由不爽快的預感予人警告，警告無效，則痛苦隨之而來。於是疾病遂乘虛而入取代了健康。

或者有人要問道：「這與董事會有什麼關係？」關係很大！飲食的不合宜，便影響了議事會和董事會議。因為人的頭腦能受胃部情形的影響；胃部的紛擾能造成心思的煩亂不安。出了毛病的胃不但能使頭腦產生病態，更往往使人固執謬見，頑梗不化。這種人的所謂智慧，在上帝看來，乃是愚拙。

我之所以提到這事，乃因許多議事會和董事會議的不良情形，大都由此造成。那本來需要詳加研討的問題，只予以少許的考慮；不少極關重要的決定，卻倉促草率地通過了事。往往有許多意見，原應大家一致贊同的，但因為有人堅決反對，以致整個會場的空氣竟為之完全改觀。這一類的結果已一再地顯現在我面前了。

我現在提到這些事，乃因我已蒙受指示，要轉告擔任傳道工作的弟兄們：由於飲食的不節制，你們就不能清楚地看出聖火與凡火的分別來。同時，由於這種無節制的飲食，也表現了你們不顧上帝所給的警告。因為祂有話向你們說：「你們中間誰是敬畏耶和華聽從祂僕人之話的？這人行在暗中，沒有亮光。當倚靠耶和華的名，仗賴自己的上帝。」……難道我們還不親近主，使祂可以救拔我們擺脫在飲食上放縱無度的惡習，又使我們脫離那一切不聖潔的情慾和各種的罪惡嗎？難道我們竟不肯在上帝面前自己謙卑，放棄各樣敗壞靈性和肉體的事，藉著敬畏祂，使我們得以完成聖潔的品格嗎？

不配介紹健康改良的工作

本會的傳道人，在飲食習慣方面，尚無特殊的表現。他們吃進太多的食物，而且每餐的食品種類太多。有些人是有名無實的健康改良者。他們沒有規則來調節自己的飲食，在兩餐之間大吃特吃水果及硬殼果，以致消化器官負擔太重。有些人，在每天吃兩餐足夠應付體力及精神的健康之時，卻要吃上三餐。人若干犯了上帝所定管理身體的律法，就必有懲罰繼之而來。

由於飲食不小心，有些人的感覺似乎麻木了一半，以致他們變成遲鈍而昏昏欲睡。這些面色蒼白的傳道牧師們，身體放縱食慾之惡果的痛苦，他們是不配倡導健康改良之工作的。人若有了工作過勞之苦，最好不時地停止飲食一餐，俾給「自然」一個康復的機會。本會的同工們，可用本身的榜樣來推進健康改良的工作，而比單是口頭的宣講更有成效。在好心親友們的盛情招待之下，他們受強烈的試探，要置健康的原理於腦後；然而，他們若是婉拒那些美味大餐、豐膩的調味品、茶及咖啡，便可證明自己是身體力行的健康改良者了。有些人現今身受干犯生命之律的惡果之苦，以致使健康改良的大工貽羞蒙辱。

人在飲食、睡眠、視聽方面放縱過度，乃是罪惡。身體及腦筋的全部精力，若有健全而協和的作用，結果便有幸福；而且這些精力越高尚與越優雅，那幸福也越純潔與越精粹。

用牙齒來自掘墳墓

為什麼許多本會的傳道牧師們訴說生病之苦，原因是他們沒有足夠的運動，及放縱飲食過度。他們沒有領會到，這種行徑有傷害人最強壯的身體之虞。那些，像你自己一樣，有遲鈍的氣質的人，應當飲食簡少，而不必害怕體力勞動。本會許多的傳道牧師們，現今是用牙齒來掘自己的墳墓。身體為要處理那加於各消化器官的重擔而受苦，並使頭腦負了嚴重的差使。人干犯健康律法的每一罪行，必使犯法的人，在自己的身體上蒙受懲罰。

第八章・約束食慾

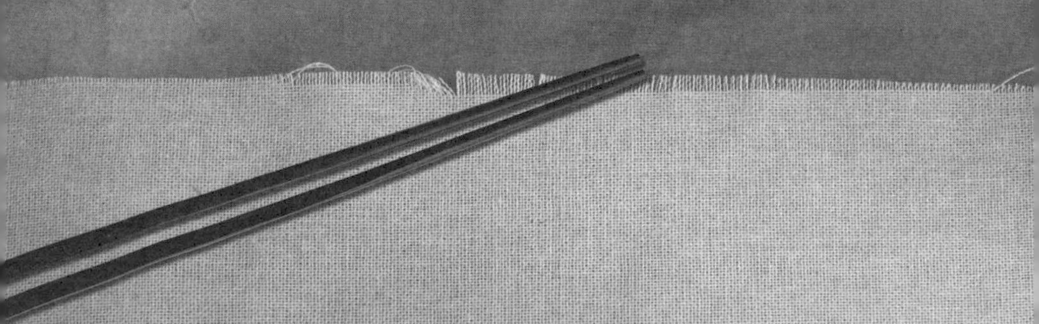

第8章・約束食慾

世上最初的罪便是不能約束自己

在伊甸園中的亞當夏娃，體魄魁梧，氣質秀美勻稱而完全。他們沒有犯罪，而享美滿的健康。這與今日的人類相比，猶如天地之別！現今美麗已經絕跡，美滿的健康亦復不為人知，到處所見，盡是疾病、殘缺及虛弱。我問起這種驚人的衰落究竟是出於何因，便蒙指示回想到當年的伊甸園。那時，美麗的夏娃被蛇誘惑，去吃上帝所惟一禁止不可吃，也不可摸，免得他們死的那棵樹的果子。

夏娃曾有種種凡能使她快樂的享受。在她周圍有各式各樣的水果。然而那禁樹的果子，卻比園中其他一切她可隨意享受的果子，對她顯得更加可愛可慕。她吃了之後，又影響她的丈夫去吃，以致咒詛臨到他們身上，而地球也因他們的罪受了咒詛。自從人類犯罪之後，世上便存在了各種形式的不節制。食慾控制了理性。人類已追隨了背逆之道而行，像夏娃被撒但誘惑了一樣，輕看上帝所宣布的禁令，自我陶醉說，後果絕不會像所預料的那麼可怕。人類已干犯了健康之律法，而幾乎在一切的事上放肆過度。疾病一直不斷地增加著。有因就必有果，繼承不絕於世。

挪亞之日與我們的世代

耶穌坐在橄欖山上，指示門徒關於那些在祂降臨之前必要出現的時兆：「挪亞的日子怎樣，人子降臨也要怎樣。當洪水以前的日子，人照常吃喝嫁娶，直到挪亞進方舟的那日；不知不覺洪水來了，把他們全都沖去，人子降臨也要這樣。」挪亞日子使世人遭受懲罰的各種罪惡，今日照樣存在世上。今日的世上男女，又飲又食，非到大飽大醉不止。此等流行的罪惡，放縱偏差的食慾，使挪亞時代的世人終日慾火高張，並導致廣泛的腐化。後來罪惡兇暴滔天，終於天降洪水清除了地上的這種道德污穢。所多瑪城的居民，也曾被這種貪食醉酒的罪惡麻木了道義之感覺，以致那邪惡都市的男女，都以犯罪作惡為樂。基督如此警告世人說：「又好像羅得的日子，人又吃又喝，又買又賣，又耕種又蓋造；到羅得出所多瑪的那日，就有火與硫磺從天上降下來，把他們全都滅了。人子顯現的日子，也要這樣。」

基督在此留下一個最重大的教訓給我們。祂向我們指出，當前有使飲食成為天大之事的危險。祂提到放縱食慾，漫無節制之後果。人在道德能力薄弱之後，便使罪惡看來不像罪惡。犯罪作惡，視如無關緊要，情慾衝動，控制了人的心思，直到善良的正義原理及感動，被人連根拔起，並使上帝遭受了褻瀆。這正是基督所宣告，在祂復臨之前，世上所必有的景況。

救主教導我們，應當為一些更高目標的事勞苦，過於只是說我們要吃什麼、喝什麼、穿什麼。今人對於飲食服裝，過分注重，以致使其成為罪惡，而被列為末世顯著的罪惡之中，並作為基督快要降臨的一種兆頭。光陰、金錢及精力，本屬乎主而由祂信託給我們的，而今卻被浪費於浮華多餘的服裝，及滿足偏差食慾的奢侈飲食，削弱了人的精力，並招致痛苦與敗壞。我們的身體，若是繼續裝滿了因罪惡放蕩而有的疾病及敗壞，就不可能作為活祭，獻給上帝。

人類所要遇到的最強烈試探之一，便是在食慾上。太初主造的人，原是正直的。人在被造之日，有完全平衡的頭腦，四肢百體的大小與氣力，也都發育得美滿而勻稱。及至受了奸惡仇敵的引誘，輕忽了上帝的禁令之後，自然之律法便執行了其全部的懲罰。……

自從第一次屈服於食慾之後，人類便越來越恣情縱慾，以致將健康犧牲於食慾的祭壇上。洪水之前的世人，在飲食方面毫不節制。雖然那時上帝並未容許人以動物之肉為食，但他們卻要採用肉食。他們又飲又食，放蕩無制，直到其敗壞之食慾不知所止。他們一直腐敗，到了上帝不能再予容忍的地步。及至他們罪惡之杯滿盈，上帝才用一場洪水來清除地上的道德污穢。

所多瑪及蛾摩拉

到了洪水之後，人類繁殖地上之時，他們又忘記了上帝，在祂之前行為敗壞。各種形色的放蕩，與日俱增，直到幾乎全地受其支配。因為他們邪情惡行及醜不可言的不法之事，給上帝創造的美好大地留下了污點，有些城市便從地面上整個被消滅。所多瑪及蛾摩拉城之遭毀滅，便是因為其中的居民為滿足其逆性的食慾而犯罪作惡所致。上帝也說明巴比倫大城之傾倒，是出於貪食醉酒之故。放縱食慾及情慾，便是他們諸般罪惡的基礎。

以掃屈服於食慾

以掃慾心貪戀所愛的食品，犧牲其長子名分來滿足口腹之慾。及至滿足了貪戀的食慾之後，他看出了自己的愚昧糊塗，雖然痛哭流涕地細心尋找，卻也得不到悔改的餘地。現今有許多人像以掃一樣。他代表一等人，本可得到一種特殊寶貴的福氣——有永不朽壞的基業，有與宇宙創造主上帝之生命等長的生命，有無量的幸福，及極重無比永遠的榮耀——但卻因長久放縱自己的食慾、情慾及嗜好，以致他們

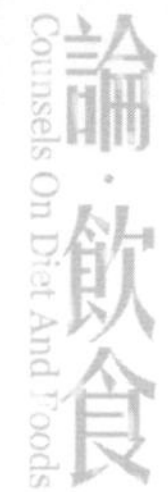

的能力變成薄弱，不能明察及賞識那些永恆事物之價值。

以掃對於某種特別的食物有非常強烈的愛好，並且由於久已滿足私慾之故，便不覺得有轉離這等令人饞涎欲滴之食物的必要。他想念這等食物，不肯特別出力約束自己的食慾，直到食慾的力量在其他各種的思念中生根，控制了他，使他幻想自己若無這特別食物，就會感到十分不便之苦，甚至於死亡。他愈想念這些，慾望便也愈熾愈強，終至於他那神聖的長子名分也失去了其價值與神聖性。

以色列人貪戀肉食之後果

當以色列的上帝帶領其子民出埃及時，祂禁止他們吃肉，到了很大的程度，而只給他們從天而降的糧食，及從燧石質的磐石而出的清水。但他們卻不以此為滿足。他們厭惡所賜給他們營養健康的食物，巴不得自己回到埃及，坐在肉鍋旁邊大食大嚼。他們情願忍受奴役之苦，甚至於死亡，比被取消肉食更好。上帝答應了他們的慾望，給他們肉食，讓他們吃個夠，直到他們的貪食飽餐釀成了疫癘，許多人因而死亡。

這一切都要作為鑑戒

我們可提出一個又一個的榜樣，作為鑑戒，顯明人向食慾屈服之慘果。我們始祖只在一件行動上干犯上帝的命令。此事似甚小可，吃了從一棵美麗好看而又十分悅人口味之樹的果子。但這卻破壞了他們事奉上帝的忠貞，並開了滔滔罪惡及禍患之門，以致世界為洪水所滅。

今日的世界

罪惡與疾病現已隨著每一時代的延續而增加。在飲食方面的漫無節制，及在邪情惡慾上的恣縱放蕩，已使高尚的器官功能遲鈍麻木。理性不但沒有成為人的主宰，反而成為口腹之慾的奴隸，已達驚人的程度。貪愛豐膩食物之念，有增無已，人們的恣情縱慾，已到了相習成風，將一切可能得到的佳餚美食，盡力塞進胃中。尤其是在歡樂宴會的場合，更是放縱食慾，毫無約制。豐富的大餐及晚宴，吃的是山珍海味，香料濃厚的大魚大肉，加上豐膩的糖果、糕餅、點心、冰淇淋、茶、咖啡等等。無怪乎在這麼一頓大餐之下，人們會氣色不佳，並因消化不良而感受說不出的辛苦。

主將現今世上的腐敗情形指示我看，真是慘不忍睹！我很奇怪今日地上的居民竟未像所多瑪蛾摩拉人那樣被除滅。今日世上的墮落與傷風敗德情形，使我看出他們已到了理當滅亡的地步。盲目的情感控制了理性，許多人的各種高尚思想，已犧牲於肉體的情慾之上。

世上最初的大罪，便是人在飲食上不節制。今日的世人男女，已使自己成為食慾的奴隸。他們在工作上也是不節制。操勞過度，為要使餐桌上堆滿了那對於已荷重負之身體有大害的食物。女人們花了大部分的時間，在火熱的爐灶之前烹煮食物，採用濃厚的調味品來滿足人的口味。結果呢？她們忽略了兒女，沒有給他們施授道德及宗教上的教導。工作過度的母親們，疏於培養那能使滿屋生輝的甜美馨香之脾氣，而將永恆不朽方面的思念，一概列為其次。她們的全部光陰，都用於烹飪這些會敗壞健康，會使脾氣暴戾，及會使理性器官糊塗的滿足口腹之慾的食物。

我們到處都可遇到不節制的人們。無論我們何往，以及舟車之上，也可見到這一類的情形；這真叫我們不能不自問道：「我們當怎樣行，來救這些生靈脫離試探者的魔爪呢？」撒但時刻警醒作工，要使人類完全歸其統治之下。他在人類身上的最強據點，就是利用口腹之慾，並在這方面用各種可能的方法來刺激人的食慾。一切不正常的刺激興奮，都是有害的，會使人發生飲酒的慾望。我們怎能開導人們，並防止那由採用這些東西而來的可怕惡果呢？我們曾否盡一切所能在這方面工作呢？

在偏差的食慾之壇前跪拜

上帝已賜我們這班人大光，但卻未將我們置身於試探的勢力範圍之外。在我們之中，有誰正在向以革倫的神求助呢？且看這種實在的，並非虛構的情形吧！現今的人，甚至在復臨教會的人中，有多少可表現其出色的特性呢？一位病人——表面上十分謹慎，但又固執而自滿的人——信口輕視生命及健康的規律，也就是上帝本其慈悲所指引我們這等人應予接受的。他所預備的飲食，務必滿足其病態的慾望。他不坐在那供備有益健康之食物的桌前，寧願去光顧餐館，因為他可以在那裏放縱食慾，而無所拘束。他口若懸河，高倡節制，可是對於節制的基本原理，卻置之不顧。他要痊癒，但又不肯付出克己自制的代價來獲得。這種人正是拜倒在背謬食慾的龕前。他是一位拜偶像者。那原是聖潔、高尚，可以用來榮耀上帝的能力，卻因而被削弱，而只作成微小的服務。他不顧自然律的結果，便成了脾氣急躁，頭腦混亂，及神經衰弱的人，他是無效能及不可靠的。

基督為我們取得了勝利

基督在曠野受試探之時，遇到了那些要襲擊人類的最大試探。祂孤身頑抗那老奸巨滑的仇敵，並勝過了他。第一道大試探是口腹之慾；第二道試探是妄自尊大；第三道試探是迷戀世界。撒但已引誘了千百萬的人放縱食慾，而勝過了他們。他使他們在滿足口味之下，神經系統受刺激而腦力衰弱，終至於不能鎮靜而合理地思想。現今人們的心思，已失去了平衡。頭腦的高貴功能也被錯用來作為獸性情慾的奴隸，而對聖潔永恆之福利，置諸不顧。在達到了此一目標之後，撒但便能帶來其他的兩大試探，並打開了方便之門。他的千萬試探，便是由此三大據點出發。

從我們的主第一次大試探中所能學到的一切教訓，其中沒有比克服食慾和情慾再重要的了。在各時代中，那能引起肉體情慾的試探，最能使人類敗壞墮落。撒但藉著不節制的生活，來敗壞上帝所賜給人類無價的智力和道德力。這樣，世人就不能賞識那有永久價值的事物了。藉著肉體情慾的放縱，撒但企圖從人心靈中消滅每一處肖像上帝的地方。

在基督第一次降臨時，人所有的那種不加約束的縱慾，及其疾病與敗壞的後果，必要更加嚴重地再重現於祂第二次降臨之前。基督說那時世界的景況，正如洪水以前的日子，和所多瑪蛾摩拉的日子一樣。那時人終日所思想的盡都是惡。我們現在正處在那大而可畏之日的邊緣，救主禁食的教訓應當深入我們的內心。惟有從基督所忍受的無可形容之痛苦，我們才能估計那不受抑制之縱慾的害處。祂的榜樣說明了，我們唯一的永生希望，乃在乎控制食慾和情慾，使之順服上帝的旨意。

仰望救主

靠著自己的力量，我們不能克制自己墮落性情中吵鬧的要素。撒但藉著這條通路使我們遭受試探。基督知道仇敵必利用每一個人遺傳的弱點，並藉著虛偽的暗示，使凡不倚靠上帝的人陷入他的網羅。我們的主既經過世人所必行之路，就為我們開闢了得勝之道。祂的旨意並非讓我們在與撒但鬥爭中處於不利的地位。祂不要我們因那蛇的襲擊而恐懼灰心。祂說：「你們可以放心，我已經勝了世界。」

凡為克制食慾而掙扎的人，要仰望那在曠野中受試探的救主。要看祂在十字架上呼叫「我渴了」之時的痛苦！祂已經忍受了一切是我們所能忍受的。祂的勝利，也就是我們的勝利。

耶穌是倚靠祂天父的智慧和力量的。祂說：「主耶和華必幫助我，所以我不抱愧，……我也知道我必不至蒙羞。……主耶和華要幫助我。」祂指著祂自己的榜樣對我們說：「你們中間誰是敬畏耶和華……的；這人行在暗中，沒有亮光，當依靠耶和華的名，仗賴自己的上帝。」

耶穌說：「這世界的王將到；他在我裏面是毫無所有。」在祂裏面，沒有絲毫能受撒但誘惑的意念。祂絕不同意罪惡，甚至連一點兒向試探讓步的意思也沒有，我們也可以如此。基督的人性與神性聯合起來，有聖靈住在祂裏面，使祂準備妥當應付這場鬥爭；而且祂來是要使我們與上帝的性情有分。只要我們因著信與祂聯合在一起，罪就再不能作我們的主了。上帝牽著我們信心的手，使它緊緊地握住基督的神性，使我們的品格能達到完全的地步。

撒但現今來到人類之前，猶如昔日來到基督之前一樣，挾其雷霆萬鈞之力的試探而來，引人放縱食慾。他十分明白，在這方面自己力能勝過人類。他曾在伊甸園中用食慾來勝過亞當夏娃，使他們失去了福樂之家園。亞當犯罪之後果，已使今日之世界充滿了累積下來的何等的不幸與罪惡。有些城市已整個地從地上被除滅，就是因為其中卑賤之邪惡及叛逆之罪行，已使他們成為宇宙間的污點所致。放縱食慾，乃是他們的萬惡之根。

基督就是在那禍根開始之處，開始其救贖大工。祂所受的第一個試探，便是昔日亞當失敗的那一點上。撒但利用刺激食慾的試探，已克服了大半的人類，此項成功使他覺得這個墜落的星球是在其控制之下。可是，在基督身上，他卻遇到了一位力能反抗的對手，而成為敗軍之敵，逃離了戰場。耶穌說：「他在我裏面是毫無所有。」祂的勝利乃是一種保證，擔保我們也可在對敵作戰時得到勝利。但我們的天父無意拯救我們，除非是我們盡了自己的本分去與基督合作。我們必須盡自己的本分，然後神力要與我們的力量聯合，爭取到勝利。

但以理的勝利榜樣

誘惑人放縱食慾的試探，力量很大，只有藉著上帝所賜的幫助，才能勝過。對於每一試探，上帝已應許說，總要給我們開一條出路。那麼，為什麼還有許多人被試探所勝呢？這是因為他們沒有全心信靠上帝之故。他們沒有使自己得到那為他們的安全而預備的辦法。因此，他們為滿足偏差之食慾而作的種種藉口，在上帝看來是不足重視的。

但以理估量到自己的人類才能，而認為是不足信任憑恃。他信任上帝向一切存著謙卑信靠之心，來到主前之人所應許的力量，一心一意倚賴祂的大能。

他在心中立志，不進御膳，不飲王酒，以免污穢自己；因為他知道，這類膳食不能增強其體力，也不能加增其智能。他不飲酒，不採用其他各種非自然的刺激品，也不行任何足使心思糊塗的事；上帝賜給了他「聰明知識，……又明白各樣的異象和夢兆。」

但以理的父母，從小訓練他以厲行節制的習慣。他們教導他在一切生活習慣上，必須符合自然的律法；他的飲食直接影響及其體力、智能與德性；他認為自己的才能應對上帝負責，並持守這一切是上帝恩賜的禮物，而不應有何行動，來阻其發育及蒙受損傷。這種教導的結果，使他在心中恭敬上帝的律法，而在腦中尊之為高。在其被俘為奴的幼年時期，但以理受過一場嚴格的訓練，使他熟悉宮庭的華侈，宦場的虛偽，以及異教的風習。這真是一種奇怪的教育，怎能使他一生莊敬清醒，勤奮自強及忠貞不貳啊！可是他卻能在周圍邪惡之氣氛中，生活得毫不腐化。

但以理及其幼年同伴們的經驗，可為例證，顯示那由節制飲食而來之福惠，及表明上帝將為凡與祂合作來淨化及昇華其靈性之人，行出何等的大事。他們尊重上帝，而在巴比倫的宮廷中，作光華四射的明光。

在這段歷史中，我們聽到上帝向我們每個人說話的聲音，叫我們接受有關基督徒節制這種道理的一切寶貴亮光，而使自己置身於健康律法的正確關係中。

如果但以理及其同伴們與那些異邦的官員們妥協，屈從環境的壓力，效法巴比倫人的習俗飲食，結果將是怎樣呢？單單一次的偏離原理，可能會削弱他們的正義之感及恨罪之心。放縱食慾之後果，是會犧牲人活潑之體力，清明之智慧，及屬靈之力量的。一步之差，可能引起步步皆差，終至於割絕了他們與天庭的聯絡，而被試探所掃蕩。

我們基督徒的本分

我們若明白上帝的要求，就必領會祂要我們凡事都有節制。上帝創造我們的目的，就是要我們在自己屬於祂的身體及靈性上榮耀祂。我們若放縱飲食，傷害體力及道德力，怎能達到此目的呢？上帝要我們奉獻自己的身體為活祭。祂賦予我們的本分，就是要保全身體於最佳的健康情況之中，以便能順從祂的要求，「所以你們或吃或喝，無論作什麼，都要為榮耀上帝而行。」

使徒保羅寫道：「豈不知在場上賽跑的都跑，但得獎賞的只有一人；你們也當這樣跑，好叫你們得著獎賞。凡較力爭勝的，諸事都有節制；他們不過是要得能壞的冠冕；我們卻是要得不能壞的冠冕。所以我奔跑，不像無定向的；我鬥拳，不像打空氣的。我是攻克己身，叫身服我；恐怕我傳福音給別人，自己反被棄絕了。」（哥林多前書9：24–27）

世上有許多的人，放縱各種有害的惡習。食慾成為管制他們的律法；他們有了惡習，便使道德感官糊塗，而辨識聖潔事物之能力，也大受破壞。但基督徒們，卻需厲行節制。他們應當提高自己的標準。在飲食服裝上，有節制的必要。應當由正義原理來管制，而非由食慾或嗜好來控制。那些進食太多，或其食物有可非議之素質的人，很易患上消化不良的胃弱病，而有陷入「許多無知有害之私慾裏，叫人沉淪在敗壞和滅亡中」（提摩太前書6：9）的危險。凡「與上帝同工的人們」，應當運用其每一分毫之感化力，去鼓勵人傳揚真實的節制原理。

忠於上帝，這句話含有深長的意義。祂對於一切參加其聖工服務的人有所要求。祂切望人保養自己的身心於至佳的健康情況中，每一分的能力與才賦都當在神聖的管理之下，既活潑而又謹慎，在各種的生活習慣上嚴行節制。我們對於上帝負有責任，要將自己的身體靈魂毫無保留地奉獻於祂，並重視一切的才能是祂所信託的禮物，要用來為祂服務。

在這恩典尚未結束的寬釋時期中，我們的一切精力與才能，都當不斷地予以加強及增進。只有那些賞識這些原理，及曾受訓練能存著敬畏上帝的心，而賢明地照顧自己身體的人們，才可被選在此聖工上負責。那些久已信仰真理，但還不能分辨純潔之正義原理與邪惡之原理的人們，其悟性尚不明白上帝之愛、公正與慈悲，他們是應當被解除職務的。每個教會需要清明而義正辭嚴的見證，發出一定的號聲。

我們若能喚醒本會的人對此節制道理的道義之感，那就是打了一場偉大的勝仗了。應當教導及實行，在今生凡事要有節制。在飲食服裝方面實行節制，乃是宗教生活上的偉大原理之一。那引人注意心靈殿宇之真理，將指導人善於調理自己的身體。凡與人類健康有關之事物，都不應等閒視之，漠不關心。我們的永恆福利，有賴乎我們的如何善用今生的光陰、精力及感化力而定。

作食慾的奴隸

有一等人，口稱相信真理，不用菸草、不吸鼻煙；不飲茶、不喝咖啡，但卻以其他不同的方式來滿足口腹之慾。他們渴望調味濃烈的肉食，採用豐膩的肉汁。他們的食慾十分偏差，甚至對肉類若非以最有害的方式來烹飪，便不能下嚥以滿足其食慾。他們的胃已經發燒，消化器官也已如荷重負，但胃還要拼命出力來處理那些強加其內的食物。到胃完成了這份苦工之後，便變成衰竭，而引致暈眩。到此地步，許多人竟自作聰明，以為這是腹餓需要食物之感覺，竟不讓胃有時間休息，而竟吃進更多的食物，來解除當時的暈眩之苦。他們越放縱食慾，便越發企求滿足。其實，暈眩大半乃是由於吃肉、常常進食及吃得過多所致。……

由於追隨時尚氣派，及迎合病態的食慾，人們將豐膩的糕餅點心、布丁及各種對健康有害之食物塞滿了胃中。餐桌上必須擺滿各種各色的食品，否則不能滿足敗壞了的食慾。這等食慾之奴隸，在早晨往往舌苔厚積，氣息奇臭。他們享受不到健康，卻奇怪自己為何要受疼痛、頭痛及各種疾病的痛苦。許多人一日三餐，而在寢前又要宵夜。不久之後，各消化器官磨損殆盡，因為它們沒有時間休息。這些人患了可怕的消化不良病，卻又奇怪為何致此。其實，有因必有果。在胃消化了前一餐的食物而應有時間休息之前，我們是不該進食第二餐的。若是一定要吃第三餐，便當在寢前幾小時行之，而且應以容易消化之物為限。

許多人十分放縱食慾，以致在無論何種情形之下，都不肯改變其貪食飽餐之行徑。他們情願快些犧牲了健康，夭折早死，而不願約束其漫無節制的食慾。現今有許多人，對於飲食及健康之關係蒙昧無知。這等人若能被開導，就可能會有克制食慾的道義勇氣，減少飲食，而只進食那對健康有益之食物，並且由於自己的行動，可免許多的痛苦。

應當教導食慾

那些已經放縱食慾，隨意大吃肉食，調味濃烈的肉汁，及各種豐膩的糕餅糖果之類的人們，對於簡單、健全而營養的飲食，是不能馬上會有胃口的。他們的口味十分偏差，以致對於水果，平常的麵包及蔬菜之類的健全食品，沒有食慾。如果他們在開始時不喜歡吃平常的食物，就當禁食，直到會對之發生興趣。這種禁食對於他們會顯出比醫藥更有益處，因為那曾被濫用的胃會得到久已需要的休息，而且這種真實的飢餓，會因一餐平常的飲食而得到滿足。這種辦法也需要經過一段時間，才能使胃從所受的傷害中恢復過來，才得到天然的正常健康。人若能在飲食上克己自制，持之以恆，不久後就會覺得平常而健康的食物十分可口，而且很快就會對之吃得津津有味，比吃那些豐膩的山珍海味更感滿足。

胃若沒有肉食在內發燒及工作過勞，而是處於健康的情況中，就必很快進行其消化的工作，勝任愉快。應當繼續努力，消除胃的每一過重之負荷，小心保養這種重要的精力。有些人的胃，也許永遠不會完全恢復健康，可是良好而正確的飲食辦法，卻能使胃弱的病不至更加嚴重惡化。對於許多人來說，除非他們是貪食飽餐，過度自害，他們是會恢復或多或少之健康的。

那些讓自己成為放縱食慾之奴的人，往往會每下愈況，變本加厲地放縱腐化的情慾，而在飲食上不節制來得興奮之樂。他們縱容下賤的情慾奔放無制，終致健康與智力大受損害。各項理性的功能，大量受到惡習的破壞。

放縱食慾及德性

關於飲食之於健康，可有重大的影響這種事實，很可惜有許多的學生，竟對之懵然無知。有些人從來不下決心，盡力約束食慾，或遵守有關飲食的規律。他們在進餐之時，吃得太多，還有些人，則在兩餐之間，一遇到試探，便又大吃零嘴。若是那些自稱為基督徒的人，切望解決那使他們十分煩惱的難題，為什麼自己的頭腦這麼笨，為什麼自己的宗教信仰這麼薄弱，在許多情形之下，他們無需到餐桌之外去找辦法，因為他們那些難題的原因，若是別無他故的話，都可在此找到了。

許多人因放縱食慾，而自絕於上帝。那注意一隻麻雀的墜落，及數過人頭髮的主，對於那些放縱偏差的食慾，使體力衰弱，使智力遲鈍，及使德性麻木之人們的罪，也都會留心而記下分數的。

未來的傷心大日

許多人因為過度飲食及放縱情慾，以致在精神及身體方面，都沒有能力作工。獸性的情慾強烈起來，道德及靈性就薄弱了。當我們環繞在那白色的大寶座前之時，許多人將顯出何等樣的生活紀錄來呢？那時他們也要看明，如果生前不貶抑上帝所賜的能力，就可作成何等的大事。他們也要察覺出在憂悔痛苦之餘，他們想望自己能再得此生，重新生活才好。

當約束反常的食慾

上帝已經一直引導其子民，脫離窮奢極慾的各種世界風習，掃除那放縱食慾及情慾之罪惡，採取克己自制的立場，並在凡事上都有節制。上帝所引導的子民，乃是特別的百姓。他們不效法世界。他們若追隨上帝的領導，就會達到祂的目的，並使自己的心意順服上帝的心意。基督要住在心中。上帝的殿要成為聖潔的。使徒說過，你們的身體就是聖靈的殿。上帝並不要求其子民，要克己自制到傷害體力的地步。祂要求他們順從自然之律法，以便保養體力健康。自然之路，便是祂所劃定的路。對於任何基督徒來說，這路是夠寬大的。上帝十分慷慨的手，已為我們供應了種類又多而又豐富的恩餉，讓我們生存及享受。我們若享受自然的食慾之樂，就可保養健康及延年益壽。祂說，你們要小心啦！應當約束及克制那不自然的食慾。我們若有了偏差的食慾，便是干犯了自己的生存之律，並要負起破壞自己身體及使疾病臨身之責任。

凡已受教明白肉食、茶、咖啡以及豐膩、不衛生之食物對於身體所有的害處，並且定意用犧牲與上帝立約的人，就不會再放縱自己的食慾去採用那明知其不衛生的食物了。上帝要我們淨化飲食，對於一切不良的食物要自行抑制。這原是上帝子民的當務之急，然後才能作完全的百姓，站立在祂面前。

上帝沒有改變，祂也無意要改變我們的身體機能，以便我們可干犯一條律法而不受犯法之害。可惜許多的人，對於亮光故意閉起眼來。……他們放縱食慾及嗜好，他們干犯生命與健康之律法；如果他們順從良心的指示，就必用正義原理來管制自己的飲食，而不受嗜好、習尚及食慾的支配了。

上帝工人的貢獻有賴乎控制食慾

應當向人提出，抗拒放縱食慾之試探的必要。許多人的失敗，就是在這方面。應當解釋身體與心思有何等密切的關係，並指明人有保持身心於至佳之情況中的必要。……

一切放縱食慾，虛耗體力，及使道德能力衰弱的人，早晚必受干犯生理律法而來之報應。

基督捨了自己的生命來救罪人。世界的救贖主，知道放縱食慾會使人的體力衰弱，悟性麻木，以致不能辨識聖潔及永恆之事物。祂也知道自私放縱會破壞人的道德能力，而人類的最大需要便是悔改——在身心靈方面，從自私放縱的生活，改變成一位克己自制及自我犧牲的人。但願主幫助身為祂僕人的你，要向傳道牧師們呼籲，並喚醒睡著的教會。但願你順利和諧地負起身為醫生而兼傳道人的工作。本會療養院之成立便是如此，要向人傳揚真實節制的真理。……

我們這等人需要改良，尤其是真理的傳道人及教師們需要改良。我蒙指示，要向本會的傳道牧師們及區會的會長們說話：你們作上帝的工人，在拯救垂死生靈的工作上，能有何等的貢獻，有賴乎你們在克服食慾方面有多大的成就而定。應當克服那滿足口腹之慾的慾望，你們若這樣行，就會很容易地控制自己的情慾了。然後你們的心思及道德能力，就會更加強大。「弟兄勝過它，是因羔羊的血和自己所見證的道。」

向一位同工請求

主已揀選你作祂的工作。你若小心而謹慎地工作，並使自己的飲食習慣接受知識及理性的嚴格約束，你就會有更多愉快而舒適的年日，過於你行動不智所得的。應當按下制動器，將食慾置於嚴格的控制之下，然後把自己交在上帝的手中。你當賢明地照料自己，便能延年而益壽。

節制飲食可增益精力

凡參加向世人傳揚末日警告信息，也就是決定眾生命運信息之工作的人，應當在自己的生活上，切實應用他們所傳給別人的真理。他們應當在自己的飲食及謹言慎行上作眾人的榜樣。世上各處許多自稱為基督代表的人，卻以神聖的外貌來掩飾那些貪食、縱慾及慘重的罪惡。有些天賦才智極高的人，他們所成就的並未達到他們若在凡事上都能節制之下所成就的一半。放縱食慾及情慾，能使人心思模糊，體力減低，道德力削弱。他們的思想不清楚。他們說話無力量，沒有上帝聖靈的感動深入聽眾的心中。

我們的始祖因放縱食慾而失掉伊甸園，我們要光復伊甸園的唯一希望，即在於堅決克制自己的食慾及情慾。節制飲食及約束諸般情慾，可使人保持智慧，加強精神及道德的生機活力，使人能約束一切的獸性惡慾，服從上等功能的管理，又能分辨善惡，明察聖俗。基督拋離天家降臨世上為人，為要藉著祂自己的生活來指示人如何抵抗試探。凡能真覺得基督這種犧牲的人，就必甘心克制自己，而寧願與基督同受苦難了。

敬畏耶和華，是智慧的開端。凡得勝像基督得了勝的人，仍需時刻儆醒自守，防備撒但的試探。應當約束食慾及情慾，使其服於開明良心的管束之下，以致智力不受損害，感覺靈敏，這樣就不至於把撒但的作為及網羅誤解為上帝的美意了。許多人想望得到那給予得勝之人的最後賞賜與勝利，可是又不肯像他們的救贖主那樣忍受勞苦、艱難及克己自制。我們只有藉著順從及繼續努力，才能得勝像基督得勝了一樣。

口腹之慾當權，成千成萬的人因而滅亡，倘若他們在這件事上得勝，他們就可有道德上的能力，勝過撒但的各種其他試探了。但那些作食慾奴隸之人就不能使基督徒的品格全備。六千年來，人類的繼續犯罪，結下了疾病、痛苦及死亡的果子。我們現在到了末後時代，撒但叫人放縱食慾的試探，也變成更強而更難制勝了。

生活習慣影響成聖關係

任何人在自私與貪食之時，絕不可能享受成聖之福惠。這等人在疾病軟弱的重擔之下呻吟，乃是因為在飲食上有不良的習慣，干犯了生命及健康之律法所致。許多人因為放縱偏差的食慾，以致消化器官衰弱。人體對於摧殘身體的抗拒力量，真是奇妙驚人。但這種飲食過度的惡習，若是一直持續的話，身體的每一機能就會變成軟弱。惟願此輩身體軟弱的人思念一下，他們若是過著有節制的生活，促進健康而非摧殘之，原可變成多麼強壯啊！在滿足偏差的食慾及情慾方面，許多自稱為基督徒的人，現今使「自然」在其工作上疲憊萎頓，以致減低了身心及道德的力量。有些人一面如此行事，一面竟宣稱自己已歸於上帝為聖；然而這種宣稱，乃是毫無基礎根據的。……

「藐視我名的祭司啊，萬軍之耶和華對你們說：兒子尊敬父親，僕人敬畏主人；我既為父親，尊敬我的在那裏呢？我既為主人，敬畏我的在那裏呢？你們卻說：『我們在何事上藐視你的名呢？』你們將污穢的食物獻在我的壇上，且說：『我們在何事上污穢你呢？』因你們說，耶和華的桌子是可藐視的。你們將瞎眼的獻為祭物，這不為惡嗎？將瘸腿的有病的獻上，這不為惡嗎？你獻給你的省長，他豈喜悅你？豈能看你的情面嗎？這是萬軍之耶和華說的……。你們把搶奪的、瘸腿的、有病的拿來獻上為祭，我豈能從你們手中收納呢？這是耶和華說的。」（瑪拉基書1：6-8，13）

但願我們留心傾聽這些警告及責備的話。這些話雖是對古代的以色列人說的，但亦可不爽毫釐地應用於今日的上帝子民身上。我們也應當思念使徒向他弟兄們所發的請求：「我以上帝的慈悲勸你們將身體獻上，當作活祭，是聖潔的，是上帝所喜悅的。」這就是真正的成聖。它不單是一番理論；一股衝動；或一套詞令，而乃是

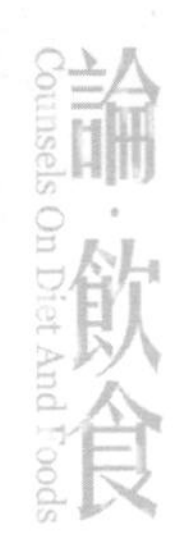

一種活潑而積極的原理，深入每日之生活中的。它要我們飲食服裝的習慣，是一種能保養身心及道德健康的，以便我們能將自己的身體獻給主，不是一種已被各種惡習敗壞了的祭物，而是一種「活祭，是聖潔的，是上帝所喜悅的。」

但願自稱敬虔信仰的人，無一輕待身體的健康，而自詡說不節制並非罪惡，也不會傷害及他們的靈性。因為在身體與道德兩者之間，是有密切的交感關係。

需要堅決的品性

人若想要克服食慾，非有堅決的品性不可。許許多多的人，因為缺少這種決心，以致滅亡。許多男女因為衰弱、柔軟、輕易被人引誘，以致完全不能成為上帝所期望的人。凡是缺乏堅決品性的人，不能作成每日得勝的功夫。現今世上充斥著愚蠢、不節制及心志薄弱的男女，要他們變成真正的基督徒，真是多麼艱難啊！

偉大的「醫藥佈道士」說什麼呢？「若有人要跟從我，就當捨己，天天背起他的十字架來跟從我。」（路加福音9：23）撒但的工作是試探人，而叫人去試探他們的同胞人類。他盡力引誘人，在其毀滅的工作上與他同工。他盡力引領人十分澈底地放縱食慾，及令人衝動的娛樂與愚昧之事。這些都是人類天性生來所渴望，而卻為《聖經》所禁止的。這樣，他們就可被列為他的幫手，與他同工來毀滅人類身上的上帝之形像。

他藉著執政掌權者的強力試探，使許多人陷入網羅，成為古怪食慾之奴隸，又愚笨又下流。……

「豈不知你們的身子就是聖靈的殿嗎？這聖靈是從上帝而來，

住在你們裏頭的；並且你們不是自己的人，因為你們是重價買來的。所以，要在你們的身子上榮耀上帝。」（哥林多前書6：19-20）

那些時刻留心自己與上帝有這種關係的人，必不將那滿足食慾而有害於消化器官的食物，納進胃中。他們必不在飲食服裝方面的不良習慣上放縱自己，來敗壞上帝的產業。他們必十分小心照料這副人體機器，並認明自己必須這麼行，方可與上帝合夥工作。上帝的旨意就是要他們應當成為健康、喜樂與有貢獻的人。他們若要達到此項目標，就必須把自己的心意順服上帝的旨意。

我們在各方面都可遇到迷人的試探，要人追隨肉體的情慾、眼目的情慾及今生的驕傲。我們只有奉靠那戰無不勝之耶穌的威名，執行堅定的正義原理，嚴加約束食慾及情慾，才能平安順利地安度此一生。

逐漸改良，必無效果

當人用一番功夫，要開導他們關於這點（戒用菸酒）的道理時，有些人卻說：「我要逐步解決之。」撒但對於一切這類的決定，不禁失笑。他說，他們真是在我的股掌之上，我可不怕他們這種立場啦！但他知道，對於一個在受許多罪人的引誘之時，有道德的勇氣，毅然決然地說個「不」字的人，他是無能為力的。一個這樣擺脫魔鬼友伴關係的人，只要能抓住耶穌基督，他絕對是十分安穩的。他是站在眾天使能同他聯絡，賜他道德力量能得勝利的立場上。

彼得的請求

使徒彼得瞭解身體與腦筋的關係，他揚起聲來向弟兄們警告說：「親愛的弟兄啊，你是客旅、是寄居的，我勸你們要禁戒肉體的私慾；這私慾是與靈魂爭戰的。」（彼得前書2：11）許多人以為這節經文，只是警告人要禁戒淫蕩的色情之慾而已；其實這警告卻有更大的意義在裡面。它也禁止人貪圖各種食慾及情慾的有害滿足。每種偏差的食慾，都會變成兇惡好戰的肉體私慾。我們之有食慾，本是一件好事，不應使之偏差，而變成死亡的使者，以致墮落到「與靈魂爭戰」的地步。

引人放縱的試探，其力量之大，只有從我們的救贖主在曠野禁食多日之時，所發出的無法形容之苦惱，可想而知。祂知道放縱偏差的食慾，會使人的悟性麻木，以致不能辨識聖潔之事物。亞當因為放縱食慾而墮落；但基督卻因克制食慾而得勝。我們若要光復伊甸園，唯一的希望有賴乎堅決的克己自制。如果放縱食慾的能力，在人類的身上是這麼強大，若要打破其拘束，而上帝的聖子，為人的緣故，必須忍受大約六星期之久的禁食，那麼基督徒當前的工作，必須是怎樣呢？然而，這場爭鬥不論是多麼慘烈，人還是可以得勝的。藉著那曾擋住撒但所能發明的最兇惡之試探的神力大能之助，人在這場與邪惡對敵的戰事上，也可以完全勝利成功，而終於可在上帝的國度中，頭戴勝利的冠冕。

倚賴上帝的恩典與意志之力

撒但利用食慾來控制人的心思和整個的人。成千成萬本可生活世上的人，因為犧牲了自己的一切力量去放縱食慾，以致體力、智力及道德力破產，而下到墳墓之中。現今世代的人比以前幾個世代的人，有遠為更大的需要，要徵集意志之力的幫助，靠著上帝的恩典而剛強，方能抵擋撒但的試探，及分毫不容放縱偏差的食慾。可惜現今世代的人，比不上前人那麼有克己自制之力。

現今有道德精力，以抵抗試探，尤其是食慾方面，並能實行克己自制的人，真是鳳毛麟角。對於有些人來說，他們見到別人進食第三餐，便有了無力抵抗的強烈試探，而幻想自己正在飢餓。但其實呢？這種感覺，並不是胃要求食物，而是出於那未經堅定原理強化，及未受克己訓練之頭腦的想望罷了。克己自制及自我約束之牆垣，不應在只經一回合之下，便被攻破而倒場。作外邦人使徒的保羅說道：「我是攻克己身，叫身服我；恐怕我傳福音給別人，自己反被棄絕了。」（哥林多前書9：27）

凡在小事上不能得勝的人，將無道德力量去抵擋更大的試探。

我們對於飲食之道，要詳加考慮，要研究因果的關係；要培養克己自制的能力；要使食慾受理智的管束。切不可飲食過度來傷害胃臟，但也不要刻薄身體的需要，不吃滋補可口的食品。

你們與不信之人來往時，切不可讓自己偏離正義原理。若是坐在他們的席上，飲食應有節制，只吃那不會使人思想昏亂的食物。應當遠避不節制的事。你們實在不該使自己的心力及體力衰弱，免得不能領悟屬靈的事。你們當保守自己的心思，以致上帝能隨時將祂《聖經》寶貴的真理感動你們。

這是一個道義勇氣的問題

你們有些人以為最好能有些別人來告訴你們應當吃多少，這種辦法是不應該有的。我們要站在道德及宗教的立場上行動。我們要在凡事上受試探，因為在我們前面所要得的，乃是一頂不朽壞的冠冕，一份屬天的財寶。我現在要對我的弟兄姊妹們說，我情願有道德上的勇氣，來採取自己的立場及管束自己。我不願別人來替我作

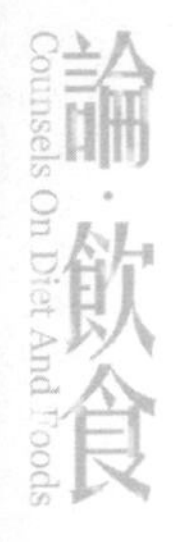

主。你們吃得太多，後來便難過，以致一直想著，要吃什麼和喝什麼。只要吃到了對健康最好的飲食，然後就當走開，仰不愧於天，俯無愧於良心。我們不信可使孩童或成人完全免去試探。在我們大家之前，有一場戰爭要打，必須堅定立場，來抗拒撒但的試探。我們要知道，在我們自己裏面，擁有力量能這樣行。

主賜我一道要傳給你的信息：飲食應有定時。你因飲食習慣不良，自招日後許多痛苦。應人邀請食飯，縱使是自己的兄弟及親友，好意要請你美味大餐，此事並不會次次安全無害。你知道自己能在一餐吃兩三種食物，不至害及消化器官。在被人請去吃飯之時，就當婉避主人所為你陳設的許多飯菜。你若要作忠心的哨兵，就必須這麼做。每逢佳餚當前，若是吃了會使消化器官艱苦工作幾小時的話，我們就不應該責怪主人讓我們吃了這等食物所導致的後果。上帝切望我們自行決定，只吃那不會傷害消化器官的食物。

靠著基督得勝

基督曾與食慾作戰，並獲得勝利；靠著從祂而來的力量，我們也可得勝。將來誰要進入聖城之門呢？——絕不是那些自稱不能打破食慾之力的人吧！基督已抗拒了那想要扣留我們為奴者的暴力；祂雖經過四十日的長久禁食，仍能抵擋試探。此項事實，足證我們的情形並非毫無希望。我知道我們單靠自己，那是不能獲得勝利的。我們真該多麼滿心感激啊，因為我們有一位永活的救主，祂是隨時樂意支助我們！

無論什麼人，只要肯將自己薄弱飄搖的意志，與上帝堅強全能的旨意合起來，就可以有高尚純潔而駕乎一切嗜好情慾之上的生活。

第九章・飲食應有定時

第9章・飲食應有定時

Part 1 餐飲的次數

胃需要休息

胃必須予以小心照顧，切不可讓其一直繼續不停地工作。應當給這個被人誤用及諸多濫用的器官一些平安、寧靜及休息。在胃為一餐的食物進行了工作之後，在其有一機會休息之前，在自然生理供應以足量的胃液來應付更多的食物之前，切不可加重其工作。在兩餐之間，至少應當相隔五小時，更要時時記住，你若肯試試看的話，就必覺得兩餐要比三餐更好得多了。

早餐要吃飽

社會的風俗及慣例，早餐很簡單隨便。但這卻不是對待胃的最好辦法。其實，在進早餐之時，胃比當天第二第三餐有更好的能力，會處理更多的食物。早餐淡薄，正餐豐富，這種飲食習慣是錯誤的。應當使你的早餐，與當天最豐盛的一餐，更加幾乎相等才是。

晚餐要準時

對於整日靜坐的人，過遲的晚餐尤其是有害的，往往足以發生致死的疾患。有許多人之所以到了晚間覺得肚裏饑餓，這是因為消化器官在日間工作太甚之故。每於消化一餐之後，腸胃須有相當的休息。從第一餐到第二餐相隔的時間，至少應有五小時或六小時。對於大多數的人，每天兩餐反比三餐有益；他們若能一試，就可知道了。

許多人耽溺於寢前數小時放口大吃的惡習慣。他們可能已吃飽了三頓正常的餐食，但卻有了疲弱的感覺，似是肚餓一樣，因此要再吃一餐或是第四餐。由於放縱這種錯行，結果養成了一種習慣，他們覺得在寢前非吃一頓宵夜，便不能入眠。在許多的情形下，這種疲弱的感覺，乃是因為日間頻頻進食，將大量食物強納胃中，使胃過勞於處理此類對健康無益的食物所致。消化器官因過勞而疲憊，亟需一段停工完全休息的時間，來恢復其已經衰竭的精力。在胃消化了前一餐的食物而有時間休息之前，是不應該再吃第二餐的。若是要吃第三餐，也當以清淡為宜，並要在寢前數小時行之。

但對於許多人說來，這可憐而疲勞之胃所發的怨言，卻是充耳不聞。他們強納更多的食物，使消化器官作工，在睡眠的幾個鐘頭之內，又再進行同樣的操勞。這種睡眠大半為惡夢所擾，到了早晨醒起之時，他們沒精打采，而有一種疲憊莫能興及沒有胃口之感覺。全身覺得沒有氣力。在短短的時間之內，消化器官因為一直沒有休息，而精疲力盡。這等人變成了悲慘的消化不良病者，卻又奇怪這是怎麼搞的。有因必有果。人若長期放縱此種惡習，健康就必嚴重損壞。血液不潔，面色萎黃，往往出現皮疹。你常聽到此等人的訴苦，說胃部常有痛楚，及在從事勞作之時，覺得肚子十分辛苦，以致不得不放下工作，需要休息。他們對於這等情形似是莫名其妙；因為除此以外，他們又顯然是很健康。

精疲力竭之感的病因及治法

那些把一日三餐改為兩餐的人，初時會多少感到暈眩之苦，尤其是在他們慣於進食第三餐之時為然。但他們若能堅持一些時間，這種暈眩就會消失了。

當我們睡下休息之時，胃是應當作完其全部的工作，俾能愉快休息，正如身體的其他部分一樣。在睡眠的任何時間內，胃不應進行消化的工作。已經過度操勞的胃，在進行其工作之後，便會覺精疲力盡，而引起暈眩。許多人在此受了欺騙，以為是缺乏食物才發生這種感覺。他們不但不給胃有時間休息，來消除暈眩，反而加入更多的食物。他們越是放縱食慾，便越發貪圖滿足口腹之慾。這等暈眩大半是由於肉食、頻頻進食及一次食得太多之後果。胃因為時刻不停地工作，處理那不是最健康的食物，以致很疲勞。由於沒有時間休息，消化器官變成衰弱，從此便有了「微弱」的感覺，並渴望頻頻進食。挽救此病之道，在乎減少頻頻進食的次數，及減少進食的分量，而以清淡簡單的食物為滿足，每天兩次，或至多三次為限。胃必須有其規定的時間操勞及休息；因為食無定則，及在兩餐之間吃零食，乃是對於健康之律法作最壞的干犯。若有規定的習慣，及適當的食物，胃就會逐漸復原。

胃可能被訓練到每天要進食八次之多，若不予以應付，便會感到暈眩。然而這種情形並不算是一種論據，支持人要那樣頻頻進食。

每日兩餐的計畫

在大多數的情形之下，一日兩餐較諸三餐更為適宜。晚餐如果時間過早，就會妨礙前一餐食物的消化。若吃得太晚，卻又在臨睡之前不能完全消化。這樣，胃部就不能得到適當的休息。睡眠也因此受了妨礙，腦和神經都會感覺疲乏，早餐就沒有胃口，全身也覺得不舒爽，不能欣然從事一天的工作。

一天兩餐的辦法，據一般人試行是很有益於身體的；然而在有的情形之下，第三餐也確是不可少的。不過人若是吃第三餐，就必須吃得少，而且吃容易消化的物品，如餅乾、乾麵包、水果或五穀製的咖啡，都是晚餐最適宜之品。

大多數的人，在把每天進食三餐改為兩餐之時，會享受更佳的健康；但另有些人，則在現存的生活環境下，或需進食晚餐；不過，這一餐卻當以十分清淡為宜。誰也不該以為應有一條大家都要照著行的規定，而要每個人必須切實照他所行的去行。

切不可忽視健康的需要來欺騙胃，也不可裝進胃所不應負荷的重擔來虐待它。應當培養克己自制之美德。約束食慾，將之置於理性的管制之下。不應覺得有此必要，在有客人之時，桌上非擺滿了許多對於健康無益之食物不可。應當思念及自己家人的健康及對於兒女的影響，也當體會到客人的習慣及口味。

對於有些人來說，他們見到別人進食第三餐，便有了無力抵抗的強烈試探，而幻想自己正在飢餓。但其實呢？這種感覺並不是胃在要求食物，而是出於那未經堅定原理強化，及未受克己訓練之頭腦的渴望罷了！

醫治暴躁之良方

XX弟兄的行徑，不是其所當有的行徑。他的喜愛與不喜愛，是非常的強烈，也沒有把自己的心情，置於理性的管制之下。XX弟兄啊！你的進食太多，及進食的時間不規矩，已大大危害你的健康。這會引起血液洶湧到頭腦，以致心思混亂，不能善加控制自己。你的表現，像是一位心思不穩定的人。你大膽行動，易受刺激，且愛用誇張而歪曲的眼光來看各種事物。你應當在戶外多運動，飲食應有節制，這都是你的健康所不可少的。你每天不應進食超過兩次。

你若覺得晚上一定要進食，喝一杯涼水就好了，這樣，到了早晨，你就會覺得因為沒有進食而好過得多了。

不應勉強別人廢止第三餐

關於飲食的問題，應當運用聰明來處理，免得顯出聲勢俱厲的手段。應當把吃兩餐比吃三餐，對健康遠為有益的好處表明出來。但切不可顯出令出必行的威勢。在療養院服務的人員，誰也不應被迫非採取兩餐制不可。說服人是比向人施壓力更妥當得多了。……

現今白天越來越短，提倡這事，此其時矣。在這短短白天之中，不妨把午餐延後些時，到了後來就會覺得不需要吃第三餐了。

關於進食第三餐的問題，不可勉強人只吃兩餐。有些人在吃三餐清淡食物之時，對他的健康最有益處，而在受約束只吃兩餐之時，覺得這種變動太重大。

不當以此為試驗的標準

我每天只吃兩餐，但我不認為應當以餐食的次數來作為試驗的標準。有些人在進食三餐之時，會對健康更好，他們是有權進食三餐的。我選取兩餐制，因為我已實行三十五年之久了。（編者按：此文乃作於1902年）

在本會學校強行兩餐制之不良後果

許多人有了這種印象，覺得飲食問題有趨入極端之勢。來到這間學校（指澳洲阿凡得爾學院）的學生們，大半已在身心雙方操勞，對於第三餐之非議，也已大量消除，因此無人覺得身受虐待。那些衷心主張只吃兩餐的人，對此根本無需予以改變。……

讓一些老師及學生們，有在私室進食之特權，這種事實並不製造一種健康的風氣。在處理餐食這方面，我們必須有劃一的行動。若是那些只吃兩餐的人，主張在進食第二餐之時，必須吃個足夠，以便應付第三餐之需要，他們這樣做，將要傷害其消化器官的。應當給學生們預備第三餐，不用蔬菜，而只用簡單而健康的食物，如水果及麵包之類。

Part 2　兩餐之間不應吃零食

飲食應有定則之重要

吃了正餐之後，應當讓胃休息五個鐘頭。在進食下一餐之前，不可讓一點的食物進入胃中。在這間歇的時間內，胃將進行其工作，然後才方便接受更多的食物。

無論如何，餐食不可無定時。如果在平常的時間之前一兩小時吃午餐，胃是還沒有預備好來應付新的責任的；它既未清理前餐吃進的食物，自無精力來從事新的工作。這麼一來，身體便操勞過度了。

我們也不可迎合環境情勢，或為趕完一些工作，而把餐食延遲一兩小時之後。胃在其慣於進食之時，才會要求食物。若是延誤了那個時間，身體的精力就會減退，終於達到了低潮，以致胃口全失。到了此時才進食，胃就不能善於處理，而食物也就不能變化成良好的血液了。

若大家飲食有定時，不在兩餐之間吃零食，就必為餐食作好準備，並會在進食之時感到樂趣，補償其所出的力量了。

按時進食，是極重要的事。每一餐都當有一定的時間。在規定進餐的時間，各人要按身體的需要吃飽，既離了餐桌，就不可再放什麼到口裏，直到下一餐再吃。可惜有許多人，因為沒有這一點意志之力拒絕口腹之慾，就不按一定的規則，不論什麼時候隨意進食，在身體不需要食物之時亂吃零食。尤其是在旅行的時候，往往有人看見可吃之物，就隨時放進口裏咀嚼。這種習慣對於身體實有無窮之害。人在旅行之中，若有定時吃清淡而滋養的食物，就不會覺得十分的疲乏或多患疾病了。

按時飲食，這是應當謹慎遵守的。糖果、糕餅、點心和一切零食，非在正確進食的時間，一概應當丟開。飲食若無定時，腸胃就不強健；腸胃既不強健，全身就不能安康快樂。因而孩童在吃飯時，坐到桌前，就不喜歡吃正確養身的飲食，他們的食性只貪愛有害的零食。

在這個家庭裏面，在飲食上尚無正確的安排；沒有規定的時候。對於每餐應有特定的時間，所預備的食物應當簡單清淡，忌用肉油；但需下點苦功，使其富於營養，有益健康，及美味可口。在這家庭中，猶如許多其他的家庭中一樣，為客人們特別招待，菜色繁多，而且往往太過豐膩，以致那些坐在桌前的人會情不自禁地吃得過多。及至客人離開之後，家中的反應便大大不同，桌上的飯菜，都是未經好好烹飪的，既是菲薄，又缺營養。他們認為「都是自己人」，沒有什麼關係。而且往往是隨時開飯，並無規定時間進食。家裏的每一個人，都因這種安排而受害。本會的任何姊妹們，若是為客人忙得大事張羅，而以菲薄的飲食來對不起自己的家人，以致身體缺乏營養，這乃是一種罪過。

這地方上的人得了這一切的亮光之後，你們許多人仍然在兩餐之間吃零食，我知道此事，不勝驚奇之至！在兩餐之間，你們切不可讓一片食物進口。你可以儘量地吃，但應當在進食的那一餐中食之，然後要等到下一餐時再吃。

許多人離棄了真光及知識，並於口味上犧牲原則。在身體不需要食物之時進食，並且在不規則的間歇時間食之，這是因為他們沒有道義上的力量，以抗拒嗜好之故。結果呢？那被虐待的胃造反了，隨之而來的便是各種的痛苦。對於身體的健康及心思的寧靜，飲食應有定時，乃是十分重要的。在兩餐之間，切不可讓一絲食物進口。

消化不良的病，他可說是咎由自取。他不但沒有遵守飲食應有定時之律，反而讓該食慾控制了自己，而又在兩餐之間吃零食。

孩童們大半未受教導此事之重要，何時吃、如何吃及應當吃什麼。容許他們隨時放縱口腹之慾，整天亂吃，除了眼見的水果而自行取用之外，還要吃糕、餅、麵包、奶油及蜜餞之類，幾乎隨時吃個不停，這樣，使他們成為饕餮之徒及消化不良之病夫。消化器官，像是繼續不停工作的磨臼，變成虛弱，而必須向腦支取精力，來幫助胃進行其過度的工作，以致腦力也衰疲了。這等反常的刺激及精力的耗損，使他們變成神經衰弱、急性、固執及暴躁。

許多父母規避耐心教育兒女的工作，沒有培養他們克己自制的美德；沒有指導他們善用上帝所賜的一切福惠，放任他們隨時隨意地又吃又喝。這等口腹之慾及自私的放縱，若非予以積極約束，就必隨年齡而俱長及加強。

世人一般的風俗，是每日三餐；除了兩餐之間須要吃零食之外，大半的人都是把最後一餐吃得十分豐富，而且往往是在寢前進食。這是與自然的程序相反的。在一日之中的那麼晚時間，切不可進食豐厚的餐食。這些人若改變自己的習慣，每天只吃兩餐，並在兩餐之間不吃零食，甚至一顆蘋果、一粒硬殼果、或任何水果也不吃，結果，就必顯出有良好食慾及大有進步的健康了。

在出門旅行之時，有些人幾乎是只要任何食物能夠到手，口便會不停的吃。這是一種最壞的惡習。動物沒有理性，也不知勞心為何物，或許會這樣行而無害，但牠們不能作為我們的模範，因為我們是有理性，並擁有應當為神及為人服務之精神能力的。

美味大餐，貪食飽餐，及在不合適的時辰將食物納進胃中，這將使身體的每一纖維受到影響。

許多人不顧健康的規律，隨時吃東西，這樣就使頭腦昏暗。像這樣放縱壞習慣，及不注意上帝對這些事所發之教訓的人，又怎能盼望蒙上帝的恩照呢？弟兄們哪，現今豈不是你們應當在這些自私縱慾之事上悔改的時候嗎？

每日三餐及不在兩餐之間吃零食，甚至一顆蘋果也不行，這應當是人在飲食方面的最高限度。那些進而干犯健康之律的人，將必受到罪罰之苦。

第十章・禁食

第10章・禁食

基督的勝利是由克制食慾而來

對基督的試探，如同對於伊甸園中的那一對聖潔夫婦一樣。第一個大試探乃是從食慾著手。破壞從何處開始，而救贖我們的工作，也必須從何處開始。亞當既因放縱食慾而墮落，基督就必須因克服食慾而得勝。「祂禁食四十晝夜，後來就餓了。那試探人的進前來，對祂說：『你若是上帝的兒子，可以吩咐這些石頭變成食物。』耶穌卻回答說：『經上記著說：『人活著，不是單靠食物，乃是靠上帝口裏所出的一切話。』』」（馬太福音4：2-4）

從亞當直到基督的日子，自私的放縱使食慾和情慾的力量有增無減，直到它們幾乎完全控制了人類。於是乎世人就敗壞多病，靠著自己就沒有克制的可能。為了人類的利益，基督克服了最厲害的考驗。祂為我們的緣故，運用了一種較比飢餓或死亡更有力的自制力。在這第一次的勝利，也包含著我們與黑暗勢力鬥爭中的一切其他問題。

當耶穌進入曠野之時，祂被天父的榮光籠罩著。祂全神貫注於與上帝的交往，便超脫在肉體的軟弱之上。但是後來榮光消退了，祂便被撇在那裏與試探搏鬥。試探時時向祂進逼，祂的血肉之體實在不願意去應付前面的鬥爭。祂禁食禱告四十天之久，因飢餓而軟弱憔悴，並因精神痛苦而瘦削枯槁，「祂的面貌比別人憔悴，祂的形容比世人枯槁。」現在是撒但的機會了；現在他以為可勝過基督了。

基督曾在食慾這方面受過試探，祂為人類之故抵擋試探達六週之久。祂在曠野的長久禁食，乃是給歷代墮落人類的一個好教訓。基督未被仇敵的強烈試探所勝，這使每位現今正與試探抗爭的人得到鼓勵。基督已使人類的每一個人有抵擋試探之可能。凡願敬虔度日的人，都可藉著羔羊之血及所見證之道，勝過試探像基督曾勝過了一樣。救主的長久禁食，加強了祂忍受的能力。祂給人類證明祂自己將在人類當初墮落之點，也就是口腹之慾這方面，開始其得勝之工作。

基督在受到最強烈的試探時，祂禁食並把自己交託給上帝，藉著迫切祈禱及完全順從祂父的旨意，而終為得勝者。凡自稱相信末日真理，而駕乎一般口頭基督徒之上的人，都應當在禱告上效法這偉大的模範。

世界的救贖主深知放縱食慾會使人體力虛弱，感官麻木，以致不能明辨聖潔永生的事物。基督知道世人已成饕餮貪食之徒，這種放縱的生活，會使道德力量敗壞。放縱食慾之罪，在人類身上的力量是極強的。為要打破此種力量起見，上帝聖子為世人之故，竟不得不禁食約達六週之久，這樣看來，一個基督徒若果要得勝像基督得勝一樣，他就該作一種何等的工作啊！放縱敗壞的食慾，這種試探之強烈，只能從基督在曠野長期禁食的難言痛苦上，方可測度。

為查經先作準備

《聖經》上有些事是難以明白的，那些無學問不堅固的人加以強解，就自取沉淪，正如彼得所說的一樣。在今生我們也許不能解說《聖經》上的每一段落；然而那攸關生命的確實真理，卻沒有隱蔽在奧祕裏。

在上帝的安排之下，到了一個時期，世人就要在該時代的真理上經受試驗，聖靈要激勵人心去查考《聖經》，甚至於禁食祈禱，直到各環節都找出了，聯合成一條完全的鏈條。

那與人得救有急切相關的每一事實，都要完全顯明出來，以致無人能有錯誤或行在暗中。

現在真理的許多難題，已經臨到少數獻身聖工之人的身上，他們極為懇切努力地尋找不解之處。藉著禁食與熱切祈禱上帝，已感動了主去打開其真理寶庫，讓他們能夠領悟。

凡誠心切慕真理的人，必不諱於讓其立場公開給人查問及批評，也不會因其意見及想法受人盤究而苦惱。這是我們四十年前所擁有的精神。我們心靈沉重地聚在一起，求主使我們在信仰及道理上合一；因為我們知道基督不是分裂的。一次提出一點來作為查考的題目。在這些查考的會議中，應當有嚴肅的特色。存敬畏的感覺，打開《聖經》。我們常常禁食，以便更能明白真理。

在需要神特別幫助之時

對於某些事物，禁食與祈禱是應當舉行，而且是很合時的。這在上帝的手中，乃是一種潔淨心靈，及使人有領受之心境的方法。我們的祈禱得蒙垂允，乃因我們在上帝面前虛心之故。

上帝吩咐那些身負重責的人，應當常常聚集，彼此商議，並迫切祈求那只有上帝能賜給人的智慧。應當合而為一，將你們的困難向上帝陳明。應當少作講論；許多寶貴的時間，用在那得不到亮光的講論上，乃是浪費。但願弟兄們聯合禁食祈禱，求上帝所應許要厚賜給人的智慧。

為推進聖工，以及上帝的榮耀起見，何時若有必要面對一個反對的人，（真理的擁護者）便當何其小心，何等謙卑地應付這種衝突啊！他們應當省察己心、承認己罪、切心禱告，並常常禁食一時，祈求上帝特別幫助他們，使祂救人的寶貴真理得一光榮之勝利，以便異端錯誤能顯出其醜陋的真相，使其擁護者蒙受徹底的失敗。

真實的禁食

應當給大家建議，實行真實的禁食，乃是禁戒各種刺激性的食品，而妥善採用上帝所豐富供應的，對健康有益之簡單食物。人們應當少去思念今生的飲食，而要多想到從天而來的食物，以便給整個的宗教經驗有健康及活力。

從今以後直到末時結束之日，上帝的子民應當更迫切及有更大的醒悟，不要倚靠自己的聰明，而是倚靠他們大元帥的智慧。他們應當抽出時日來禁食祈禱。完全禁戒那不必要的食物，而只進食少量最簡單的食物。

縱使是全世界的禁食，也不能取代人簡單信賴上帝聖言之重要。祂說：「你們祈求，就必得到。」……祂沒有叫你要禁食四十天之久。在那試探的曠野，主已為你們禁食了。在這種禁食中沒有功勞可言；只有在基督的寶血中才有功勞。

真實禁食祈禱的精神，便是將身、心、意志獻給上帝的精神。

禁食可醫治疾病

不節制的飲食往往是致病之由。自然所需要的，就是解除那加諸於她的過重之負擔。有許多疾病最有效的救治方法，就是叫病人禁食一兩餐，使那工作過度的消化器功能有一個休息的機會。用腦的人，往往一連幾天專吃水果，就可得很大的益處。有很多的時候，一個短時期的節食，繼以清淡簡單的飲食，就足以使病人藉著自然的調養之功，醫好所有的疾病。無論什麼樣的病人，若能在一兩個月內，節制自己的飲食，就會知道克己之路，便是健康之道。

有些人如果在一週之中節食一兩天，則所得的效益，較比任何治病或延醫診察更為顯著。一週之中禁食一天，對於他們亦將有莫大的助益。

放縱飲食，次數太繁，分量太多，都會使消化器官過勞，而使身體發熱。血液變成不潔，接著百病叢生。……

感受此等痛苦的人，能為自己作成別人所不能代作那麼好的工作。他們應當開始解除自己所強加於自然身上的重擔。他們應當消除病因。短期禁食，讓胃有休息的機會。藉著小心而聰明地運用水療法，使身體減低熱度，這些努力都會幫助自然大力消除身體的污穢。

人若放縱口腹之慾，採用大量的肉食、調製濃烈的羹湯、以及各種甜膩的糕餅點心與蜜餞和糖果，他們對於簡單、有益健康及營養豐富的飲食，是不會立刻愛好的。他們的口味十分偏差，以致對於有益健康的飲食、水果、平常的麵包及蔬菜，感到沒有胃口。他們不應期望，在一開始吃那與其久已放縱之食品十分不同的食物時，便感興趣與愛好。若他們在開始之時不能享受簡單清淡的飲食，就當禁食直到能夠享受之時。這種禁食將顯出是比藥物有更大的效果，因為那已被濫用的胃可得其久已需要之休息，而真正的飢餓也可滿足於簡單清淡的飲食。要恢復那已被濫用的口味，及重得其天然的健康，那是需要時間的。但人若在飲食上採取克己自制的行徑，持之以恆，不久就會覺得清淡而有益健康之食物是可口的，而且不久也會吃得更加滿足，過於美食家之享受其美味了。

謹防令人衰弱的不當節食

關於嚴重發燒的病情，短期節制飲食可以減低發燒的程度，並使水療更有效果。但主治醫生需要瞭解病人的實際狀況，不可讓他長期約束飲食，以致身體變成虛弱。在發高燒的時候，食物也許會刺激及使血液興奮；可是一到熱度降低，就當小心而聰明地使他得到滋養。如果禁止食物太久了，胃的慾望反會產生熱度，這只有採用適量而品質良好的食物方可解除之。這可供給自然一些可資工作之材料。如果病人有要求食物的明顯慾望，縱使是在發燒之時，也當以適量的簡單食物來滿足那慾望，這會比禁止他進食害處更少。當他能使其心思不作他想之時，自然就不會因少量簡單之食物而過勞。

向一位年老的牧師發出懇切的忠告

我被告知，你每天只進食一餐，已有一段時日了；但我知道這對於你的情形乃是不對的，因為我曾蒙指示，你需要滋補營養的飲食，及你有太過節食的危險。你的體力不容你實行嚴格的節制。⋯⋯

我想你禁食兩天，乃是一種錯誤。上帝沒有要求你那麼做。我請求你應當小心，並要每天兩餐隨意進食良好而有益健康的食物。除非你改變菲薄的飲食，你必定會體力降低，及心思不穩定的。

第十一章・飲食上的極端

第11章・飲食上的極端

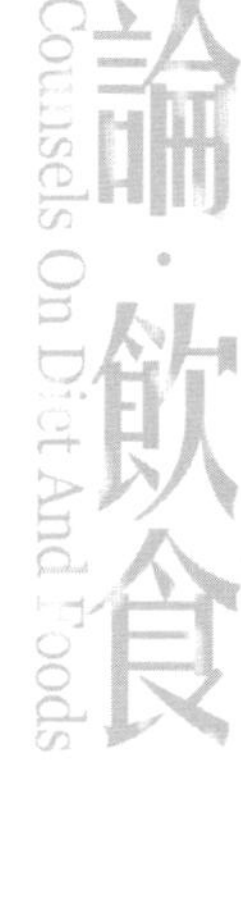

言行相符之價值

復臨信徒有許多的見解，是與一般世俗人的大不相同。那些擁護一種不為通俗所喜愛之真理的人們，應當比一切其他的人，更加追求在自己的生活上要言行一致。他們不應試圖欲使自己能與別人有何等的不同，而是欲使自己能如何接近所欲感化的那些人，以便能幫助他們達到自己所尊崇寶貴的地位。這種行徑將必向人推荐自己所信仰的真理。

那些倡導在飲食上改良的人們，應當以自己餐桌上的食品，來使健康衛生之優點有最佳之表現。他們應當這樣以身作則地表揚健康改良之原理，來向正直忠厚的人們推荐，由他們去自行判斷。

有許多人，對於任何改良運動，不論其多麼合理，只要是會約束人的口腹之慾，他們便一概予以拒絕。他們唯口味是問，不管理性與健康之律法。人若離開習俗所行之道而擁護改良運動，必被這等人所反對，而被看為極端分子，但他們仍須堅持到底。可是我們誰也不能因為反對或嘲笑而離開改良的工作，或看為無關緊要。凡擁有那激勵但以理之精神的人，必不偏狹自負，而是為正義堅決站立。在他的一切交誼之中，不論是對弟兄或對別人，他絕不偏離正義原理，而同時必定表顯一種尊貴且像基督一樣的忍耐。若是那些擁護衛生改良的人，把這事趨入極端，那就無怪乎別人會起反感討厭了。我們的宗教信仰往往就是這樣陷入聲名不佳的地步，而且在許多情形之下，那些人目睹這等言行不符的表現後，再也不會想到這種改良中有何好處了。這些極端分子在幾個月中遺下更多的害處，過於他們一生所能消除的。他們乃是參加一種撒但樂於視其進行的工作。

我蒙指示見到兩等人：第一等人，是不照上帝所賜的亮光而生活；第二等人，是過分嚴格實行其一面倒的改良計畫，並強施於他人身上。當他們採取一種立場時，便頑固地堅持到底，而幾乎是事事矯枉過正。

第一等人之接受健康改良，乃是因為人云亦云。他們本身對於這些原理並不清楚明白。許多自稱信奉真理的人，便是因為別人如此他們也如此，而終其一生也說不出自己信仰的緣由。他們的這麼不穩定，原因即在乎此。他們沒有以永恆的亮光來估量自己的動機，沒有確實的原理知識來作一切行動的根據，也沒有挖深到底而為自己建立於正確的基礎上，他們只是行於別人的火炬中，而終必失敗。

另一等人卻對於健康改良有錯誤的見解。他們採用太過菲薄的飲食，以素質不佳的食物為生，也不顧身體的營養來烹飪。其實，這是一件很重要的事，食物應當小心烹飪，以便那未偏差的食慾能愛好而享受之。

我們根據原理而行，禁用那些刺激腸胃及傷害健康之物，因此切不可給人這種觀念，以為吃什麼東西都沒有多大的後果。我不介紹那種營養貧乏的飲食。許多需要健康生活之惠的人，由衷地採用自己所相信的這類食物，以為儉約之飯菜，不必費心烹飪，大半是糜粥，所謂之小麵包，未發酵及未烘透的之類，這便是實行健康改良的飲食了，其實他們是受騙了。有些人加牛奶及大量的糖於糜粥中，以為這是實行健康改良了。然而牛奶與糖合用，是會在胃內引起發酵作用，因此乃是有害的。大量採用任何方式的糖，是會使身體阻塞，而且往往是致病之因。有些人以為自己必須只吃某些分量及某些質素的食物，而限定自己只吃兩三種的食品。然而吃得太少及質素不是太好的食物，他們是不能得到充分之營養的。……

偏狹的觀念，及過分注意小節，已使衛生改良工作蒙受重大的損害。也許是因在經濟方面著想，以致所預備的食物，不是有益於健康，而是營養不足的飲食。結果怎樣呢？——這就使人的血液不佳了。我已見過幾宗最難治癒的病例，都是由於營養不佳的飲食所致。身受這等病苦的人，並非因為經濟所迫而採用此種儉約的飲食，他們乃是因實行其對於健康改良所存的錯誤見解而致此。他們每天每餐吃一樣的食物，毫無變化，終至於消化不良，而全身虛弱。

錯誤的改良觀念

口中承認信服飲食改良的人，並不都是真正的改革家。許多人之所謂飲食改良，不過是戒除某種不衛生的飲食而已。他們並不徹底瞭解健康的原理，桌子上仍堆滿著有害的珍饈，要他們在基督徒的節制之道方面做真正的模範，資格還相差得遠哩！

另有一等人，因切心要做飲食改良的模範，就趨於反面的極端——有些人得不到最適宜的飲食，就非但不設法找可作代替的食物來補救，反隨便地吃菲薄無滋養價值的東西，以致所吃的不夠供給製造良好血液所需的原料，致使身體受虧損，工作的效率也就減少。這種人的榜樣非但不為飲食改良的主義爭榮，反予人以不利的口舌。

還有一等人以為健康之道既以簡單飲食為尚，那麼我們對於食

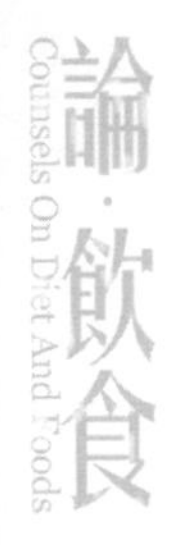

物的選擇和烹飪就不必多費心思。於是有的人就過分地刻苦，吃很貧乏菲薄的食品，質既粗劣，種類又不夠身體各部的需要，他們的健康就發生問題，全身都受影響。

不可強行個人主張

對於衛生改良主義一知半解的人，往往是最嚴格而固執的。他們不但實行自己的主張，更要硬叫親戚和鄰舍服從他們的意思。然而他們自己病弱的身體所顯示錯誤改革的結果，和他們那勉強別人服從自己主張的種種行為，往往引起許多誤會，終究使人完全拒絕衛生改良的主義。

那真能瞭解衛生之道而依著規例行事的人，必取中庸之道，不走過分或不足的極端。他們揀選食物，不單為口腹的滿足，也從身體的建造方面著想。在一切事上，他們總打算保養全身的精力，以期為上帝和人類作最重大的服務。他們的食慾，是受良心和理智管束的，他們所得的酬報，便是身體和心靈的強健。在這種情形之下，他們雖不以侵略的態度，在別人身上強行自己的主張，然而他們的榜樣，卻是正確原理的好見證。這種人有廣大的好影響。

飲食改良的道理中，包括真正的常識。人們對於這項道理，應作廣博深切的研究。若是兩人的主張與見解不能在各方面相同，誰也不該批評誰。我們不能立什麼一定不變的規則來管理各人，所以沒有人可把自己算為眾人的規範。再說人的口味，各有不同，此人以為美味滋養的食物，別人也許要算為乏味，甚至有害。像有些人不能喝牛奶，有些人卻幾乎靠牛奶度日；有些人不能消化豌豆、黃豆之類，有些人卻很能得到豆的滋養。又如黍穀之類，對於有些人是極好的食物，但是有些人卻不能吃。

避免營養不足的飲食

但營養不足的飲食又怎樣呢？我曾提到，食物的分量與質素當嚴格合於健康律法之重要。但我們不贊成營養不足的飲食。我曾蒙指示，許多人對於健康改良有了錯誤的見解，而採用很菲薄的飲食。他們以便宜及質素很差的食物為主，烹飪方面也不注意到身體的滋養問題。應當小心烹調食物，以便未偏差的食慾能愛好享受之，這是十分重要的。由於我們根據原則，戒除那些刺激腸胃及傷害健康之物，禁用肉類、奶油、肉餅、香料、肉油等，但這卻不應給人一種觀念，以為我們吃什麼東西都沒有多大的後果。

有些人趨入極端。他們以為自己必須只吃某些分量及某些質素的食物，而限定自己只吃兩三種的食品。他們只許少數的幾樣食物給自己的家人吃。由於分量既少，而質素又非最好的，他們的胃便得不到那合於身體營養的食物。菲薄的食物，不能製造良好的血液。營養不良的飲食，會使血液不良。

我們不可因為徒求滿足偏差食慾乃不當之舉，便繼而對於自己的飲食漠不關心。因為這乃是一件極其重要的事。誰也不該採用營養不足的貧乏飲食。許多人生病虛弱，需要富有營養及烹飪良好的食物。健康改良人士，尤當比眾人更加小心避免趨入極端。我們的身體必須有良好的滋養。

親愛的XX弟兄：你以前為了自己的好處，而實行健康改良得太偏激。有一次，在你病得很重之時，主給我一道救你性命的信息。對於某些食物，你太過認真約束自己的飲食。當我為你禱告之時，有話臨到我，要你行在正確的道路上。這信息提到你，要讓自己採用一些更豐盛的飲食。肉食乃是不足取者。主指示你當吃的食物是什麼。你順從這指示，得了康復，至今仍與我們同在。

我常常想起主所給你的指示。我已蒙主指示許多寶貴的信息，要給患病受苦的人。為此我很是感激，並讚美主。

不同的菜單

我們建議你們要改變生活習慣，然而你們這樣行之時，我們警戒你們應當行得聰明。我知道有些家庭戒除肉食之後，卻取了菲薄的食物。他們食物烹調得這樣惡劣，以致令人倒胃厭食，而他們卻對我說，健康改良的道理對於他們不合宜，因為他們的體力漸漸減弱。他們簡化食物，費力而不成功的一個原因，就是他們的飲食菲薄而惡劣。他們預備食物時，並沒有下功夫，而且常是一成不變的。每一餐食物，固然不可樣數太多，但也不可每餐常是同樣的食物而無變化。食物應當預備得簡單，但也應美好而增進食慾。你們的食物中應當不用動物的脂油，因為它必污穢你們所預備的一切食物。應當大量採用水果及蔬菜。

許多人已誤解了健康改良的道理，而接受了對於正常生活所作的偏差觀念。有些人誠心地以為正確的飲食，應以粥食為主。其實，採用大量的粥食並不會使消化器官得到健康，因為其太似液體了。

考慮到個人的需要

你以為你妻子切望其生活環境更加舒適，乃是出於虛榮所致，這你已想錯了。她已省儉節用，卻被你苛刻對待了。她需要更豐盛的飲食，餐桌上有更充足的食物，家中也需要你辦得到的舒適而方便之陳設，以及那些能使她治家的工作盡可能輕易的東西。但你卻對這些有了錯誤的觀念。你以為只要能生存及保持力量，幾乎任何可吃的東西都是好的。你請求你嬌弱的妻子，飲食有從簡之必要。但她不能從你那能限制自己而又能生存的飲食，製造良好的血液及肉體。有些人不能以別人能夠吃得很好的同樣食物來養生，縱使是用同樣的方法來烹調也不行。

你有趨入極端之危險。你的身體可能把粗糙不良的飲食改變為良好的血液。你的造血器官，情況良好。但你的妻子，卻更加需要經過選擇的飲食。讓她吃那些能使你的身體製造良好血液的同樣食物，對她的身體卻是不適宜的。她變成無精打采。她需要豐盛而能使人強壯的飲食。她應有大量的水果，而非每日只限於同樣的食物。她的生命細弱而多病，她身體方面的需要，遠與一位健康之人的不同。

不應以艱難時期為藉口

我見到你在刻苦自己的身體，不讓自己有滋補的食物這方面，有了錯誤的見解。這些事使教會中的一些人以為上帝實在與你同在，否則你不會如此克己，及如此犧牲。但在我看來，這些事無一能使你更加聖潔。外邦人行了這一切，但毫無功德可言。在上帝面前傷心痛悔的靈，在祂看來是大為寶貴的。我見到你對這些事的看法是錯誤的，你觀察教會，監視別人，留心小事，而其實這正是你應當注意自己靈性利益之時。上帝未將牧養祂羊群之責任交託你。你以為教會正在退後，因為見他們不及你，又不行在你以為自己所當行的嚴格之道上。我見到你在有關自己的責任及別人的責任上受了欺騙。有些人在飲食方面趨入極端。他們採取了嚴格之道，並生活得那麼清苦，以致危害健康，體弱多病，上帝的殿已被破壞了。……

我見到上帝不要任何人採取那麼嚴格的經濟之道，以致使上帝的殿軟弱及傷害。《聖經》上提到一些責任及主張，要教會謙卑並為自己的靈魂愁苦，但卻不必製造許多的十字架及產生許多的責任，來使身體受到痛苦，然後才能表現謙卑。凡此一切都是《聖經》之外的謬道。

大艱難的時期正在我們之前；屆時上帝的子民需要嚴格克己自制，只吃僅足養生之物，但上帝會預備我們應付那時日。在那可怕之時辰，我們的危機卻是上帝的良機。祂要賜人剛強的力量，並支助其子民。……

那些用手操勞的人，必須滋補體力，才能作工；「那勞苦傳道教導人的，更當如此」滋補體力；因為撒但及其惡使者正在攻擊他們，要摧毀他們的力量。他們應當在可能之時，放下傷神的操勞，使身心得到休息，並要吃增補體力之食物，來建立起力量；因為他們會被迫用盡其所有的力量。我見到上帝的子民為自己製造一個艱難的時期，這是絲毫不能榮耀上帝的。有一個艱難的時期正在上帝子民之前，而祂是會為他們預備應付那可怕之鬥爭的。

別把健康改良變成健康不良

關於健康改良的極端見解，我有些話要說。健康改良若是趨入極端，就會變成健康不良，一種健康破壞者了。在醫治病人的療養院裏，若是供應病人像你供應自己及妻子那樣的飲食，你在療養院裏是不會成功的。我敢保證說，你對於病人飲食方面的主張是不足取的。因為這種改變是太大了。我雖然戒除有害的肉食，但我卻用一些較少非議的食物，例如雞蛋之類。在餐桌之上，或在烹飪食物之時，不必禁用生奶。所用的牛奶，應當是來自健康的母牛，而且要經過消毒方妥。

那些對健康改良採取極端主張的人，所烹飪的餐食有淡而無味之虞。這種情形曾經一再出現過。這種食品淡而無味，到了食不下胃之地步。供應病人的飲食應當時有變化，不應每餐都是一樣。……

我已對你說過我的話，因為我曾接到亮光，知道你採用菲薄的飲食害及身體的情形。我必須對你說，你最好不要把自己所持的飲食問題之意見，傳授給學生們，因為你那禁用某些食物的主張，對於那些需要幫助的人們，乃是沒有幫助的。

XX弟兄與姊妹哪，我對你們十分信任，而且極其切望你們有健康的身體，以便會有健全美滿的靈性。由於缺乏適當的食物，你們已到了這麼衰弱的地步。你們沒有採用那滋補虛虧之體力所必要的食物。你們不應刻苦自己，不用良好而對健康有益的食物。

在某一時期，XX醫生試圖教導我們的家庭，依他所見解的健康改良來烹飪食物，不用鹽也不用任何的調味品。好吧，我決定試試看，不料我的體力大減，到了非予改變不可的地步。後來改用不同的辦法，方才大有成效。我告訴你們此事，是因我知道你們現正處於切實危險之境。預備食物，當以對身體有營養的方法行之。身體的需要，切不可予以剝奪。

主呼召XX弟兄與姊妹要改良，要有休息的時間。你們照以往所行的來自己刻苦，這是不對的。除非你們聽得小心，你們將要犧牲那在主的眼中看來十分寶貴的生命。「你們不是自己的人；因為你們是重價買來的：所以要在你們的身子上榮耀上帝。」……

關於健康改良之舉，千萬不可趨入極端。有些信徒對於健康改良十分粗心。切切不可因為有些人是太落後了，你要給他們作榜樣，便成為一個極端分子。你切不可犧牲自己，不吃那能製造良好血液的食物。你對真原理的熱忱，正使你採用一種對於健康改良運動無補之飲食。這就是你的危險了。當你見到自己的體力日見衰弱之時，你就當立刻實行改變，而且此舉實屬必要。應當吃一些你已停吃的食物。這是你當行的本分。從健康的家禽取蛋，煮食或生吃均可，也可把新鮮的生蛋打進你能得到的最好的新鮮果汁中吃。這會供應你身體所需要的養料。不必猶疑不決，以為這樣行會有什麼不對。……

我們很佩服你的行醫經驗，但我還是要說，在你的餐食中應當包括牛奶與雞蛋。這些東西在眼前是不能取消的，我們也不應當教導人取消之。

你對健康改良採取過激的看法，又使自己吃那不能支持體力的食物，你是有危險的。……

我希望你聽從我對你說的話。我蒙指示知道，除非你在某些事上對己對人有更寬大的態度，你就不能在健康改良上發揮最大的感化力。時候將到，屆時我們不能如今這麼隨意採用牛奶；不過眼前尚非應予戒除之時。蛋中含有抗毒作用的某些醫療質素。雖然現今已有警告發出，反對在家庭的飲食中採用這些東西，因為孩童們會吃上癮，甚而會養成自瀆的惡習，但我們卻不應認此為當予克制的原因，而要戒用那有良好照顧及合宜餵養的母雞所生的蛋。……

上帝呼召那些基督為其代死的人們，要妥善照顧自己，並要給別人一個良好的榜樣。我的弟兄哪，在飲食的問題上，你不應為上帝的子民立一標準；以免他們會在那些矯枉過正的道理上失去信心，主切望其子民在健康改良的每一點上純正不阿，但我們切不可趨入極端。……

XX醫生的健康不良，乃是因為他透支了自己健康銀行的存款，而又沒有存入健康、滋養及可口的食物，來補充之。我的弟兄哪，你應當奉獻自己整個的生命給那為你代死的主，但卻不可把自己綁死於菲薄的飲食上；那樣行，你是誤表了健康改良啦！

當進行反對貪食及放縱之時，我們也當記住福音真理的方法與應用，它們會向有正確判斷力之人自行推荐的。如欲正確而率直地進行本會的事工，我們必須認清人類所要處身的境況。上帝已為生於世上不同國家的人們有了妥善的安排。凡切望與上帝同工的人，必須小心思想自己如何能在上帝的大葡萄園中教導人健康改良的道理。他們必須小心進行，指明何種食物是當吃及不當吃的。人類的使者必須與神聖的幫助者合作，傳揚慈悲的信息給上帝所要拯救的群眾。

我們要被引導去與群眾接觸。若果用十分極端的方式，向他們傳揚健康改良的道理，可能會有害處。我們請他們戒除肉食、茶及咖啡。這是好的。但有些人卻說，連牛奶也當不用。這倒是一個應當慎予處理的題目了。有些貧苦的家庭，他們的飲食只是麵包與牛奶，及他們能得的一點水果。一切肉食果當戒除，但蔬菜中也當加一點牛奶或乳酪或相等的材料來烹飪，使其味美可口。當健康改良的道理傳給貧苦的人之時，他們會問道：「我們要吃什麼呢？我們買不起那些硬殼果類的食物。」當我向貧苦之人傳道時，我蒙指示告訴他們，採用那最有營養的食物。我不能對他們說：「你們不應吃雞蛋、牛奶及乳酪。在烹飪食物時，你們也不應採用奶油。」福

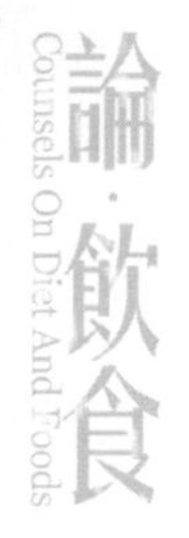

音是要傳給貧苦之人的，可是那實行最嚴格之飲食的時候，現今尚未來到。

時候將到，屆時我們可能要戒除一些現今所吃的食物，諸如牛奶、乳酪及雞蛋等；但我的信息是，你們不必提前自己刻苦，以致危及自己的性命。應當等候主預備你前面的路。

那些引起極端緊張的健康改良道理，對於某一等人也許尚可合用，因為他們能得到自己需要的一切，來代替所戒除的食物；但這等人在教友中為數甚少，似乎是用不著為他們立下這些標準。有些人設法戒除那些已被說是有害之食物，但又沒有使身體得到適當的營養，結果，竟衰弱而無力工作。這樣，健康改良就要遭受非議了。原為我們所竭力建樹堅固的工作，就為那非出於上帝所吩咐的怪誕之事所混淆，以致教會的能力也遭受了摧殘。

但上帝必從中干預，以防止這些逾分之理想的後果。福音乃要融和這有罪之人類，要召集貧富貴賤的人，都來聚集在耶穌的腳前。……

但我願說，當時候來到時，上帝將要啟示人，採用牛奶、乳酪、奶油及雞蛋不再是安全的。在倡導健康改良上，不應趨入極端。關於採用牛奶、奶油及雞蛋的問題，到時當會自行解決。但在現時我們卻不必為此煩惱。「當叫眾人知道你們的中庸之道。」

昨晚我在夢中同XX醫生談話。我對他說：「你仍須小心處理飲食上的極端問題。」無論是你自己的飲食，或是供應給療養院的僱員及病人的飲食上，切不可趨入極端。病人們付出不貲的住院費用，他們應當有優良的餐食供應。也許有些人入院時的病況，需要最簡單清淡的食物及嚴行節制食慾，但一到他們的健康進步之後，就當充分地供應他們以營養良好之食物的。

食物應當調製得美味可口

健康改良人士，尤其當比眾人更加小心避免趨入極端。身體必須有充分的營養品。我們不能單靠空氣生存；除非有營養的食物，我們也不能保持健康。食物應當善予調製，方為可口。

食品若缺少適當的營養成分，就足以使健康改良的運動受人非難。我們都是血肉之人，所以必須用食物來供給身體適當的營養。

有些本會的人，因存心要戒除不適當的食物，甚至忽略維持身體，所必不可少的營養。人若對於健康改良，採取了極端的觀點，則所預備的食物，恐怕就會淡而無味難如人意了。預備食物不但應當有營養，同時也須使之味美可口。絕不可剝奪身體所需要的營養。我用一點鹽，並且向來使用它，因為鹽不但無害，而且確是血液所不可少的。菜蔬中也當加一點牛奶或乳酪，或相等的東西以增加滋味。

雖然曾有警告，論及奶油有傳染疾病的危險，幼小孩童多吃雞蛋也有害處，然而在適宜飼養照顧之下的雞所生的蛋，吃了也不算是違背原則。蛋裏面含有抵抗某種毒質的元素。

有的人因為拒用牛奶、雞蛋和奶油，以致不能使身體得到適當的營養，結果，竟衰弱而無力工作。這樣，健康改良就要遭受非議了。原為我們所竭力建樹堅固的工作，就為那非出於上帝所吩咐的怪誕之事所混淆，以致教會的能力也遭受了摧殘。但是上帝必從中干預，以防止這些逾分之理想的結果。福音乃要融和這有罪之人類，

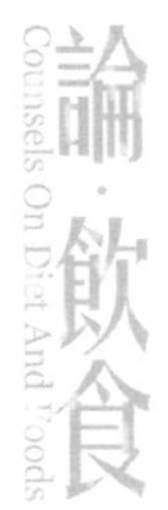

要召集貧富貴貧賤的人都來聚集在耶穌的腳前。

時候將到，我們或須廢除若干現在所採用的食品，例如牛奶、乳酪和雞蛋等物；但我們卻無需過早與過分的限制，來使自己為難。等到情勢需要我們如此行時，主自會為這事開路的。

凡欲在宣傳健康改良之原則上收穫成效的人，必須以上帝的話作為他們的指導和顧問。唯有如此行，教導健康改良原則的人才能處於優勢。但願我們絕不因沒有採用有益健康而味美可口的食物以替代那已廢除的有害之物，而使這健康改良的道理受了反駁。無論如何不要助長採用刺激品的食慾。只要吃清淡而有益於健康的食物，並要因這健康改良的原則而時常感謝上帝。要在凡事上忠誠正直，這樣，你們就必獲得寶貴的勝利。

極端人士的有害影響

當我們警告你們不可飲食過多，甚至質素最好的食物也不可如此之時，我們也要警告那些極端人士，不可樹立虛假的標準或旗幟，而盡力引導別人來就之。

我蒙指示知道，B君與C君都已使上帝的聖工貽羞。他們已使其蒙受永遠不能完全清除的污點。我也蒙指示，見到我們親愛的D君的家庭。這位弟兄若曾適於其時接受正確的幫助，則其全家的人可能都會活到今天。當地法律沒有制止這種虐待的事，真是令人不解。這個家庭因為缺乏最普通而最簡單的食物而死亡。他們在此物產豐饒之邦餓死。一位初信之人在他們的身上亂行其是。那青年人不是死於疾病，而是死於飢餓。食物原可強壯這身體，而保持這部機器活動的。……

現今應當設法防止這些初信之人士在此方面工作，倡導健康改良的運動。他們的行為及言論，大可予以免除；因為他們所行的害處，過於最聰明及最能幹的人，用其最佳之感化力所能抵銷的。現今最有資格的健康改良倡導者，也不能完全消除公眾人士從這些極端者的錯誤行動中所得的成見，而使健康改良的大道理能在這些人所置身的社會中，有正確的基地。大部分的門戶已被關閉，以致非信徒們不能被那基於安息日及救主快來的現代真理所接觸。那最寶貴的真理已被人棄絕，視為不屑一聞。這些人一般被稱為是守安息日及健康改良者的代表。那些已如此現身為不信之人的絆腳石者，真是應負一大責任的。

不可強人接受個人的見解及個人的標準

時候已到，許多住在大街小巷的人，必接受健康改良的道理，而視其為十分重要的。但我們切不可讓自己所傳的與第一位第二位天使之信息有關的第三位天使信息，蒙受到任何的蒙蔽。我們切不可在一個小圈圈裏，為小事所盲目，以致不能得到溝通大眾的門徑。

教會與世界需要上帝所賜給我們的全部才能與全部感化力。我們所有的一切，應當奉獻為主所用。我們有一道普世的信息，主要其僕人們聖潔地謹守祂所託付他們的。上帝已給每個人他的工作。不可傳揚虛假的信息。這偉大的健康改良之亮光，不應擁有矛盾的難題。一個人的矛盾是會影響及全體信徒的；因此，一個人趨入極端，就會使上帝的聖工蒙受重大的損害。

把事情趨入極端，乃是一件可怕的事。結果所至，我總是不得不說些話，要預防被人誤解，免得世人有理由相信復臨教會是一個極端分子的團體。我們一面要搶救人從火中出來，而另一方面本應說矯正邪惡的話，卻被用以贊成放縱。但願上帝保守我們避開人為的標準及極端。

但願誰也不可對於我們當吃什麼及當喝什麼採取極端的見解。主已賜給亮光。但願本會的人們接受這光，並行在其中。在認識上帝及耶穌基督上，需要大有長進。此種認識便是永生。在敬虔上，在良好、謙卑及屬靈的信仰上有長進，就會使本會的人們站立於能向大教師學習的立場上。

時候或許會到，屆時採用牛奶也會不安全。但若是母牛健康，而牛奶也經過完全煮熟，那就不必提前製造麻煩之時候了。但願誰也不可以為自己必須傳一種信息，要本會的人們在餐桌上應當有各種特別的食物。那些採取極端立場的人，至終必看明此事之後果未必如其預期的那樣。如果我們願被引導，主是會用其右手領導我們的。仁愛及純潔，乃是好樹所結的善果。凡有愛心的，便是上帝所生並認識上帝的。

我蒙指示說話，在XX區會中，有些人在健康改良的道理上大事發揮，堅持別人也要信服，上帝未曾賜給的信息。我告訴他們說，他們若肯軟化其心，壓制其先天遺傳及後天培養的大量頑固精神，他們就會看出自己是切實需要悔改了。「我們若彼此相愛，上帝就住在我們裏面，愛祂的心在我們裏面得以完全了。……上帝就是愛；凡住在愛中的，就是住在祂裏面，上帝也住在他裏面。」……

人的智慧當與神的智慧及上帝的慈悲併合。讓我們藏身在基督之內。讓我們殷勤達到上帝為我們所立的崇高標準，由福音來作道德上的變化。上帝呼召我們在正確的路線上前進，為自己的腳修直道路，「使跛子不至於歪腳。」這就會使基督心滿意足了。

即使錯了，也不可脫離會眾，而趨入極端

XX弟兄與姊妹放縱飲食達於極端，以致那機關德性敗壞，風紀無存。現今仇敵若是可能的話，將要把你們推向另一極端，倡導一種沒有營養的飲食。你們應當小心保持公正的頭腦與靈敏的思想。尋求從天而來的智慧，並要聰明地行動。你們若採取極端過激的立場，就必被迫退後，以致不論你們有何正確的見解，也不會相信自己的健全判斷，而會內的弟兄及會外的非信徒們，也會對你們失去信心。應當切實不可行得太快，過於上帝所賜的正確亮光。不可採取人的見解，而當存敬畏主的心，聰明行事。

你們若是犯錯，也不要犯那力求遠離人的錯，免得跟他們絕交，對他們也無甚好處。寧可犯跟人們在一起的錯，也不可遠離他們，以便尚有希望帶領他們，無需乎雙方都錯了。

你們不必走入水中，也不必走入火中，乃要取中庸之道，避免一切的極端。不可顯出你們是偏倒一面，很不平穩的經理。不可採用沒有營養的菲薄飲食；不可讓任何人影響你們，飲食缺乏滋補。應當把食物烹飪得有益健康，而又美味可口；務使你們的食物美好，而能正確地代表健康改良的工作。

健康改良工作的最大落後，乃是由於那些心思不聰明之人們的處理不當，將之趨入極端，以致不但不能感動人悔改，反而令人發生厭憎之惡感。我曾到過這些實行偏激思想的地方。他們只用白水煮菜，烹飪別的食物也是如此。這種的烹飪是會使健康「不良」的。現今有些人的心思，對於任何嚴格的飲食或各種的改良，都會予以接受。

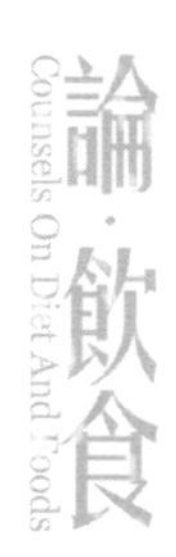

我的弟兄們哪，我願你們凡事節制，但要小心不可偏激於一點，或使本會的機關陷於窄道之中，以致只能奉行那一點。你們不應聽從每個人的意見，而當有公平的頭腦，鎮靜的態度，信靠上帝。

雙方的極端都應避免

我知道有許多本會的弟兄們，在心裏及行為上都是反對健康改良的。我不倡導極端。但我查閱自己的文稿，讀到一些肯定的見證及警告，提到本會的人們，在自私放縱、滿足食慾和服裝虛華上，有隨從世上的風俗及習慣之危險。我的心為此等事情的存在而憂苦悲傷。有些人說，有些本會的弟兄已經太過強烈地提倡這些題目。但是在有些人每次提倡健康改良時，感情興奮，行為欠慎，有誰敢擋住此項真理呢？在飲食放縱及不節制的反面極端上，世人大半已入迷途甚遠，因此世上有了色情橫溢的風習。

現今有許多在死蔭之下的人，預備為主作工，但他們卻不覺得自己負有應當遵守健康律法之神聖義務。身體的律法，確實也是上帝的律法；可惜此項事實，似已被人遺忘。有些人已限制了自己的飲食，到了不能支持健康的地步。他們沒有提供營養良好的食物，來代替那些有害健康的食物；他們也沒想到，應當運用機智及巧妙來烹飪食物，使其對於健康有最大的益處。身體必須得到良好的滋養，方可進行其工作。人於戒除大量各種無益健康之食品後，而趨入反面的極端，把食物的質與量減到最低的限度，這乃是與健康改良的道理大不相同的。結果，不是健康改良，而是健康不良。

第十二章・妊娠期中的飲食

第12章・妊娠期中的飲食

出生以前的影響

有許多做父母的人，把小兒出世以前所受的影響看為無關緊要的事，但是上天不是這樣看的。只要看上帝差天使告訴參孫母親的話，並且極鄭重地連連叮囑，就可知這是我們所極需應該細心考慮的事了。

上帝對那希伯來母親說的話，也就是對歷代以來一切母親說的。天使說：「我告訴婦人的一切事，她都當謹慎。」母親的起居飲食，關及嬰孩的健全，所以她的食性和情感都須受原理的管束。若是她成全上帝賜她一個嬰兒的意旨，那麼有的事，她必須丟棄；有的事，她必須抵抗。如果她在生產之前，放縱情慾、專顧自己、發脾氣、凡事苛求，這些特性，將來都要在孩子的性情上反射出來的。所以有許多的孩子在初生之時，就領受了幾乎不能制勝的犯罪之傾向，這就算是他們所受的遺傳了。

但是如果那母親能堅守正確的原理，能有節制、能克己、能有和平仁愛不求自己益處的態度，這些可貴的性格，也就能傳給所要生的嬰孩。在天使對參孫母親說的話中，關於禁止她飲酒的話，說得十分堅決。受胎的婦人，為滿足食慾而喝的每一滴酒，都足以危及胎兒德智體三育的健全，也就是直接地得罪造物之主。

許多人主張滿足孕婦的每一慾望，若是她要吃什麼，不論多麼有害，都要讓她任性去吃。這種說法是虛假的，也可說是惡作劇的。不錯，孕婦身體上的需要是不可疏忽的。兩條性命是在她的身子上，她的慾望，她的需要，是應該得到供應和滿足的。然而特別在此時期，她應該在飲食和一切方面，避免一切足以減低她身體和精神能力的事物。上帝是親自吩咐她，要極嚴格地管束自己。

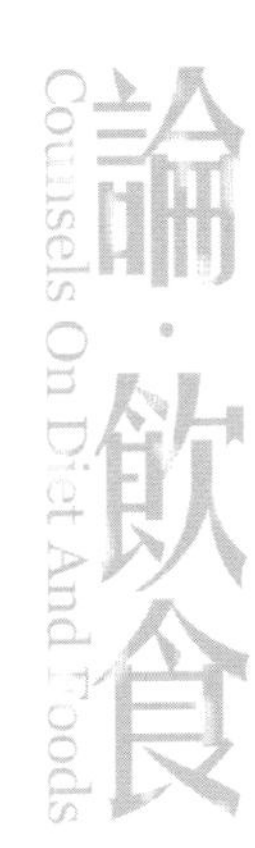

當主要興起參孫為其子民的救主時，祂吩咐母親在孩子出生前應有正確的人生習慣。這同樣的禁令也在孩子一出世之時便付諸實施，因為他要被獻給上帝，生來就作拿細耳人。

上帝的天使向瑪挪亞的妻子顯現，通知她將要生一個兒子，並為此而給她重要的指示說：「妳當謹慎，清酒濃酒都不可喝；一切不潔之物，也不可吃。」

上帝有重要的工作，給這位向瑪挪亞應許的孩子去作，並要給他以從事此項工作所必需的資格，也就是母子都應當小心奉行的習慣。天使給瑪挪亞妻子的教導，乃是「清酒濃酒都不可喝；一切不潔之物也不可吃；凡我所吩咐的，她都當遵守。」母親的生活習慣將影響及孩子的好壞。她若要照顧孩子的福利，自己就必須受正義原理的管束，必須實行節制及克己。

「她都當謹慎」

主向瑪挪亞的妻子所說的話，其中含有一道真理，乃是今日母親們當予好好研究的。在向這位母親說話之中，主是向當年一切焦急而憂愁的母親們說，也是向那時以後歷代的母親們說的。每位母親應當明白本身的責任。她應當知道，孩子的品格與自己在生產之前的習慣及在生產之後的個人努力，有極大的關係，過於外界環境之優劣所影響的。

那位天使說：「她都當謹慎。」她應當挺身準備，抗拒試探。

她的食慾及情慾也當受正義原理的管束。這話也是應當對每位母親說的：「她都當謹慎。」她若要實現上帝賜她一個兒子的旨意，就當避免一些事情，抗拒一些事情。……

一位配作兒女教師的母親，必須在生產之前就養成克己自制的生活習慣，因為她是會將自己的質素，也就是品格上的強點或弱點，傳給他們的。生靈之敵比許多的父母更明白此事。他向母親施行試探，深知她若不行抗拒，自己就可藉著她來影響其兒子。母親的唯一希望，就是信靠上帝。她可以逃到上帝那裏去求恩典與力量。她的求助，必不落空。上帝會使她能遺傳給兒子以那些能助其獲得今生成功與將來永生的各種優良質素。

不容口腹之慾放肆

這是一般人所犯的過錯，以為婦女在生產之前的生活沒有多大的關係。殊不知在這重要的時期中，母親的操勞應予減輕。她的體內正起重大的變化。她需要更多的血液，因此必須多吃那有最富營養質素的食物，以便變成血液。除非她有十分充足的滋養食物，她就不能維持自己身體的健康，並要剝奪其兒女的精力。她的衣服也需要注意。應當小心保護身體免受寒冷。她不可因為衣服不足，而把體內的精力不必要地調動到皮膚表面上來。孕婦若無充分的有益健康及滋補身體的食物，她就必缺乏質與量俱佳的血液。她的血液循環不良，她的孩子也有同樣的缺憾，得不到合適的食物來變成良好的血液以滋養身體。母子的健旺生機，大多有賴乎良好而溫暖的衣服，及充足而營養豐富的食物。應當體諒及孕婦體力的額外開支，並當予以供應及補充。

可是，從另一方面說來，若是因為孕婦的特殊情況，便讓她放肆食慾，拼命大吃，這卻是基於習俗，而與純正理性無關的一種錯誤。妊娠期中的婦女，食慾變化多端，不一而定，很難滿足；一般習俗的辦法，便是讓她想起什麼就吃什麼，不向理性請教這等食物，是否給她的身體及胎兒的生長供應充分的營養。孕婦的食物應當富有營養，但卻不應有刺激性的質素。習俗的說法，如果她要肉食、醃菜、香料很濃的食物或肉餅，都當讓她吃，只要她有胃口就行。這實是一種大錯，而且害處甚多，簡直數算不盡。若是有一個時期是需要簡樸之飲食，及特別注意食物之質素的，那就是這個十分重要的妊娠時期了。

那些心懷正義原理而曾受良好指導的孕婦，在此比這一切別的時期更加重要的妊娠期中，必不輕棄簡樸的飲食。她們會顧慮到那唯一仰賴母體的另一生命，而小心其一切生活上的習慣，尤其是在飲食方面的。她們必不只因味道良好，而吃那些缺乏營養及有刺激性的食物。可惜現今也有太多的專家顧問，會隨時勸請孕婦們，作一些理性告訴她們不應作的事。

由於父母的滿足口腹之慾，許多孩子生來就是有病。我們的身體並不需要腦子所想的各種食物。腦子想到什麼，胃裏就當有什麼，這乃是基督徒婦女們所應拒絕的一個大錯誤。不應讓幻想來控制身體的需要。凡讓口味當家的人，必因干犯其生命律法之罪而受苦；而且其害不止於此，她們無辜的兒女也會同蒙其害。

製血器官，不能將香料、肉餅、醃漬品及病畜之肉，變成良好的血液。母親若吃了這麼多的食物進胃，以致消化器官被迫過勞來處理之，並使身體忍受刺激性食物之害，她不但對自己的身體不公道，而且也給兒女奠下了多病的基礎。她若隨意進食，吃自己所幻想的東西，不顧後果如何，她就一定要領受罪罰，而且受害的不只是她本人而已。她無辜的孩子，也必因她的糊塗不慎而受苦。

過勞及營養不足之害

有許多孕婦在生產之前，從早到晚辛苦，以致使血液發燒。……她的體力本來應當小心保養的。……她的責任及掛慮沒有減輕，以致這個本應比平時更多休息的時期，變成了一大疲勞、愁苦及煩悶的時期。由於她的太過操勞，以致孩子得不到自然所供應的營養，而且由於她自己的血液發燒，她便遺傳給孩子以劣質的血液。孩子的生機活力被剝奪了，他的體力及腦力也被犧牲了。

我蒙指示，見到B君在他家中的情形。他素來是嚴肅而傲慢的人。他由C君的倡導而接受了健康改良的道理。他也像C君一樣，對此題目採取極端的觀點。由於沒有平衡穩健的心思，他犯了許多可怕的錯誤，有了時間不能磨滅的後果。藉著從書本上所得的材料之助，他開始實行自己聽C君所倡導的理論，並且像他一樣，提出自己所創立的標準，而要大家予以奉行。他要自己的家人嚴守這些規則，而自己卻不能控制其獸性慾情。他自己沒有對準那標準，他的身體老是在標準之下。他若是對健康改良之制度有正確的知識，他當會知道自己妻子的現況是不可能生育健康良好之子女的。他自己不馴的情慾已支配了一切，毫不顧及因果的關係。

在其兒女未生之前，他沒有看待其妻子，依照一位女人在當時情況中所應得的看待。……對於滋養母子兩命所必需的食物，他沒有在質與量方面作充分的供應。在這另一生命倚賴於她的生命之時，她的身體沒有得到那支持其體力所必需的富於營養及對健康有益的食物。無論是質與量，都很缺乏。她的身體起變化，需要各種及大量富有營養之食物。她的兒女生來就是消化能力軟弱，及血液不良。由於母親被迫接受的食物不佳及不夠，她是不能供應良好之血液的，因此所生產的兒女，也都是脾氣不好的。

第十二章・幼童時代的飲食

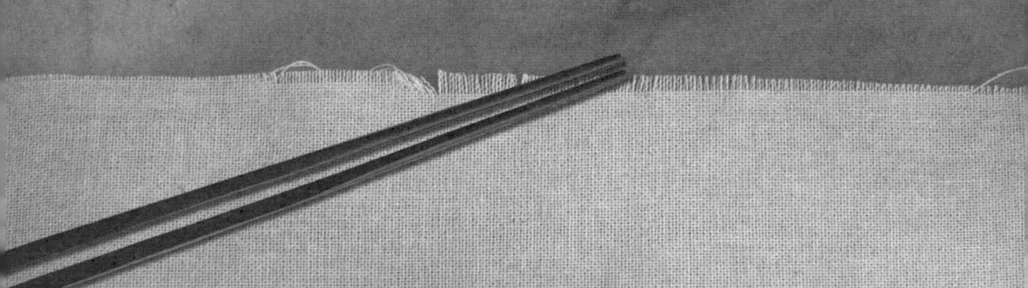

第13章・幼童時代的飲食

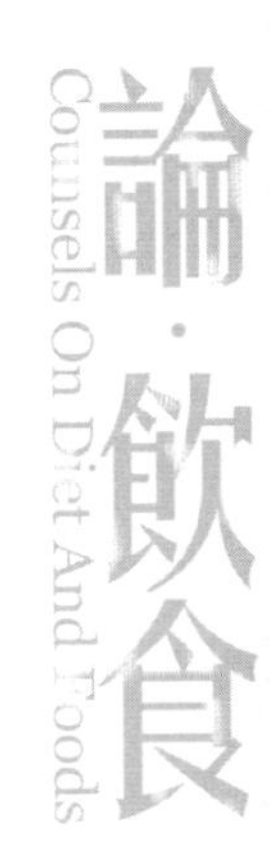

由神聖的指示而來之勉言

父母們的問題應當是，「我們當怎樣待這將要出生的孩子呢？」我們已給讀者提到，上帝曾說母親在生產之前當怎樣行。但這卻不是全部的指示。天使迦百列由天庭奉派來教導如何照顧出生後的孩童，使父母可以完全明白自己的責任。

約在基督初次降世之時，天使迦百列來到撒迦利亞那裏，給他一道與先前給瑪挪亞之信息相同的信息。他告訴老年的祭司說，他的妻子要生一個兒子，應當給他起名叫做約翰。天使說：「你必歡喜快樂，有許多人因他出世也必喜樂。他在主面前將要為大，淡酒濃酒都不喝，從母腹裏就被聖靈充滿了。」這所應許的孩子，當用嚴格的節制習慣來養育。他要奉命作改良的重要工作，為基督預備道路。

在當時的人中盛行各種各式的不節制之風。人在酒食及佳餚中放縱無度，就必減低體力，並敗壞德性到了最叛逆之惡行也不視為罪惡的地步。約翰之聲從曠野傳出，申斥民眾放蕩之罪，他本身的節制生活，也是對當代人沉湎酒食的一種責備。

改良工作的真實開始

本會從事節制工作的人員，其力量尚不足以達到掃除本國縱慾敗德之禍害的地步。習慣一旦養成了，那是很難勝過的。改良工作，應當從母親生產孩子之前開始；如果人忠實奉行上帝的教導，今日世上就不會有放蕩之罪存在了。

每位母親應當不斷地努力，使自己的生活習慣符合上帝的旨意，以便可與祂合作無間，保守兒女遠離現代敗壞健康與生命之各種惡習。但願母親們從速勿延遲地使自己與創造主保持正確的關係，以致能在祂的恩助之下，在兒女四周建起防禦放蕩及不節制之堡壘。母親們若能如此行，就必見到其兒女，像青春活潑的但以理一樣，在道德及智力的造詣上達到崇高的標準，造福社會，榮歸創造之主。

嬰兒時代

嬰兒最佳的飲食，就是自然之主所為他們預備的飲食。如非萬不得已，不可用別樣來代替。一位母親為了求自己的方便和交遊之樂，而把餵養嬰兒的責任放棄，這乃是很殘忍的事。

凡把自己的孩子交給別人餵養的，應該仔細想想其結果究將如何。嬰孩吃別人的奶，別人的性情和品格，多少總會傳染一些給他。

如今人為要趕上時尚，不但沒有向自然討教，反而使她備受虐待濫用。母親們往往沒有自己授乳，而倚賴奶媽，或採用奶瓶來代替。這原是母親為那倚賴她的兒女所能盡的最優美而滿足的本分之一，這會使她的生命與兒女的混合，而且會激發女人心中最神聖之感情的，現今卻被時尚習俗的殘忍愚蠢所犧牲了。

許多母親只因不願被其愛情結晶的兒女所困，嫌太麻煩，便放棄了餵乳的母職。歌臺舞榭及狂歡極樂的場所已發生影響，麻木了靈魂的精細感覺。對於愛好時尚的母親，這些有更大的吸引力，過於餵養兒女之母職的工作。也許她要把兒女交給奶媽，讓她代行那些本來只應屬她的職責。她的錯誤習慣，使她對那些本應由其樂於執行的必要本分，視為畏途，因為養育兒女的工作，勢將干擾及時尚生活之權利。結果，便由一位生人來代盡母職，由她的奶來作為維持生命之食物。

不只如此而已，她還會將自己的脾氣及性情也傳給所餵養的嬰孩呢？嬰孩和她的生命要聯在一起。若果奶媽是一位粗暴、衝動及不講理的人，若果她是品德不檢之流；那被她餵養的嬰孩，將來也會十分可能變成與她相似或是完全一樣的人。奶媽脈管中所流通的同樣粗糙品質之血液，也在其所乳養之嬰孩的脈管中流通。那些醉心時尚，而視餵乳工作為重負，便拒絕母職，而將嬰孩交給別人的母親們，她們是不配有「母親」之名的。她們侮辱了女人高貴的天性及聖潔之德行，寧為時尚逸樂之粉蝶，比愚蠢的畜牲更少為其子嗣盡母愛之責。許多母親們以奶瓶代替乳房，這是因為她們沒有滋養料供應兒女，而有此必要。可是有十分之九乃因她們的衣著及年輕時的飲食習慣不良所害，以致不能執行自然所賦予她們當盡的職責。……

每次見到能乳養兒女的母親們，竟不肯授乳而代之以奶瓶，這總叫我覺得此事誠屬冷淡無情。在此情形之下，必須特別注意，要從健康的母牛得乳，而且當使奶瓶及牛乳十分新鮮可愛。可惜今人往往忽略此事，結果，嬰孩不必要地受苦，腸胃容易出毛病，而且尤其可憾的是，生來健康的嬰孩從此變成了病孩。

嬰孩從母親領受營養的時期，乃是生死關頭的重要時期。許多母親們，在乳養嬰孩之時，操勞過度，並在烹飪時會使自己的血液發熱，以致嬰兒嚴重受害，不但從母乳得到發熱的養料，而且其血液也中了母親所吃有害健康之飲食的毒。這些已使母親全身發熱的食品，當然也影響及嬰孩所吃的了。此外，母親的心境也會影響到嬰孩。母親若是不快樂，經常激動、暴躁、輕易發洩感情，則嬰孩從她所得的養料也是發燒的，往往產生疝痛、抽搐，並且有時會引起抽筋及痙攣。

從母親所領受的養料，其性質多少也會影響到嬰孩的品格。這樣看來，在乳養嬰孩時期，母親應當保持愉快的心境，完全約束自己的精神，這真是多麼重要啊！若能如此，則嬰孩所吃的食物不受破壞，而且她在對待嬰孩時所採的鎮定自持態度，也大大有助於鑄造嬰孩的心思。如果嬰孩是神經衰弱，易受激動，母親的細心與不慌不忙的手法，也會有一種安撫及改良的影響，而使嬰孩的健康大有進步。

許多嬰孩由於不良的待遇，而大受虐待。他若是發脾氣，一般是餵他，使他安靜；其實，在大半情形之下，他發脾氣的原因，便是由於吃了太多的東西，受了母親錯誤習慣之害所致。吃更多的東西，只有使情形更壞，因為他的胃已經裝得太飽了。

飲食應有定時

孩童在襁褓時代應從母親領受的初步教育，當是體格健康方面。應當只讓他們吃清淡的食物，其質素以能保持他們最佳健康者為宜，而且進食也當有定時，每日不逾三餐，若是可能兩餐更好。如果訓練得法，孩童不久就會明白，哭鬧或發脾氣是不能得到什麼東西的。賢明的母親必善於訓練其孩童，這不但使自己眼前方便，也是為他們將來的好處。為達此目的，她必教導孩童以約束食慾及克己自制之重要教訓，使他們應當為健康著想而食、而飲、而衣。

不可讓你們的孩童，在兩餐之間亂吃糖果、糕餅、水果、硬殼果、或任何此類的食品。每日兩餐比三餐更佳。父母若偏離原則，立下了壞榜樣，兒女不久就會照樣而行。飲食沒有定時，是會破壞消化器官之健康的，及至兒女來到餐桌之時，不再愛好有益健康之飲食；他們的食慾貪求那對其健康最有害之食品。你們的兒女往往因為不良的飲食，而受發燒及寒顫之苦，其實他們的父母是當為這些疾病負責的。這是父母的責任，應當照顧兒女養成那些能促進健康的習慣，以便省卻許多的疾苦。

孩童進食過於頻繁，是會發生燒熱，及在多方面受苦的。胃不該繼續不斷地作工，而是應當有休息的時間。若沒有休息，孩童就會易怒、激動及常生病。

食慾的早年訓練

教養孩童在飲食方面有正確的習慣，這件事重要極了。在極小的時候，就要使他知道人是因為要存活而吃，並不是因為要吃而存活的。這種訓練，須從襁褓之時，在母親懷中開始。嬰孩進食須有一定的時間，等他漸漸長大，進食的次數就漸漸減少。至於糖果，以及成人所吃的不易消化之物，完全不可給嬰孩吃。這種飲食的謹慎與按時，非但能使嬰孩身體強健，性情溫和快樂，且可養成一種良好習慣的根基，是他將來一生的福氣。

孩童從嬰孩時代長到童年時代的時候，父母仍必須注意教育他們的嗜好與口味。往往有許多做父母的，隨便兒童在無論什麼時候去吃他所歡喜吃的食物，與他身體有益有害都不問。那往往耗費在預備美味而無益於身體之物的金錢和心思，使孩童以為人生的最高目的和最大樂趣，就是放縱食慾，大吃大嚼。這種教育的結果就是貪吃，跟著便是生病；生了病往往還得服用種種毒害身體的藥品。

父母應督導孩童的食性，禁止無益的食物。然而同時我們也不可勉強孩童吃沒有滋味的食物，或勉強他們吃得太多。孩童有孩童的權利，有他們的喜愛厭惡，只要他們的選擇是合理的，我們也應該尊重。……

那只顧依順孩童的慾望，而不替他們的康健和好脾氣著想的母親，是在撒播壞的種子，將來必有收成的。那放縱的習慣與兒童的年齡一同長起來，使智力和體力都遭犧牲。這樣的母親，必在愁苦中收穫自己所下的種子。她要看見自己的孩童長大時，在思想和品格上，不配在社會上和家庭裏做高尚有用的人才。不衛生的飲食，使德育、智育和體育三方面的能力都受影響。良心昏迷了，腦筋上受好印象的可能性也消滅了。

父母應該教導孩童管束食慾，遵守衛生之道。然而在教導的時候，須使孩童明瞭他們所節制的無非是對身體有害的食物。他們捨棄有害的，無非是因為要得有益的。每餐的桌子上應有好看好吃的食物，就是上帝憑著祂豐盛的恩惠所賜給世人的。吃飯的時候，要歡喜快樂。我們享受上帝的恩典，應該存感謝的心，讚美賜恩的主。

許多父母規避耐心教育兒女的工作，沒有培養他們克己自制的美德，沒有指導他們善用上帝所賜的一切福惠，反而放任他們隨時隨意地又吃又喝。這等口腹之慾及自私的放縱，若非予以積極約束，就必隨年齡而俱長及加強。及至兒女開始自己的生活，立足於社會之時，他們是無力抵抗試探。今日世上遍地有傷風敗德的污穢及作奸犯科的罪惡。那誘人放縱口味及滿足情慾之試探，並未隨年齡的增長而減少，一般青年都是受衝動所管轄，作食慾之奴隸。從沉迷菸酒及貪食無饜之徒的身上，我們可看出不良教育之惡果。

放縱與墮落

飲食不當的孩童，往往是身體虛弱、面色蒼白、發育不良、神經衰弱、容易激動、而性情暴躁的。所有高尚的事都犧牲於口腹之慾，而獸性惡慾卻統治了一切。許多從5-10及15歲的青年人，他們的生活似乎是有墮落的特徵。他們擁有幾乎各種邪惡之知識。父母們也在此事上有錯，到了很大的程度。他們不正確的行為，間接引領兒女犯罪，因此兒女的罪也歸到他們的身上。他們把那些刺激人獸性慾情的肉食，及其他用香料烹飪的食物，擺在餐桌之上，引誘兒女放縱其口腹之慾。他們以自己的榜樣，教兒女在飲食上不節制。他們幾乎在每天的任何時候都放縱食慾，以致使消化器官不停地操勞。母親們只有很少的時間來教導兒女。她們寶貴的光陰，花費於烹飪各種無益於健康的食物，來擺在餐桌之上。

許多父母在盡力要使自己的生活迎合時尚之時，已讓其兒女被毀滅了。若有客人來了，他們要款待以一桌在朋輩中所能得到的最好飯菜。許多的光陰及金錢，都花在這種目的上。為表現堂皇起見，擺設豐餚盛饌，以快口腹之慾。甚至自稱為基督徒的人，也要這麼舖張場面。這等人的互相來往，其主要目的，只是要吃一些好東西罷了。基督徒們應當在這方面有所改革。雖然他們應當客氣招待客人，但卻不該這樣作時尚及口腹之慾的奴隸。

研究簡單清淡的飲食

飲食應當十分簡單清淡，以便其烹飪工作，不浪費母親的全部時間。不錯，我們應當用心使餐桌上的食物烹飪，得既健康而又動人有益。別以為自己可以隨便把食品湊在一起，便算是給兒女有夠好的飲食了。我們應當少用時間於烹飪無益健康之飲食，徒快偏差的胃口，而多用時間於教導及訓練兒女的工作上。但願現今在不必要之計畫，應當吃什麼、喝什麼、穿什麼上所費的力量，挪用來保持家人的清潔及衣服整齊上。

調味濃烈的肉食，繼之以豐膩的糕餅，現正在磨損孩童們的重要消化器官。他們若是慣於食用對於健康有益的清潔食物，他們的食慾，就不會貪求不自然的豐餚盛饌，及混合調製品了。……給兒女肉食，並非保證其成功的妙品。……教導他們以肉食為生，對他們將必有害。培養不自然的食慾，實比矯正及改良那後來變成第二天性的胃口，要更加容易得多了。

當心養成不節制的惡習

許多母親傷心於到處盛行的不節制風習，卻沒有更深入研究其成因。她們每天烹飪調味濃烈的各種各式飯菜，引起人的口腹之慾及吃得太多。我們美國人餐桌上所排列的情形，大半會引人吃得醺醉。現今口腹之慾成為大眾追求的主旨。人若放縱食慾，進食頻繁，及吃無健康質素之食物，便是在強化其飲食不當習慣之程度，而弱化其在各方面抵抗食慾及情慾囂張之力量。母親們應當銘記著，自己對上帝及對世人的義務，就是向社會貢獻其已有良好發育之品格的兒女。那些擁有堅強正義原理而登上人生行動舞台的男女，將必在此腐敗世代，道德污化之狂瀾中作中流砥柱。……

許多自命為基督徒婦女者，每天在餐桌上所擺的各種食品是刺激人的胃，及使身體生熱病。在有些家庭的餐桌上，常是以肉類為主食，直到後來他們的血液中，充滿了癌症及瘰痢瘤的原質。他們的身體，是由他們所吃的食物組成的。但到了疾病痛苦臨身的時候，他們反以為這是上天降給他們的一種磨難。

我們要再說，不節制是由家庭餐桌上開始的。人放縱了食慾，以致此種放縱成為人之第二天性。採用茶及咖啡，會養成吸菸的胃口，並進而鼓勵人有嗜酒之胃口。

但願做父母的人，應該在家庭之內開始提倡節制，從小就教訓孩童服從正義原理，那麼節制運動的成功就有希望了。

父母們應以此為第一目標，以適當方式對待兒女，使其有健康的身體及健全的心思。在家庭生活的一切細節中，都應實行節制的原理。自襁褓時代開始，就當始終一貫地教導兒女以克己自制之道，而加以實行。

兒女的口味及食慾，多半是由父母所教養的。他們縱容兒女大量吃肉、多喝茶及咖啡。有些母親鼓勵兒女，吃那口味濃厚的肉類，喝茶及咖啡，這樣就給他們開路，去渴求更強的刺激品，像菸之類。學會了抽菸，接著就促使他們有喝酒的慾念。抽菸與喝酒，都會使神經能力衰弱。

如果基督徒的道德感覺都受了激勵，覺悟在凡事上要實行節制，他們就能以身作則，先在餐桌上開始，幫助那軟弱不能自制的人，也就是那幾乎無力抵抗口腹之慾的人。我們若能覺悟到今生所養成的習慣要影響及永生的福利，我們永生的命運繫於節制的習慣，那麼，我們就要在飲食上嚴行節制了。藉著我們的榜樣及個人之努力，我們也許可以拯救多人脫離不節制的墮落、犯罪及死亡了。本會的姊妹們，藉著在餐桌上擺放健康營養的食物，也可作成許多救人的大工。她們也可以花用寶貴的光陰，教養兒女的口味及食慾，使他們在凡事上養成節制的習慣，並且鼓勵他們克己自制，存心慈善，及為別人謀福利。

雖然基督已在試探的曠野，克制食慾，勝過魔力，給我們留下了榜樣，但還是有許多作基督徒的母親們，卻在自己的榜樣及給兒女的教育上，使他們成為貪食無饜及好飲之徒。孩童往往為所欲為大吃其所喜愛的食物，而不注意是否有益於健康。有許多孩童，從小就養成大吃大喝的習慣。他們因放縱食慾，在很年輕的時候就有了胃病。這種飲食不節制，自我放縱的惡習，隨年齡而俱長及加強。因為父母的放縱，把他們的智力體力的生機都摧殘了。他們所養成的口味，是愛吃某些無益有害的食物，身體既受殘害，整個人也就萎靡不振了。

教導孩童憎惡刺激品

應當教導兒女憎惡刺激品。現今有多少人在不知不覺之中，給他們養成了一種嗜好這些東西的食慾啊！在歐洲我曾見過護士們把酒杯放在無辜小孩之唇上，以致給他們養成一種嗜好刺激品的口味。及至他們漸長，他們便學會越來越倚賴這些東西，漸次到了為這等惡習所勝，漂流到無可救藥之地步，而至終陷入酒鬼之墳墓中。

然而食慾之變成偏差及成為一種網羅，其成因不是僅此一端而已。在所供應的食物中，往往也是這類能刺激人，嗜好刺激飲料之念。人喜歡把美味大餐、香辣的食品、豐膩的羹湯及糕餅點心等擺在孩童們之前。這等調味強烈的食物會刺激胃，引起貪圖更烈之刺激品的慾望。人們不但以不合宜的食物來引誘孩童的食慾，而且讓其在進餐之時大吃特吃之外，還在兩餐之間吃零食，這樣到了12～

14歲之年，他們便往往患上了消化不良之胃弱病了。

也許你們曾從照片上見過一個嗜酒成癮者之胃吧！人在火辣辣的香料刺激影響之下，胃也會產生這等情況的。胃在這種狀況之下，便會渴求更多些東西，一些強烈而又強烈的東西，來應付食慾的要求。到了下一步，你就會發現自己的孩子到了街頭學習抽菸啦！

對孩童特別有害之食物

凡是放縱食慾的人，絕不可能達到基督徒完全之境地的。除非你們為兒女小心選擇食物，他們的道義之感是不易被喚醒的。許多作母親的人，給家人在餐桌上擺了一面網羅。不論老幼都可自由隨意吃肉類、牛油、乳酪、調味強烈的食品，及豐膩的糕餅點心。這些食物進行其損壞腸胃、刺激神經及削弱智力的工作。那些造血的器官，不能使這些東西變成良好的血液。用油脂來烹飪食物，將使之不易消化。乳酪是對身體有害的。精細的麵粉所製成的麵包，不會給身體以那些未篩過的粗麵粉所製之麵包中可得的養料。平常採用細麵粉，也不會使身體長處於最佳的健康情況中。香料最初是刺激胃的薄膜，至終便破壞了此細膜的天然敏感作用。血液發生燒熱，情慾被激起，同時德性及智力便衰弱了，而成為卑賤情慾之奴隸。作母親的人應當用功研究，如何在家人之前供應簡單清淡而又富於營養之飲食。

對抗不良之傾向

這一代的母親們，肯否覺悟自己的神聖使命，不在外表虛榮上與鄰居富人爭勝，而設法在教導兒女以更佳之生命上忠心盡職，超過他們呢？孩童及青年們，若被教育及訓練以克己自制的生活習慣，他們若受教明白，乃是飲食為生存，非為生存而飲食，世上就會有更少的疾病與更少的道德污化。若是那組成社會及造成風習的青年們，能培養節制的正義原理，現今就無需乎那麼多收效甚微的節制運動了。因為他們會有道義的價值與道義的堅貞，靠耶穌的力量，來抗拒末世的這些腐化污染現象。……父母們也許已遺傳給兒女以口腹之慾與情慾，那麼在教導及訓練他們嚴守節制之道，及培養純全及善良之習慣的工作上，就會更加困難。若是這貪圖無益健康之食物、刺激品及麻醉的口腹之慾，已被遺傳給兒女猶如一份遺產，則父母們在對抗那由自己傳給他們的惡傾向上，將負有何等可怕而嚴肅的責任啊！父母們應當多麼殷勤而迫切地，本著信心與希望，來向自己不幸的兒女盡其本分啊！

父母們應當以明白生命與健康之律法為首要任務，不容自己烹飪任何食物或養成任何習慣，足以在兒女的身上留下不良之傾向。母親們更當何其小心地研究，給兒女們預備那最簡單清淡、最有益健康的食物，使消化器官不致被削弱，神經精力不致不穩定，以及自己所給兒女的教導，不至被那擺在他們面前的食物所抵消。此等食物對於兒女，也就是上帝寶血所買來的產業，若不加強便會削弱其腸胃器官之能力，並會控制其身體與道德之健康。父母應當防護兒女，在體格與道德上的結構，使神經系統有良好的穩定，使靈魂不至於遭毀滅，其所負的真是何等神聖的委託啊！那些放縱兒女的口腹之慾及不控制其情慾的人們，將必在菸酒之奴隸、感官麻木、口吐謊言穢語之流的身上，看到自己已行了何等可怕的錯誤。

殘忍的放縱之愛

我蒙指示，現今可悲事態的一大致因，就是父母們不覺得自己有責任，要養育兒女過一種與身體律法相符的生活。母親們過分寵愛兒女，在明知有害他們健康之時放縱其食慾，使他們得到疾病及不快樂。此種殘忍之愛的表現，在眼前的世代中已達很大的程度。在犧牲健康與快樂的性情之下，兒女的慾望得到了滿足，因為母親們暫時地滿足他們的要求，是比禁止他們更容易得多了。

母親們現在撒出這樣的種子，將來自必生長及結果。兒女沒有受教克制自己的食慾，及約束自己的慾望，後來便變成自私、苛求、背逆、忘恩負義及不聖潔。母親們行了此事，日後必收自己所撒之種的苦果。她們得罪了上天，也得罪了兒女，而上帝也要她們為此負責。

到了將來最後審判之大日，父母與兒女們面對的時候，那將是何等樣的情景啊！成千累萬的兒女，現今為口腹之慾與卑賤邪惡之奴隸，過道德破產的生活，將來要面對面地站在那使他們到此地步的父母們面前。除父母之外還有誰必須負起此種可怕的責任呢？難道是主造成這些青年人的腐敗惡化？絕不是的！那麼，是誰作成了這種可怕的工作呢？豈不是父母給兒女遺傳下了這偏差的食慾及情慾嗎？豈不是那些忽略了照上帝所給的模型來訓練兒女之人所成就的工作嗎？這些父母們時下的確實情況，將必在上帝之前一一查察，無所遁形。

旅途見聞

在乘車之後，我聽到父母們談論及自己兒女的食慾問題很是麻煩，若是沒有肉類及糕餅點心，他們就不肯吃。到了進午餐之時，我觀察這些孩子們所吃食物的質素。那是細白麵包，夾以塗上黑胡椒的火腿切片，香味濃重的醃菜、糕餅及蜜餞的糖果。這些孩子們蒼白而淡黃的面容，清清楚楚地道出他們的胃正在遭受虐待之苦。這些孩童中有兩個，見到別家的孩子們在進食時有乳酪吃，便對自己面前的食物沒有了胃口，直到那縱容的母親討到一塊乳酪給他們吃，因為她怕自己寶貝的孩子們會吃不下飯。那位母親補充說：「我的孩子們十分愛吃這個或那個，我都隨其所願，從其所欲；因為他們的食慾所求的，正是他們身體所需要的食物。」

如果食慾沒有偏差的話，這也許是對的。然而食慾卻有兩種：一種是天然的，一種是墮落的。父母們若教導兒女吃那些無益健康而有刺激性之食物，一生如此，直到其口味偏差了，要求吃泥塊、粉筆、燒焦的咖啡、茶葉渣、肉桂、丁香及辛辣的香料，他們就不能說，這種食慾之所求，正是身體之所需了。因為這種食慾已受了錯誤的教導，直到墮落變質了。胃的幼嫩器官，受了刺激及燒灼，終至於失去了靈敏的感應性。簡單清淡而有益健康的食物，對於他們似是味同嚼蠟。那受虐待濫用的胃，若非以最強烈的刺激品來驅策，便不進行那交給它的工作。如果這些孩童從襁褓時代就受訓練，只吃那用最簡單的方式烹飪而儘量保持其天然質素的有益健康之食物，戒用肉類、肉油及各種香料，他們的口味及食慾，就不至被敗壞了。大半的食物在其天然的狀態中，都會顯出是十分合於身體之需的。

當那些父母及兒女們大啖豐餐美味時，我和丈夫平常在一點吃午飯時，吃自己簡單的食物，沒有牛油的粗麵包，以及大量的水果。但我們吃得津津有味，而且滿心感謝，不必為了一個反覆無常的食慾，而有隨身搬運一間貨色繁多的雜貨店之苦。我們吃得不但飽足，更無飢餓之感，直到次晨。但那些口不停吃桔子、堅果、爆玉米花及糖果的孩子，卻覺得我們是可憐的窮顧客。

那幾個父母及兒女們所吃之食物的素質，都是不能變成良好的血液及優美之性情的。那些孩童們的面色蒼白。有些且在手及面上，生出難看的瘡來。其他的則眼腫得幾乎成了瞎子，使美麗的容貌大為遜色。另外還有些孩子，雖然皮膚上沒有瘡疹，但卻患有咳嗽、黏膜炎或肺與喉有毛病。我注意到一個三歲大的孩子，患有洩瀉病。每隔幾分鐘，他就叫著要吃糕餅、雞肉、醃菜。母親對他有求必應，像是一個順命的丫頭。若是他所要求的食品沒有立刻拿到，他就哭叫得又兇又狠，媽媽趕忙回答說：「好了，好了，乖乖，馬上就來了。」及至食品拿到他面前，他卻大發脾氣地將之潑撒在車子的地板上，因為東西沒有馬上拿來。還有一位小女孩在吃其煮好的火腿、醃菜、麵包及牛油之時，遠遠地見到我所吃的一盤食品，似乎是發現了一些她所沒有的東西，便拒絕進食。這六歲大的小孩說，她也要一盤。我以為她想要我吃的漂亮紅蘋果，雖然我們沒有很多，但因可憐其父母，便拿一粒好看的蘋果給她。不料她卻從我手上搶了過去，滿臉瞧不起地把它快快丟在地板上。我後來認為，這個孩子，若這樣容其任性長大，將來一定會使母親蒙羞的。

她這種脾氣的發作，乃是母親放縱之後果。母親所給她的食物之質素，對於消化器官乃是一項繼續不斷的重擔。這孩子的血液不潔，又病又暴躁。她每天所吃的食物，其品質含有刺激其下等情慾之性質，壓倒她的德性及智慧。父母正在養成其孩子的生活習慣。他們讓她變成自私自利及叫人討厭。他們沒有約束她的慾望，控制她的脾氣。這樣的孩子長大了，他們還能有何希望呢？許多人不明白頭腦支持身體的關係。若是身體因不良的食物而被傷害了，頭腦及神經也必受害，而會輕易激動發脾氣了。

有一位十歲大的孩子，身受發冷發熱之苦，不思飲食。母親勸說她，「吃一點鬆糕吧！這裏也有好吃的雞肉，還有蜜餞的糖果，嘗一嘗好嗎？」那孩子終於吃進了一份無病之人所吃的大餐。這孩子被勸吃進的食物，對於人在健康之時的胃已是不宜了，對於有病之時的胃，更不用說了。在不到兩個鐘頭之內，母親給她洗頭，說自己真不明白為什麼她會有這麼高的熱度。她已經火上加油了，還說不知火從何來。若是讓自然去調理這孩子，並讓胃有其必要之休息，她的痛苦或可大減。這等母親是沒有預備好養育其兒女的。今日人類痛苦之最大致因，便是對於如何看待自己身體這個題目蒙昧無知。

許多人發問道：「我要吃什麼，我要怎樣生活，及如何能對當前作最佳之享受？」為了眼前的滿足，將本分與原理棄諸一旁。我們若要健康，就當為健康而生活。我們若要基督徒的品格全備，也當為此而生活。父母們對於兒女之身體健康與道德，負有很大的責任。他們應當教導兒女，督促他們為本身計畫，來順從健康之律法，免得自己不快樂及痛苦。母親們若放縱兒女，讓他們毀壞自己的身體、智力及道德的健康，這真是多麼怪啊！這種寵愛是什麼性質呢？這等母親使其兒女在今生得不到幸福，而對來生之希望也是十分渺茫。

神經衰弱與暴躁之原因

在孩童的一切生活習慣上應當有定時，作為準則。母親們讓他們在兩餐之間吃零食，乃是一大錯誤。此種惡習使胃被擾亂，並為未來的病苦埋下禍根。孩童們的暴躁易怒，可能是由尚未消化的，且對健康無益之食物所起；但母親覺得沒有功夫查明此事，矯正其有害的處理方法，也不肯稍事休息以緩和其倉皇焦急之心，便給那受苦的孩子們一塊糕餅或其他糖果來使之安靜，但這只有增加禍害而已。有些母親們，因為急著要作許多的工作，緊張而忙亂，以致使自己比孩童們更加急躁，又罵又打，想要鎮壓他們安靜下來。

母親們往往埋怨說，自己兒女的健康虛弱，並向醫生請教；而其實呢？她們若有一些常識，便可看出這些麻煩是由錯誤的飲食而起。

我們現今是生於貪食無饜的時代。青年人在生活習慣方面所受的教導，甚至是受許多復臨教會信徒們的教導，卻是與自然律法直接相反的。某次，我與幾個十二歲以下的孩童們同桌進食。在供應了大量的肉食之後，又有點心美味，但那個嬌弱而神經質的女孩，喊著要醃漬物。結果，拿來了一罐用芥末及強烈香料所浸製的熱辣辣什錦菜來，她便大吃特吃，吃個痛快。這孩子是出名的神經質及脾氣暴躁者，這些熱辣辣的香辛食品，都是造成她此種情形的因素。那最大的孩子，卻想自己若無肉食便吃不下飯，並且表示人若不給他肉食，他便會大不滿意，甚至於會很不客氣。他的母親已放縱他，隨其喜歡與不喜歡，直到自己成為他古怪脾氣之奴隸。這個青年找不到工作，他把時間大半花於閱讀無益，甚或是有害的書籍。他訴苦說，自己幾乎時常有頭痛，並對於簡單清淡的食品不感興趣。

父母們應當僱用兒女作工。懶惰乃是邪惡之事的切實根源。體力操勞會使肌肉得到有益健康的疲倦，並使人對簡單清淡而與健康有益之食物產生食慾。受到正確僱用的青年，必不因為桌上沒有一盤肉食及各種美味以誘其食慾，便起身離桌，大發牢騷。

耶穌，貴為上帝之子，還是親手勞作，操木匠業，給一切青年留下模範。但願那些恥於執行人生普通責任的人，記得耶穌如何順

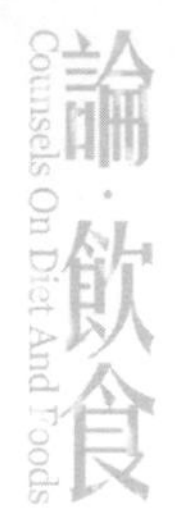

從父母，並盡其本分來養家。在約瑟與馬利亞的餐桌上，是見不到什麼珍饈美味的；因為他們的家，乃是貧苦寒微的。

飲食與道德發育之關係

撒但制服現代青年之能力乃是可怕的。除非以宗教原理來堅持穩定我們兒女的心思，否則他們的德性就會被所交遊之人的壞榜樣敗壞。青年人的最大危險，便是缺乏克己自制之身。放縱姑息之父母，不教導兒女以自制之道。那擺在他們之前的食物，都是會刺激腸胃的。由此引起的刺激，傳到了腦，結果便激動了情慾。人無論吃什麼東西進胃，不但影響及身體，至終也會影響到頭腦，此語雖經一再重述，亦不為過。粗劣而有刺激性的食物，會使血液發熱，並刺激神經系統，而且往往麻木道德悟性，以致理性與良心都被情慾衝動所壓倒。一位在飲食上不節制的人，很難辦到，而且往往是幾乎不可能實行忍耐及自制。因此，對於品性尚未定型的孩童，只應讓其採用有益健康及無刺激性之食物，此事乃是特別重要的。天父本乎愛心，賜我們健康改良之亮光，要我們嚴防那由不受約束之食慾放縱而來的諸般邪惡。

「所以你們或吃或喝，無論作什麼，都要為榮耀上帝而行。」現今的父母，在預備食物上桌及叫家人來吃之時，是否如此行呢？在兒女之前所擺的飲食，是否只是他們所知的，能製造最好之血液，能保持身體於極低之發熱程度，並使之對生命與健康有至佳之關係的食物呢？抑或是，不顧兒女之未來福利，而供應他們以無益於健康、有刺激性及會使人暴躁之食物呢？

甚至於提倡健康改良運動的人，也會在食物的分量上犯了錯誤。對於有益健康之良好食物，他們會不節制地吃得過量。在這個家庭中，有些人卻在食物的質素上有了錯誤。他們從未採取健康改良的立場。他們隨時隨意地吃喝。如此行，他們正是傷害自己的身體。不但如此，他們也是在餐桌擺上會令人發熱的飲食，傷害其家人，因為這些食物是會增加兒女的獸性情慾，並引他們對天庭的事物漠不關心的。父母們這樣強化了兒女的獸性，並弱化其屬靈力量，到頭來他們將付出多麼慘重的罪罰啊！但他們竟然莫名其妙，為什麼自己兒女們的道德會這麼薄弱！

在孩童之間的敗壞

我們是生於腐敗的時代中。當此之時，撒但似已完全控制了那些尚未全然獻身上帝之人的心思。因此，養育兒女之父母及監護人，負有非常重大之責任。父母們既有生育兒女於世上之責任；現在他們的本分是什麼呢？是否讓他們隨便長大，或是聽其自然生長呢？讓我告訴你們吧，這些父母是負有一種重大之責任的。……

我曾說過，你們有些人是自私自利的。你們還不明白我的意思。你們已研究過，什麼樣的食物味道最好。你們讓口味及宴樂當了家，沒有榮耀上帝，沒有切望在神聖的生活中長進，也沒有敬畏上帝而全然成聖。你們只向自己的宴樂及自己的食慾請教；當你們這樣行之時，撒但便在你們的身上得寸進尺，在一般的情形之下，他已一次又一次打擊了你們的努力。

你們作父親的，有些人曾帶兒女去看醫生，檢查他們是什麼病。但我可以在兩分鐘內，說出那是什麼毛病。你們的兒女敗壞了。撒但已操有控制他們之權。撒但曾筆直到你們那裏，見到你們這應當監護兒女，並被兒女視如上帝的人，竟是逸樂、沉迷與熟睡。上帝曾吩咐你們，要存敬畏主的心及以主的法度來教養兒女。可是撒但

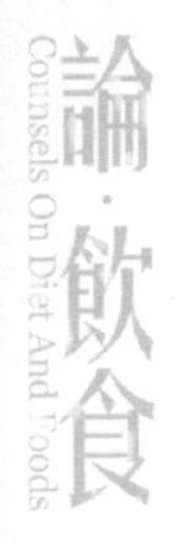

經過你們之前，並在他們周圍織下了堅固的羅網，而你們卻仍然繼續沉睡。但願上天可憐你們及你們的兒女吧！因為你們每個人實在需要祂的可憐。

這些情形原可改觀

你們若採取了健康改良的立場，你們若已經有了信心又加上德行；有了德行又加上知識；有了知識又加上節制，這些情形也許大為改觀。可惜你們只是部分地被家中的罪惡及敗壞所覺醒。……

你們應當教導兒女。你們應當指導他們，如何逃避現代的邪惡敗壞。許多人不但沒有如此行，反而是正在研究怎樣去找些好東西來吃。你們在餐桌上擺著奶油、雞蛋及肉食，他們便食用之。你們以這些會刺激獸性情慾的食物來餵養兒女，然後又到教堂去求上帝賜福及拯救他們。你們的禱告能上升到多高呢？你們應當先為兒女們作工才是。及至你們已為兒女們作了上帝所交待的一切工作之後，你們方可存著信心來求上帝所應許的特別幫助。

你們應當用功在凡事上節制。你們必須研究應當吃什麼及喝什麼。可是你們竟然說：「我要吃什麼、喝什麼及在餐桌上擺什麼，這是與別人無干的事。」然而，除非你們能把兒女關起來，或是到與人無涉的曠野，以及到你們邪惡不馴之兒女不會敗壞其所交遊之社會的地方，這是與別人大有關係的。

教導兒女如何應付試探

應當嚴防口腹之慾；應當以榜樣及訓誨教導兒女以簡單清淡之食物。教導他們應當勤勞，不單是忙碌而已，乃是要參加有益的勞動。設法喚醒其道義感應。教導他們明白，上帝在他們身上從幼小就有的要求。告訴他們，四周都有道德上的腐敗，他們必須到耶穌那裏，將自己的身體及靈魂都獻給祂，而在祂裏面得到能力，可抵抗每一試探。應當使他們時常記得，他們的被造並非徒快自己一身，而是要為主作高尚之貢獻。教導他們，在試探催促他們進入自私放縱之途時，在撒但設法使他們目無上帝時，應當仰望耶穌，並呼求說:「主啊！救我，免得我失敗。」天使就必環集，應允他們的禱告，引他們歸回安全之道。

基督為其門徒禱告，不是要他們離開世界，而是保守他們脫離那惡者，及不向四周所遇之試探屈服。每位作父母的人所應當奉獻的，便是這種禱告。但在這樣為兒女向上帝呼籲之後，是否就任他們自己隨意而行呢？難道他們可放縱口腹之慾，直到它成為主宰之後，才希望去約束兒女嗎？這是不行的；節制與自制應當從搖籃時期起就施予教導。此項工作的重任，大半必須由母親來執行。母子之間的關係是世上最親密慈祥的。母親的生活及榜樣，會比父親的更易銘刻在孩童的心上，就是因有此種更強固而更柔和的聯合之故。然而母親的責任也是非常沉重的，她應當常有父親的幫助方妥。

母親們哪，利用上帝所賜的寶貴光陰，來模鑄兒女的品格，教導他們在飲食上嚴守節制之原理，此事是不會徒勞無功的。……

撒但看明他不能在人的食慾受控制之時，向人大展魔力，一如其在人放縱食慾之時所行的那樣，因此他現今正是不住地進行引人放縱的工作。在不健康的食物影響之下，人的良心麻木，頭腦糊塗，而其易受感動之感官也大受損害。然而犯罪之人的罪，並不因為其良心被干犯到麻木不靈而減少。

作父母的人啊，你們要儆醒禱告，要嚴格謹防各種不節制的習

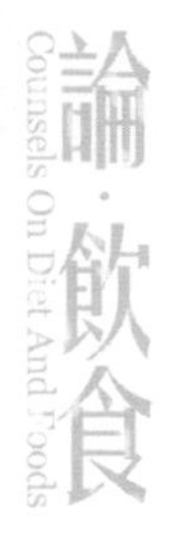

尚，要將真實的健康改良原理教導兒女，使他們知道應當避免什麼，以保持身體的健康。上帝的忿怒已開始臨到那悖逆之子了。何等樣的過錯，何等樣的罪孽，以及種種為非作歹的事，在各方面全都顯露出來了。我們這班人當十分小心地保守我們的子女，以免他們結交墮落的友伴。

第十四章・有益健康的烹飪技術

第14章・有益健康的烹飪技術

不良烹飪是一種罪惡

將不良烹飪的食物擺上餐桌，這乃是一種罪惡，因為飲食事關全身的健康。主欲其子民重視食物，有善予烹飪之必要，不致使胃酸苦，結果而使性情乖戾。但願我們記住，實際的信仰寓於一塊良好的麵包中。

烹飪知識值逾千金

不可視烹飪工作為一項奴役之差事。如果每個從事烹飪工作的人，認為此不夠尊嚴，而有了不成理由的藉口，罷工不幹，我們將有何等樣的世界呢？也許有人看烹飪比一些其他的工作遜色，而其實呢？這是一種比諸般科學有更高價值之科學。上帝如此關心人對健康有益之食物善予烹飪的工作。祂對於那些忠心從事烹飪健康可口食物的人們，備予重視。一個明白良好烹飪技術，及善用此項知識的人，是值得比從事其他任何工作的人，蒙受更高的推崇。這一千兩銀子（或稱此項才幹），應被視為與萬兩銀子等值；因其善用之後果，對於保障人體健康有重大的關係。由於此項才幹對生命及健康有密不可分之貢獻，它可說是一切才幹中之最有價值者。

向廚師致敬

我重視我的裁縫師傅，我尊重我的打字員；但那擅於烹飪食物以維持生命，以滋養頭腦、骨頭及肌肉的廚師，卻在我家中處於最重要的地位。

有些操裁縫、打字、校對、記賬或教師的人，過於自視清高，不屑與廚師交遊。這等觀念幾已遍及社會的各階層。這使廚師覺得自己的職業已使其在社會生活中居於下層，而不應期望能以同等的身分與家庭中的人交遊。這麼一來，有知識的女子謀別種工作，又有何足奇呢？你還會驚奇受過教育的廚師為何這麼少嗎？唯一覺得驚訝的是，現今還有這麼多人仍肯忍受此種待遇。

在家庭工作中，廚師居於重要的地位。她預備食物進到胃中，構造頭腦、骨頭及肌肉。全家之人的健康，大有賴乎她的技巧與智慧。除非那些忠心執行家務的人受到正確的尊重，治家的本分是絕不會是得蒙重視的。

現今有許多已結婚成家的女子，對於賢妻良母的天職，只有很少的實際知識。她們能讀書、能奏樂、但卻不能烹飪。她們不會製造那對家人健康有十分重要關係的好麵包。……若要烹飪良好，預備健康的食物上桌，色香味俱佳，這是需要智慧及經驗的。那烹飪食物進入我們胃中，變成血液以滋養身體的人，乃是居於最重要及高尚地位的。打字員、裁縫師或音樂老師的地位，都不能與廚師相提並論。

擅於烹飪乃是每一婦女的本分

本會的姊妹們往往不知如何烹飪。我要對這等人說，我願到國內找得到最好廚師的地方，若有必要的話，留在那裏幾個禮拜，直到我變成精於此項藝術的一位智慧而技巧的廚師。我若是四十歲的話，我就要這麼行。這是妳們的本分，要知道如何烹飪；這也是妳們的本分，應教導女兒們烹飪。當妳們給她們教授烹飪之藝術時，便是在她們周圍築起了柵欄，保守她們脫離那些可能誘其參加的愚蠢與邪惡之事。

婦女們應當用功研究，並忍耐地將其所學付諸實習，然後才可學會如何烹飪。現今人們受苦，便是因為她們不願麻煩這樣做。我要對這等人說，現今是妳們應當喚醒潛藏的精力及教育自己的時候了。不可以為花時間去得澈底的知識與經驗，預備健康可口的食物，乃是浪費光陰之舉。不管已有了多久的烹飪經驗，只要妳們還負有治家的責任，妳們就有本分要學習如何善於照應他們。

男女都要學習烹飪

許多已接受健康改良道理的人，抱怨說此舉對他們不合；可是到我坐在他們的餐桌前之後，我就有了結論，那不是健康改良的道理有毛病，而是那烹飪不良的飲食應歸其咎。我要向凡蒙上帝賜以智慧的男女們說：你們應當學習如何烹飪。我這裏也提到「男人」，這話並沒有說錯，因為男人也和女人一樣，需要明白那簡單而對健康有益的烹飪法。他們的業務往往使其出門，去一些得不到健康飲食的地方。他們也許要留在一些在此方面完全無知之人的家裏幾天或甚至幾週之久。如果他們有此知識的話，他們就會將之派上好用場啦！

研究健康雜誌

那些不知如何衛生烹飪的人，應當學習將有益健康而富有營養的食物配合，烹飪成引人愛吃的飯菜。凡願得此方面知識的人，應當訂閱本會的健康雜誌，以便從中得到這種學問。……

若非接續不斷地發揮其創造力，誰也不會在健康的烹飪藝術上登峰造極。但那些肯虛心接受大教師之感動及建議的人們，必可學到許多的學問，而且也會教導別人；因為主必賜他們技巧與悟性。

鼓勵發展個人的才幹

上帝的計畫乃是要在各處都有男女受到鼓勵，藉著從自己本國本地的天然土產，製造出衛生食品的事上，發展其才能。他們若果仰望上帝，在祂聖靈的指導之下運用自己的技能與巧思，就必學得將自然產物製成衛生食品的方法。這樣，他們才能去教導窮人如何為自己預備那足以代替肉類的食品；而那些如此得到幫助的人，又可以去轉教別人。像這樣的工作，尚有待於人以委身從事的熱忱與精力來完成。如果這種工作早經提倡，今日就必有更多的人相信真理，也必有更多的人能夠去教別人了。我們應先學會明瞭自己的職責是什麼，然後盡力而為；絕不應專事依賴而無自助之力，等候著要別人來完成上帝所交託我們的工作。

應開辦烹飪學校

在本會療養院及學校中，應兼辦烹飪學校，以便教授良好合宜的烹飪術。在本會的一切學校中，當有人配於教導男女學生以烹飪之藝術。尤其是婦女們應當學習如何烹飪。

教導人如何烹飪有益健康食物之工作，乃是一件可以作成的良好服務。此項工作之迫切重要，不下於其他可作的工作。應當開辦更多的烹飪學校，有些人且當挨家挨戶去作工，教導人以烹飪健康食物之藝術。

健康改良與良好烹飪

許多人在實行健康改良時灰心了，其原因之一，便是他們還沒學會如何烹飪，簡單地配備良好的食物，來代替其慣常所吃的飲食。他們厭倦於這烹飪不良的飯菜，接著我們便聽他們說，他們已試過健康改良了，但這是活不下去的。許多人嘗試實行健康改良中的淺薄教訓，下了那麼辛苦的功夫，結果傷害了消化，以致使凡要嘗試的人都感到灰心。你們自稱是健康改良運動者，當為此緣故，你們應當成為良好的廚師才對。凡能在辦理良好的衛生烹飪學校中受教的人，必覺得在自身實行及在教導別人上，那是大有益處的。

戒除肉食

我們建議你們要改變生活習慣，然而你們這樣行之時，我們警戒你們應當行得聰明。我知道有些家庭戒了肉食後，卻取代以菲薄食物。他們的食物烹調得這樣惡劣，以致倒胃厭食，而他們卻對我說，健康改良的道理對他們是不合宜，因為他們的體力漸漸減弱。他們簡化食物，費力而不成功的一個原因，就是他們的飲食菲薄而惡劣。他們預備食物時，並沒有下功夫，而且常是一成不變的。每一餐的食物，固然不可樣數太多，但也不可每餐常是同樣的食物而無變化。食物應當預備得簡單，但也應美好而增進食慾。你們的食物中應當不用動物的脂油，因為它必污穢你們所預備的一切食物。應當大量採用水果及菜蔬。

食物有正確的烹調法，這實在是極重要的成功。尤其是在沒有肉類為主食之地方，良好的烹調是必不可少的。我們必須預備一些東西來代替肉類，這些代用品應當有極好的安排，以致使人不再想念吃肉。

醫生們有積極的本分，應當用筆及用口來教導，再教導，又教導一切負責烹飪餐食的人。

我們需要那些肯教導自己會作有益健康之烹飪的人。許多人知道怎樣烹飪肉類及菜蔬成為各種各樣的菜色，卻不知道如何配備簡單清淡而動人食慾的餐食。

烹飪不良乃是一種致病之因

許多為妻為母的女人，因為缺乏烹飪的知識與技巧，每天給家人配備不良的餐食，這會堅定而切實地敗壞消化器官，製造質素很差的血液，結果，使人常患疾病，而且有時致死。……

我們可以有各種良好而有益健康的食物，用有益健康的方式來烹飪，使大家感到可口好吃。知道如何烹飪，乃是極其重要之舉。烹飪不良會使人生病及有壞脾氣，使身體衰弱，及對屬天的事物蒙昧不明。在良好的烹飪中含有更多的宗教信仰，過於你曾想到的。我有時離家出門，見到人家餐桌上的麵包以及其他大半的食物，便甚感傷痛；但又不得不吃一些，藉以維持生命。在上天的眼中看來，吃用這等食物，真是一種罪過。

恰當的墓誌銘

烹製不良的菲薄食物，不能供給製血器官的營養，就要損及血液，減低全身的活力，引起疾病，而且身體既到了衰弱之境，神經就呈過敏現象，人的脾氣也變成急燥而易怒。因為烹飪粗劣而受害的人；每年何止數萬。許多人的墓碑上，都可以加這兩句「為飲食烹調不得法而死的」，以及「因腸胃受虐待而死的」。

許多生靈死於烹飪不良

烹飪者必須學習怎樣調製合乎衛生的飲食。這是一種神聖的責任。有許多生靈是因為飲食烹調的不得法而喪失的。做好麵包，必須用心思和技巧；然而一塊好的麵包之中所含的宗教信仰，實有過於一般人所想的。真能精於調製飲食的，實在很少。一般青年婦女，大都以為烹飪和一切家中的雜務是下賤的工作；因此許多女子出嫁以後，雖然負了治家之責，卻不知道怎樣做妻子，怎樣做母親，更不覺得這種責任，是何等地重要。

不是卑微下賤的事

烹飪非但不是低微的事，反而是人生極重要極切實的一種科學，是每個婦人所當學的。對於貧窮的人，我們尤當用特別的方法教導，使他們也可以明白。飲食要求其清淡而養生，同時又要講究適口，自非有特殊的技巧不成，但也未嘗是不可能的。擔任烹調食物的人，當知道怎樣用清淡簡單的原料，煮成簡單而養生的食物，務使其因簡單而愈有優美的滋味，愈能強身壯力。

凡是一家的主婦尚未明白衛生烹飪之法的，應當決心研究這對於她一家人的健康，實有莫大的關係。許多地方有烹飪學校可供有志者學習，但若是當地沒有這種學校，她也該去請教精於此道的廚師，抱著堅決的心志去學，務期完全貫徹這種廚房的技藝。

研究經濟之道

在各種的烹飪中所應考慮的問題乃是，「當如何以最天然而最經濟的方法來烹調食物呢？」應當小心研究，怎樣使桌上的剩餘食物不至於浪費。應當研究怎樣利用這些剩飯剩菜。這種技巧、經濟及機智，乃是一種無價之寶。在暖和的季節，烹調的食物應當少。應當多用乾的食品。許多貧苦的家庭，雖然幾乎是餐餐不繼，亦可常被開導明白，為何他們會窮苦到此地步；現今有許許多多零零碎碎的食物被浪費了。

時髦的飲食犧牲了許多人的生命

對於許多人來說，人生全神貫注之目的，值得費盡辛勞以求的，便是表現自己能追上最新的時髦。教育、健康及舒適，都被犧牲於時髦的神龕前。甚至在餐桌的飲食上，時髦及炫耀也在發揮其禍害之影響。那有益健康的食物烹飪，現已成為次要。那些美味大餐，浪費了人的光陰、金錢及勞力，卻毫無補益。也許這是時髦所趨，一餐要有半打以上的菜色，但這種時髦是會害及健康的。凡是有識的男女，都當以訓誨及榜樣來譴責這種時髦。應當多少關心你廚師的命吧！「生命不勝於飲食嗎？身體不勝於衣裳嗎？」

當此時日中，家務幾乎霸佔了主婦的全部光陰。若是餐桌的食物能更簡單一些，家人的健康也會跟著更好些！每年有成千上萬的生命，犧牲於此祭壇上——若是沒有此永無休止的人為家務本分，這些生命也許會延長多年的。許多逝世人墳的婦女，若是生前有簡樸的生活習慣，也許還會活在世上，造福家庭、教會及社會。

食物之選擇與烹調，乃是重要的

許多的烹飪工作是完全不必要的。不論在質與量上，餐食不應菲薄而對健康有害。

應當小心烹調食物，以便未偏差的食慾能愛好享受之，這是十分重要的。由於我們根據原則，戒除那些刺激腸胃及傷害健康之物，禁用肉類、牛油、肉餅、香料、肉油等，但這卻不應給人一種觀念，以為我們吃什麼東西都沒有多大的後果。

單為滿足口腹之慾而飲食，這是不對的，然而飲食的品質與烹飪的方法，卻也不可不講究。吃了不愛吃的食物，身體就不會得最大的益處。應當小心選擇食物，並用智慧及技巧來烹飪。

刻板的早餐

我願付較高的代價給廚師，比任何其他為我服務之人所得的更高。……如果那人不善烹飪及沒有技巧，你將可看出，正如我們已有的經驗一樣，每天早上吃刻板的早餐——稀飯、麥糊、麵包、一些醬油及少許的牛奶，就此而已。人若經年累月地吃這些東西，知道每餐要吃的是什麼，就會對那本來應該高興的吃飯時間感到害怕，正如白天裏的一些可怕時間一樣。我想你若有了這種經驗之後，就會明白這等情形了。但我對於此事，實在莫名奇妙。我若有能力應付這步田地的話，我是會說，給我一個有經驗的廚師吧！他應當有些發明的能力，會烹飪對健康有益的簡單餐食，不會使人倒胃。

用功研究及實行

許多人不覺得烹飪的工作是一種本分，因此沒有盡力好好地烹飪食物。這是可以用簡單、有益健康及容易的方法來進行，而無需乎用脂油、奶油或肉類的。技巧與簡單，必須兼顧。若要辦到此事，婦女們應當閱讀研究，並要耐心地將所讀的付諸實行。現今許多人受苦，就是因為她們不願麻煩如此行。我要對這等人說，這是妳們應當喚醒自己潛藏的精力和殷勤閱讀的時候了。應當學習怎樣用簡單，而又能使食品最美味可口，及有益健康的方法來烹飪。

單為滿足口味，或迎合食慾而去烹飪，這是不對的；可是誰也不應以為菲薄的飲食就是對的。現今許多人衰弱多病，他們是需要豐富、滋養及妥善烹飪之飲食的。……

教育的重要部門之一

負責烹飪的人，當學習如何用各種不同的方法，來烹調有益健康之食物，使人吃得開懷，這乃是一種信仰本分。母親們應當教導兒女如何烹飪。青年女子所受的教育，有那一部門會比此更重要呢？飲食對生命有大關係。菲薄、營養不足、烹飪不良的食物，會削弱製血的器官，以致常使血液敗壞。烹飪的藝術應被認為是教育最重要的部門之一，這是十分必要的。現今好的廚師很少。青年的女士們認為作一位廚師，乃是屈身下就賤業。其實不然。她們未從正確的立場來看此行業。學習如何烹飪對健康有益之食物，尤其是麵包，這門學問不是下賤卑微的科學。……

母親們忽略了傳授女兒們這部門的教育。她們自己費心及操勞，很快就心疲力盡了，而同時卻讓女兒去訪友，去作女紅，或是讀自己喜歡的書報。這是錯誤的愛，錯誤的好心。母親這樣行，乃是對女兒有害，而且往往是害及終身。到了她力能負起人生責任之年，她卻不配行之。這等人是負不起家務及責任的。她們生活得很輕鬆，一點也不負責任，而母親卻操勞負重，猶如老牛破車。女兒雖無殘忍之心，但她卻是不留心不注意罷了；否則，她會見到母親疲倦的神情，並注意她的滿面辛苦，便要設法盡自己的本分，去分擔較重的責任，去減輕她的勞苦，使她可以無憂無慮，不必累到臥床受苦，甚或致死了。

母親們為何那麼盲目及忽略教育女兒們呢？我曾去拜望許多不同的家庭，見到母親負起重擔，而女兒，顯然是十分活潑，身強力壯的，反而不操心，不負責，這使我一直是很痛苦難過。在有客人很多，家人忙於招待之時，我見到母親手忙腳亂，包辦了一切，而女兒們倒坐下跟年輕的朋友們聊天，有了一場快樂的社交訪問。我對於這些事非常看不慣，忍不住要向那些不懂事的青年們說話，告訴她們去幫忙，減輕母親的辛苦，領她到客廳坐下，催促她休息及享受與其朋友們交際之樂。

然而這種情形，卻也不能全怪女兒，母親也是有錯的，因為她未曾忍耐地教導女兒，如何作烹飪之工。她知道她們沒有烹飪這門學問，便覺得自己是責無旁貸，必須擔任每一需要操心、思想及照料的事。青年的女士們，應當在烹飪這方面受徹底的教導。無論生活環境怎樣，這種學問都可派上實際之用場的。這是對人類生活最有直接影響的一門教育，尤其是對於自己最親愛之人的生活有關。

許多主婦和母親，對於烹飪這一門，還沒受過正確的教育，缺少這種技能。她們每天給家人預備不合適的食物，這些食物正在切實地破壞人的消化器官，製造不良的血液，往往引發炎病急症，並使人短壽夭亡。……

鼓勵學習的人

每個基督教的女子及婦人，應當立即學習怎樣用未篩過的粗麵粉製作良好、甘甜、蓬鬆的麵包，這乃是一種宗教信仰上的本分。母親們應當帶女兒們進入廚房，趁她們年幼之時，就教以烹飪的藝術。母親不能希望女兒們未受教導，而能明白治家的訣竅。她應當用和顏悅色的態度，說鼓勵讚許的話，來忍耐而和藹地教導此項工作，並盡其所能使之順利合意。她們若是失敗一次、兩次、三次，也不可予以責難。灰心之念正在進行其工作，並引誘她們說這樣的話：「這是無用的；我是做不來的。」這不是責難的時候。意志力正在逐漸減弱。此時需要以鼓勵、樂觀及希望的話來慰勉，例如，「妳做錯了，沒關係。妳不過是初學，免不了會做錯的。再試試看。要用心自己所作的，要很小心，妳一定會成功的。」

許多母親們不明白這門學問之重要，她們情願自己包辦了一切，而不肯麻煩及費心去教導兒女，和忍受她們在學習時所犯的錯誤與失敗。當女兒們在盡力工作時有了失敗，她卻把她們支開，說：「真是沒用，妳這也不會，那也不會，真是越幫越忙，把我搞糊塗了。」

在此情形之下，學者的初步努力受了拒絕，而初次的失敗冰涼了她們的興趣與熱心，以致害怕再試，並且提議情願作縫紉、針織、清潔屋子或其他的工作，而不要下廚房。在此方面母親是犯了大錯啦！她應當耐心地教導她們，使他們藉著實習而得經驗，來消除困難，並補救那毫無經驗之工人所有的笨手笨腳之麻煩。

烹任課程比音樂課程更重要

有些人蒙召要作那看來似是卑賤的工作——當廚師。其實，烹飪之科學卻是非同小可的。擅長烹飪，乃是最切要的藝術之一，超乎教音樂或縫紉之上。我這樣說，並非是小看教音樂或縫紉，因為這些也是很切要的。不過烹飪的藝術卻是更重要，方能使烹調的食物既有益於健康，而又美味可口。此項藝術應被認為是一切藝術中最重要的，因其與生命有十分密切的關係。我們應當對此更加重視；因為若要製造良好的血液，身體是需要良好之食物的。醫藥佈道中的良好烹飪工作，乃是保障人健康之基礎。

由於食物之烹調不良，健康改良往往變成了健康不良。健康烹飪知識之缺乏，必須先予補救，然後健康改良方有成功之望。

現今好的廚師很少。許多，許多的主婦，需要上烹飪的課程，以便能給家人烹調良好、整齊上桌的食品。

在兒女學習彈風琴或鋼琴之前，應先學習烹飪的課程。學習烹飪無需乎停學音樂，只是學習音樂卻不如學習如何烹飪有益健康，而又美味可口之食物的重要。

妳的女兒們或者愛學音樂，這並沒有錯；也許音樂會加增家庭的快樂幸福；可是單有音樂的知識，而無烹飪的知識，其益處卻是不大。當妳的女兒們有了自己的家庭之時，一種對於音樂及繡花的知識，卻不能烹調一餐良好而色香味俱全的飯菜，好擺在其至親好友們之前而無愧。母親們哪，妳們的工作是一種聖潔的工作。唯願上帝幫助妳們，以祂的榮耀為懷，負起此項工作，懇切、忍耐，而和藹地為兒女現今與將來之福利而努力，一心仰望上帝的榮耀。

教導烹飪之竅門

不可忽略教導兒女以烹飪之工。若能行此，便是傳授他們以其在宗教教育上所必有的原則。在教授兒女生理學，及指導他們如何用簡單而又技巧的方法來烹飪之時，妳便是為那最有用的教育部門，奠下了基礎。製造良好而鬆軟的麵包，是需要技巧的。在良好的烹飪中含有宗教信仰。對於那等十分愚昧，而又十分不小心去學習烹飪的人，我是很懷疑其宗教信仰的。……

不良的烹飪，現正逐漸消耗了成千上萬之人的生命精力。在有些餐桌上進食不易消化的酸麵包，及其他如此烹調的食物，對於健康及生命是有危險的。母親們哪，切莫設法給女兒們以音樂教育吧！應當教導她們那與生命及健康有最密切關係的這些有用部門才好。教導她們一切烹飪之竅道，向她們表明這是教育之一部分，並是要作基督徒所必不可少的。食物除非烹飪得有益健康而又美味可口，就不能變成良好的血液，來修補那些耗損的體素。

第十五章・健康食品與衛生餐館

第15章・健康食品與衛生餐館

由天庭的供應者而來

從主在婚姻筵席上以水變酒，及在曠野飽餐群眾等的神蹟記錄上，我們可以學到極其重要的教訓。健康食品的事業，是主親自用以供應需要的工具之一。賞賜一切食物的天庭供應者，必不讓其子民在隨時隨地烹調最佳之食物的工作上，蒙昧無知。

要像嗎哪一樣

昨天夜裏，許多事情曾經顯示在我面前。關於製造並發售衛生食品的事，實在需要藉著禱告，而予以縝密的考慮。

主必在許多地方，確切地將如何製備那合乎衛生，而味美可口之食物的知識指示許多人；只要祂看出他們會正確地運用這種知識，祂就必如此行。禽畜是越來越多病患了，再過不久，不但復臨教會的人，連許多別的人也都要摒棄肉食了。因此要製造那足以維持營養而又合乎衛生的食品，以便無論男女都不再需要吃肉。

主要在世界各處教導多人，使之採用那維持生命而又免致疾患的瓜果、穀類和菜蔬，配合作為食物。一班從未見過目前市上所製衛生食品之食譜的人，將要對這些土產食物加以精心地研究實驗，使人更加明白如何去食用這些產品。主必指示他們當行的道。那位在世上某一地區將技能和悟性賜給祂百姓的主，也必同樣在別的地區將技能和悟性賜給祂的百姓。按照上帝的旨意，各國所出產的種種食物，都應經過一番製作，俾能適合各該出產國家之用。上帝怎樣從天賜下嗎哪來養活以色列人，祂現今也必照樣在各不同地區，將如何利用當地出產的技能與智慧賜給祂的百姓，使他們能製成食品，用以代替肉類。

那從天降下嗎哪給以色列子民的同一上帝，現今仍是活著和掌權。祂會賜人技能與智慧，知道如何配備健康的食品。祂必引導其子民這種配備健康食品的工作。祂要他們看明自己在配備此項食品上能作什麼，這不但是對其第一責任所在的家庭有益，也是為幫助那些貧苦的人。他們應當顯明像基督那樣的慷慨精神，認清自己是代表上帝，及自己的一切都是出於祂的恩賜。

上帝賞賜的知識

主要將一種健康改良之知識賜給上帝的子民。這是本會學校所授教育之一必要部分。在真理傳到新的地區之時，也當給人以衛生烹飪的教訓。教導人如何可以不用肉食而生活，教導他們過簡樸的生活。

主一直在工作，現今仍在工作，引導人採用水果與五穀，及比較簡單而比現今市上所售的價錢更公道的食物。許多人雖然買不起價錢昂貴的食品，但也不必以菲薄而無營養的飲食為生。那在曠野用天糧餵養幾百萬人的同一上帝，也必授予祂今日的子民一種知識，知道如何用簡單的方法供應食物。

當這信息，傳到那些尚未聽到現代真理的人前之時，他們便看出在自己的飲食上當有一種大改良。他們也看出自己應當戒除肉食，因其會引起嗜酒的食慾，並使身體有了疾病。由於肉食，人的體力、智力及道德力就被削弱。人是由自己所吃的食物建造的。吃肉、抽菸及喝酒的結果，獸性情慾便採了支配之權。主要賜給祂的子民智慧，知道如何烹調大地的出產，這些食物可以代替肉食。堅果、五穀及水果的簡單配合，用美味及技巧來烹調，可向非信徒推荐其優點。但是一般的作法，在配合烹製時堅果用太多。

簡單而容易的配調是有益健康的

我現在必須給弟兄們以主所賜我有關健康食品的指導。許多人視健康食品為人的發明物，其實這些是出於上帝的創作，是給祂子民的一種福氣。健康食品事業乃是上帝的資產，絕不應以之作為替個人牟利的經濟投機。上帝已賜人，且將繼續賜人以有關食物問題之亮光，對祂現代子民猶如對古時以色列百姓賜嗎哪一樣。嗎哪從天而降，百姓奉命收取，烹調為食品。照樣，在世上不同的國家中，主的子民也要得到亮光，知道主要預備合乎各國之用的健康食品。

每個教會的信徒們，應當培養主要賜給他們的機智與天才。主要賜給眾人技巧與悟性，使凡願用自己的本事去奮力學習的人，知道如何配合大地的出產，烹飪簡單、易製及有益健康之食品，以代肉食，以便主的子民沒有採用肉食的藉口。

凡蒙賜以如何配備此等食品之知識的人，不可將此知識作為自私之用。他們應當幫助其貧苦的弟兄們。他們不是消費者，也當是生產者。

這是上帝的旨意，要在許多地方出產健康食品。凡接受真理的人，都當學習如何配製此等健康食品。主的計畫，不是要貧苦的人長期受生活困難之苦。主要其各國的子民向祂求智慧，及善用祂所賜的智慧。我們無需乎坐困愁城，束手待斃。我們乃是要竭盡己力來開導他人。

本會工廠出產的健康食品，在許多方面尚有改良之處。主將指導其僕人，如何使食品的配製更簡單而更價錢公道。現今有許多的人，若肯照主的教誨而行，並與其弟兄們和諧合作，主是願將這方面的知識教導他們的。

經營價錢更加公道，配製合乎營養的食品，將有各方面的益處。……應當盡力出產價錢公道的五穀及水果製成品。這一切都是上帝慷慨賜予我們的養生食品。健康並非從採用昂貴的食品而得。從採用水果、五穀及蔬菜等簡單的食品中，我們是可以得到良好健康的。

聰明的辦法，莫過於由我們自行製備簡單、經濟，而又合乎衛生的食品。本會信徒大都並非富有之人，因此衛生食品的供應，其定價應使貧民亦足堪負。主的計畫是要各地最貧苦的人，也能得到價廉物美之衛生食品的供應；故此，當在許多地方設立製造這類食品的工廠。這種事業既然能加惠於一處的工作，則對於另一處極難獲得款項的地方，自然也是能造福的。

上帝仍在為祂的百姓工作。祂不願他們有資源缺乏之虞。祂正在引導他們轉回採用那原先賜給人類的食物。他們的食物，乃是由祂預備的材料，所製成的食品。這些食品主要的材料，該是水果、五穀和硬殼果，但各類的根類蔬菜也可採用。

到處必有飢荒，飲食應當從簡

飲食的問題，現今尚未達到美滿的地步。在此方面，尚有許多需要學習。主欲其遍地的子民有開明的頭腦，能接受其感動，在食品生產上，有些屬於必要而尚未生產的配製品問世。

由於世上越來越多的飢荒、缺乏及災難，健康食品的生產也當大予簡化。凡從事此項事業的人們，必須向大教師不斷地學習。祂愛其子民，並時時關心他們的福利。

基督關於經濟方面的教訓

此項事業現在到了重大關頭。地上有益健康的土產，應予實驗，盡力使其成為價錢公道而又健康滋養的食品。

經營健康食品的事業，應成為懇切禱告的題旨。教友應當向上帝祈求，配製健康食品的智慧。那以五餅二魚餵飽五千群眾的主，也必供應祂今日子民的需要。在基督行了此奇妙的神蹟之後，祂給大家一個關於經濟方面的教訓。在那些飢餓的群眾吃飽滿足後，祂說：「把剩下的零碎，收拾起來，免得有蹧蹋的。」「他們就把剩下的零碎收拾起來，裝滿了十二個籃子。」

從各地土產中取得糧食

主將在各地給許多人以關於健康食品之智慧。祂能在曠野張開餐桌。現今盡力實行健康改良的信徒們，應當配製健康食品。但在他們切實如此進行之時，有些人也許會說，這是侵犯他們的權利。然而是誰給他們配製這些食品的智慧呢？——天上的上帝。這同一的上帝，也要在各國利用其所出土產配製健康食品。本會的人可以簡單而廉宜的方法，在其生活的國家中，用水果、五穀及根類蔬菜等來作為實驗。為貧苦人家的益處，及為本會信徒之家庭的益處起見，我們應當在各國製造價錢公道的健康食品。

上帝已給我的信息乃是，祂在外國各地的子民，不可仰賴從美國輸入的健康食品來供應。因為運輸及課稅會使這些食品的成本太高，以致那在上帝眼中與富人同樣寶貴的貧人，不能受惠。

健康食品乃是上帝的產品，祂必在各佈道地區教導其子民，配製大地的產品，成為簡單、公道及有益健康的食品。他們若向上帝求智慧，祂就會教導他們如何計畫及籌謀，利用這些產品。我蒙指示要說，不可禁止他們。

健康食品應在健康改良運動中居首位

在你現行工作的地區，關於配製健康食品之事，有許多亟待學習研究者。應當生產那些十分健康而又價錢公道的食品。健康的福音，應傳給貧苦的人們。在生產這些食品上，可打開許多生路，讓那些接受真理而失業的人們可以謀生。上帝所供應的土產，應當被製成有益健康的食品，這是教友們能為自己配製的。然後我們才能給當地傳揚健康改良的道理，使凡聽而蒙這些堅實一致之原理所感的人，能接受之。然而，除非我們能貢獻健康改良的食品，美味可口、營養滋補、而又價錢公道，我們就不能放手傳揚這在飲食上的健康改良方面，居於最優先的道理。

凡是真理傳佈之處，就當在那裏講述關於預備衛生食品的教訓。上帝希望各地的人受教，知道如何善用那容易採購得到的出產。練達的教師應當指示人，怎樣充分利用其本地所能種植或購得的出產；這樣，無論是貧民或是境遇較佳的人，都能學習健康的生活了。

只需少量硬殼果為配料

主要其世上各地的子民，在採用當地土產上聰明從事。各地的土產，應加以研究及小心調查，看看是否能簡化食品的生產成本，及減低運輸費用。但願大家在主的督導之下，各盡其能來達到此目的。現今有許多價錢昂貴的食品，是由有天才的人所配製的；然而其實呢？他們是大可不必採用這些最昂貴之材料的。

三年前，我曾收到一封信，信上說：「我不能吃硬殼果類的食物；我的胃吃不消。」後來我見到幾張食譜，其中之一必是用別的材料與硬殼果合製的；如果分量不用得那麼多，這種配合倒是很合適的。若是照配方只用十分之一到六分之一的硬殼果就夠了。我們這樣試行，果然非常成功。

甜餅乾

食譜上還提到一些別的東西，其中之一是甜的餅乾。這是因為有些人喜歡甜食才製成的，後來許多不應吃甜食的人也買來吃。在食品方面，現今尚有許多應予改良之處，上帝是願與凡肯和祂同工的人們合作的。

為本會衛生刊物預備食譜的人應當格外小心。有些目前特備的食品仍有改良的可能，食用的方法亦須加以修正。有的人吃硬殼果製成的食物太多了。許多人已寫信給我說：「我吃不慣硬殼果一類的食物，請問我可用什麼來代替肉類呢？」有一天夜間，我似乎是站在一班人面前，告訴他們在所預備的食品中，用的硬殼果太多了；如果按照有些食譜所列的，則身體的消化系統簡直受用不了；然而倘使加以節制，結果必更圓滿。

帳棚年會中的衛生餐館服務

在我們的帳棚聚會時，應當有此安排，使貧苦的人可以得到配製良好而有益健康的食品，價錢越廉越好。也當設有餐館，烹飪有益健康的餐食，以引人垂涎的姿態來服務大眾。這將顯出是向許多非本會信徒們的一種教育。但願此項工作不被視為是與帳棚聚會中的其他部門工作分開。上帝各部門的工作應彼此密切聯絡，大家都要完全和諧地前進。

本會注意城市工作的人，都當抓住各種的佈道機會。應當設立衛生餐館。可是此舉之進行，應當何其小心啊！那些在這些餐館裏服務的人，應當時刻實驗，俾知如何烹製美味可口而有益健康的食品。每間衛生餐室，應成為凡參加其工作之人的學校。在大城市中的此項工作，應比在小地方有更大的規模。但在每個有教會及有教會學校之處，都當開班教導人，如何配製簡單而有益健康之食品，以供凡願照健康改良原理生活之人們採用。在本會的各佈道地區，也當進行同樣的工作。

本會餐館應堅持原理

你們需要時刻嚴防各種或此或彼的教誨，這些雖然似乎是無害，但卻會引人犧牲那在本會餐館事業中所永遠堅持的原理。……我們不應期望那些曾一生放縱口腹之慾的人們，會明白如何烹飪食物，使其立刻變成有益健康、簡單清淡及美味可口。這乃是每間療養院及健康餐館所要教導的科學。……

如果本會的餐館，因我們拒絕背棄健康原理，而顧客減少，那就讓它減少吧！我們必須奉行主的法度，更勝於聲名的毀譽。

我在幾封信中向你們提及這些事，是要幫助你們對於原理要鍥而不捨，並對那些非犧牲原則不能帶進本會療養院及餐館中的惡事，要予以棄絕。

避免複雜的配製品

本會於城市中的所有餐館，在供應許多食物配製品上，有行之過分之虞。在一餐之中那麼多種的食物，是會使胃受苦的。簡單清淡乃是健康改良之一部分。現今本會的工作，將有損歷來所享之盛譽的危險。

我們若要實行恢復健康，那是必須約束食慾，慢慢地吃，及每次只吃有限的菜色。這種教導，應當時而習之。在一餐之中進食那麼多的不同食品，乃是有違背健康改良之原理的。我們切不可忘記此項工作的宗教信仰部分，為人的靈魂預備食物之工，乃是比一切別的工更加必要的。

衛生餐館之使用

我蒙指示，我們不應以在布魯克林區有一素食館便感滿足，乃當在城的別個市區也要設立餐館。在大紐約這一地區生活的人，不會知道在這大城市的其他地區發生了什麼事。那些在不同地區本會所設之餐館中進食的男女，將會感到在健康上有了進步。一旦得到了他們的信任心，他們就會更易接受上帝的特別真理信息。

本會醫藥佈道之工，無論推行到那個大城市，該處就當開辦烹飪學校。無論何處若有本會強大的教育佈道之工，那裏也應當設立衛生餐館這一類的事業，以便給人們實際的示範，知道選擇適當的食物，及加以有益健康的配製。

主有一道信息要給本國的各大城市。藉著帳棚聚會、各種公眾佈道會及本會的出版事業，我們傳揚此信息。此外，我們也當在城市中設立衛生餐館，藉此傳揚節制的信息。應當舉行那些與本會餐館有關的聚會。無論何時若有可能的話，應當預備一個房間，可請顧客來聽健康科學及基督徒節制之道的演講，教導他們配製健康食品及其他重要的道理。在這等聚會中，要有唱詩、祈禱及演講，不但是健康及節制的題目，也兼及其他合適的《聖經》道理。當人們受教如何保養身體健康之時，也可得到許多的機會，撒遍天國福音的種子。

健康食品事業的最終目的

當採用此種方式傳揚基督的福音而引起人們的注意之時，健康食品的工作也可加入而得到益處。但我也要揚聲警告，反對那單提倡生產食品以維持肉體需要的種種努力。這乃是一件嚴重的錯誤，要花那麼多的光陰，那麼多有才幹的男和女，來生產食品，而同時卻沒有特別努力來供應群眾以生命之糧。一種工作，若其目標不是向人啟示永生之道，結果將會帶來許多重大之危險的。

第十六章・療養院中的飲食

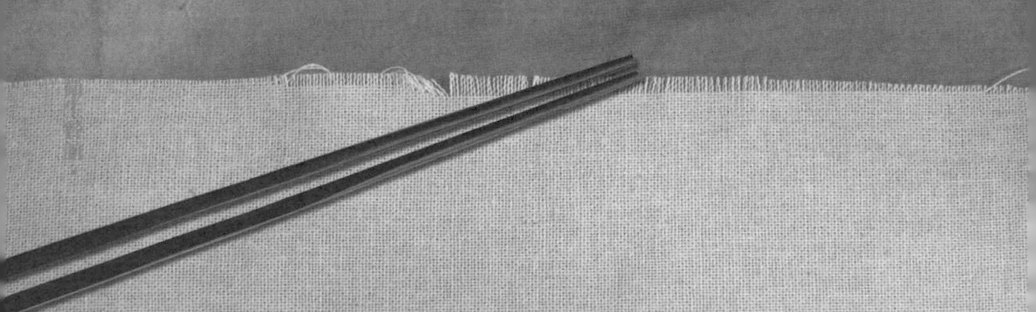

第16章・療養院中的飲食

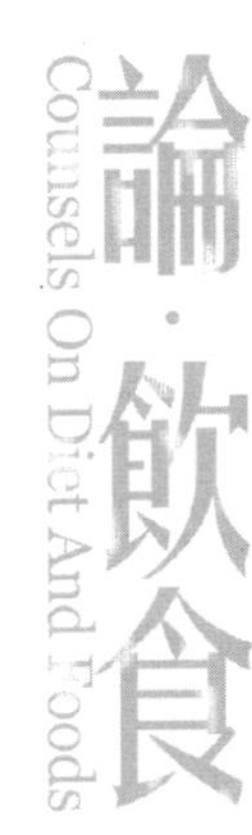

合理的看護與良好的飲食

應當設立看護病人的機關，使身受病苦之人可在此得到敬畏上帝的醫藥佈道士之照顧，及不必用藥而蒙醫治。那些因飲食習慣不良而生病的人們，可到這些機關養病，這裏也供應有一種簡單清淡、有益健康及美味可口的餐食。餓肚子的餐食是大可不必的。我們可以採用一種方法來配製那些有益健康之食物，使之成為令人開胃的食品。

我們想望辦理一間療養院，使患病的人，可到此得到其自然的治療，也可在此教導人，知道如何在有病之時實行自療；他們還可在此學習節制，採用有益健康之食物，並受教拒用一切麻醉品——茶、咖啡、發酵的酒及各種刺激品——戒食死亡動物之肉。

醫生、飲食管理人及護士們的責任

醫生有責任，督察供應健康有益之食物，而且應以無礙人體生理之方法烹飪之。

醫生們應當儆醒祈禱，覺悟自己責任重大之使命。他們應當給病人規定，其最適合的食物。負責烹飪此項食物的人，也應當是一位深明自身負有最重要職責的人，因為製造良好之血液，非有良好之食物不可。

照顧病人的飲食，是護士重要責任的一部分。不可讓病人因為缺少營養，而導致軟弱乏力；也不可使病人衰微的消化機能操勞過度。凡是病人所吃的東西，應擇其佳美可口，至其分量與質料，尤須以適合病人的需要為標準。

力求病人的舒適

應當供應病人，有益健康而美味可口的食品，烹飪得那麼令人開胃，以致他們不再會引起肉食之慾望。那些餐食可作為健康改良的一種教育工具。在配製食物供給病人，應當特別小心。對於作良好適宜的配合，這種知識是大有價值的，並當視之為由上帝而來的智慧。

進餐的時間，應當善予安排，使病人會覺得，這機關的管理人，乃是為他們的舒適及健康著想。這麼一來，在他們出院之日，便不會懷有成見的離去。無論如何，我們所採取的行動，當給病人一個印象，進餐的時間，是依從不能更改的規章，不得隨便。

如果，在療養院中廢除了第三餐之後，你們見到其後果是會趕人離開這機關，可見你們的工作是單調平淡的。我們必須記得，雖然有些人以只吃兩餐為宜，但也有些別的人，每餐吃得不多，而在傍晚時，卻覺得需要吃些東西的。所吃的食物，以能使肌肉筋骨有力為足。我們也當記得，從所吃的食物，頭腦才得力量。本會療養院職工，其醫藥佈道工作之一部分，就是向人顯明健康食品之價值。

在本會的療養院中不供應茶、咖啡及肉食，這是對的。對於許多人來說，這是一種大改變，及一種嚴肅的戒除。若是實行其他的改變，例如每天進食餐數的改變之類，對於某些人而言，容易是害多於利的。

不必強求改變風俗習慣

那些與這間療養院有關的人，應當記得，上帝要他們就地接近病人。我們是上帝的幫手，傳揚現代真理的大問題；我們絕對不可試圖干涉，那在療養院中的病人或客人者不必要的風俗及習慣。許多這等人來到此休養之地，只是數週之久罷了。若是強迫他們，在這麼短期之內，改變其進食之時間，是會使他們感到大為不便。你們若這樣行，經過嘗試之後，就必發覺自己已作錯了。應當盡力瞭解病人的生活習慣，在改變後並無特別益處可得之時，不要強求他們改變這些習慣。

醫藥機關的氣氛，應當是愉快的、有賓至如歸般地舒適及儘量地有社交之樂。那些來此求治的人，應有如在家中之感覺。在飲食方面的匆促改變，將使他們心神不安。生活習慣的變動，也有使病人感到不適之後果。他們的頭腦受了干擾之後，就會覺得情形很不自然，以致失去了本來或可得到的福氣。在有必要改變其生活習慣之時，也當十分小心而十分愉快地進行，使他們認為這種改變不是一件苦事，而是一件樂事。……

你們的規則應當注意前後一致，即使是那些尚未被訓練得清楚所有規則的人，也認為是合理的。當你們盡力要向來院尋求健康進步之眾人，灌輸那有變化之力的真理原則，進入其生活習慣中時，應當讓其看出，我們沒有為他們定下什麼蠻不講理的嚴章苛則。不應讓他們有理由，以為自己是被迫實行其所不願之行動。

飲食的改變應漸次而行

在那天晚上，我和你們倆談話，提到一些關於飲食的問題。我的話很坦白，告訴你們對於來療養院之外人的飲食方面，應當改變你們的想法。這些社會上的人久以不良的豐膩食物為生。他們因放縱口腹之慾而導致受苦，他們需要在飲食習慣上作一番改良。可是這種改良不是一蹴可及，所有的改變應當漸次而行。擺在他們之前的健康食品，應當美味可口動人。他們的一生，也許已慣於一日三餐，美味大餐。要用健康改良的真理來感動這等人，乃是一件重要之舉。但在引導他們接受一種合情合理的餐食時，你們必須在他們面前陳列豐富的供應，有益健康及美味可口的食品。各種改變，切不可匆促施行，免得使他們離開健康改良的道理，而非被引導來就它。供應他們的食品，應當經過優良的烹製，要比你我所吃的更豐盛。

我寫此信之目的，深信主要你們用機警的態度，來就地接近這些在黑暗及自私放縱之中的人們。關於我這方面，就個人而論，我是堅決贊成採用簡單清淡之飲食的。但這對一般社會大眾，卻不是最好的，因為你們若向這些慣於自私放縱病患，實行那麼嚴格的飲食，那就會使他們離開健康改良了。這是不會使他們信服，在其飲食習慣上有改良之必要。應當將事實告訴他們。教導他們看明有採用簡單清淡飲食之需要，並作漸次的改變。要給他們時間對所得的醫療及指導起反應。作工加上祈禱，並盡可能地以溫柔的態度來引領他們。

記得有一次在XX地方，當我訪問那裏的療養院之時，我被招待去與病人同桌共餐，俾能彼此認識。那時我見到餐食的烹製方法，確實犯了錯誤。不但食品全是淡而無味，而且在分量上只有三分之二那麼多。我覺得這麼一餐飲食，是不能滿足我的食慾。我想若有不同的安排，當必於事有補。

以教育來幫助改良

在對待本會療養院中之病人上，我們必須查究因果的關係。我們必須記著，一生的生活習慣，不是一時之內就可改變的。若有聰明的廚師，及充分的健康食品供應，健康改良的工作，是會實施得順利的。但這或需時間來推行。除非有切實的需要，不應拼命強制執行。我們要記住，那對於健康改良人士十分可口的食品，但對於慣食調味濃烈食品的人，也許會無法下嚥的。應當先行講解，說明飲食改良之必要，並指出採用濃烈調味之食品，會使消化器官的薄膜發炎。應當表明我們這些人，為何要改變飲食的習慣；講明我們為何戒除菸草及各種令人迷醉的酒。應當把健康改良的原理清楚而明白地提出，同時也當在餐桌上陳列豐富的、調製得美味可口的健康食品；主也會幫助你們感動人此項改良之迫切，並指引他們看出這改良，是為他們的至高福利而發。他們會想念那些吃慣了的調味強烈之食品，但我們必須盡力貢獻，十分有益健康而又十分美味可口的食物，好使他們停止想念那些無益健康的飯菜。應當向他們顯明，除非他們在飲食習慣上作必要之改變，他們所受的醫療將無效驗可言。

在本會的一切療養院內，應當為病人的餐廳，安排充分的食品。我還沒有見過，在本會的任何醫藥機關中，有什麼奢侈的東西，但卻見到有些餐桌上，切實缺少供應良好、動人、美味的食品。在這些機關中的病人，於留院一些時候之後，便斷定自己付了昂貴的食宿及醫療費用，而所得甚微，因此便離開了。當然啦！對這機關辦理不良的怨言，也就很快到處傳聞了。

兩項極端

有兩項極端是我們應予避免的。願主幫助每個與本會醫藥機關有關的人員，不倡導菲薄的飲食。來到本會療養院的男女世人，往往已有了偏差的食慾。對於這一切的人，不能突然施行激烈改變的。有些人不能立時明白健康改良飲食之益，像在私人家中可予接受那樣。在一個醫藥機關裏，要滿足各種不同味口。有些人要烹飪良好的蔬菜以應其特別需要，另有些人卻不能食用蔬菜，因其難免有不良的後果。那些可憐患有胃弱病的人們，則需要許多安慰鼓勵的話。但願療養院中瀰漫著有基督徒家庭的風氣。這對病人的健康是有助益的。凡此一切都當小心翼翼，以敬虔禱告的態度處理之。主見到這些需要調整的困難，祂也願意作你們的幫手。……

菜色應有變化

昨天我寫信給你們，提到了一些事情，我希望不會把你們搞糊塗了。關於本會療養院我也許已寫了太多的話，應有優良飲食之重要。我曾訪問過幾間醫藥機關，見到那裏所供應的食品，不像應當有的那麼優良。你們曉得很清楚，在供應病人飲食上，我們不應只是隨從一套的攝食法，乃當時時變化菜色，用不同的方法來烹調餐食。我相信主必給你們各位在配備食品上，有良好的判斷力。

對於那些來到本會療養院求醫治的人，我們應當供應以烹飪美好的優良飲食。擺在他們面前的食品，應與家常便飯不同，必須多有變化。我們的飲食，應當給客人一個好印象。此事乃是非常的重要。如果所供應的優良飲食是美味可口的，那療養院的顧客也就會越來越多了。

我常常餓著肚子、很不滿意地離開了本會療養院的餐桌。我曾對那些機關的負責人談過，告訴他們必須有更優良而更美味可口的飲食。我告訴他們應當運用頭腦，以最佳的方法作必要的改變。我告訴他們要記住，有些食物也許很合健康改良者的口味，卻一點也不對那些被稱為吃慣山珍海味之人們的胃口。從一間辦理得很成功的衛生餐館所供應服務的餐食上，或可學到許多的東西。……

避免極端

除非你們多注意此事，你們的顧客將必減少，而非增多。現今在飲食改良上有趨入極端之危險。

昨夜我在睡夢中同XX醫生談話。我對他說：「你仍須小心處理飲食上的極端問題。無論是你自己的飲食，或是供應給療養院的僱員及病人的飲食，切不可趨入極端。病人們付出昂貴的住院費用，他們應當有優良的餐食供應。也許有些病人入院時的病況，需要最簡單清淡的食物及嚴行節制食慾，但一到他們的健康進步之後，就當充分地供應他們營養良好的食物。」

你也許奇怪我為什麼寫這封信，但我昨夜蒙主指示，在飲食上的變化，會使你的顧客有很大的不同感受。現今所需要的，是一種更優良的飲食。

在療養院裏的飲食，應謹防其趨入極端之危險。我們不能希望世俗的人，能夠馬上接受本會同人已多年習用的飲食。甚至於到了今日，還有許多本會的牧師及傳道人，不顧已有的亮光，而沒有實行健康改良的道理。對於那些尚未明白飲食節制之必要，而對此題目未有切實經驗的人，我們不能希望其立刻採取一大步驟，從自私放縱之飲食，跳到健康改良的極嚴格之飲食。

對於凡來療養院求醫的人，必須供應以有益健康的食物，應與原理相符的最美味可口之方法烹飪的。我們不能希望他們過我們所過的生活，這種改變會太大了。在我們這隊伍中也只有很少的人，過這麼嚴格節制的生活，像XX醫生那樣，以為這是聰明的生活。當病人尚未準備接受之時，各種改變不應匆促進行。

那擺在病人之前的食物，應當以能給他們好感之印象者為佳。雞蛋可有各種的方法烹飪，檸檬糕餅也不應予以禁止。

現今為使食物既有味道又有滋養，所費的心思及下的苦工，實在太少了。我們不願見到療養院有寥寥無幾的情形。除非我們聰明地對待他們，我們是不能感化男女病患棄邪歸正的。

應當盡力找最好的廚師，食物也不應以合於嚴格的健康改良人士之口味者為限。若是只以此種食物來供應病人，他們是會厭煩的，因其味同嚼蠟也。在本會的療養院中，是不能用此來博取生靈歸向真理的。但願主給XX弟兄與姊妹有關飲食極端的勸告，受到重視聽從。我蒙指示，XX醫生必須改變其飲食，並要吃更多滋養的食物。避免濃烈的烹飪，而又使食物美味可口，這是辦得到的。我知道療養院在飲食上的各種極端，是會損害及機關之名譽的。……

要配製及烹調食物，有益健康及有滋養，那是有方法辦到的。在本會療養院負責烹飪的人，應當明白為何如此。應當根據《聖經》的立場來處理此事。所謂之剝奪身體的滋養料，這回事是有的。盡可能用最佳的方式來烹調食物，現今應當成為一種科學。

不合理及不可口的食物

病人們必須有……最佳品質的各種有益健康之食物。那些在生活習慣上，已有以美味大餐來放縱口腹之慾的人們，在來院求醫時，第一餐吃到的竟是菲薄的飲食，他們腦中當場得到的印象，便是他們所聽有關安息日會信徒，生活清苦可憐及挨餓到死的傳說，原來是真的。一餐不合理的飲食，會給機關以不良的名譽，過於在其他方面一切好影響所能抵銷的。我們若希望就地接近人，引人領受合情合理的健康改良飲食，切不可一開始就給他們擺上嚴格的飲食。餐桌上應當擺有烹調可口的飯菜，及豐盛良好而又美味之食物，否則，那些念念不忘飲食的大眾，將會以為自己真的要挨餓到死了！我們需要烹飪可口的良好飯菜。

肉類不應列在療養院的餐食中

我蒙指示，關於本會療養院中採用肉食的問題。肉類應從餐食中除去，而代之以有益健康、美味可口的食物，以引人愛吃的方法來烹飪。

XX弟兄與姊妹哪，自從本會醫藥機關第一次廢除肉食上桌所引起的麻煩之後，我蒙主指示幾點，現在要請你們予以考慮。……

我蒙主清清楚楚地指示，在本會療養院的餐廳中，不當給病人供應肉食。我得了亮光，如果病人在聽了演講廳裏的演講之後，仍然堅持要吃肉，他們是可以吃肉的；不過，在這種情形之下，他們必須在自己的房間內吃。至於一切服務人員，那是應當戒除肉食的。但是，照前所述，如果已知道在餐廳飯桌上不能有肉類之後，少數病人仍然堅持必須吃肉，就當和顏悅色地給他們在自己的房間內吃吧！

許多人慣於採用肉食，無怪乎他們希望在療養院的餐桌上也有肉食。也許你們會覺得，公布餐單列明飯桌上所供應的食品，此舉不太合宜；因為餐單上若沒有肉食，對於那些正想來光顧療養院的人們，可能似是一種可怕的阻礙。

食物應當烹飪得美味可口，服務週到。若是供應肉食的話，那就可能要烹調更多的飯菜，過於實際的需要。應當供應別種的食品，以便肉食可被廢除。有些人是可以採用牛奶與乳酪的。

不可給病人食肉配方

我蒙主指示，那些採用肉食及給病人吃肉配方的醫生們，應當從本會的療養院中被解僱，因為他們沒有決心教導病人，廢除使其致病之肉食。那自己採用及給病人肉食配方的醫生，乃是不查究因果的關係，他不但沒有照一個令人康復者的身分行事，反而以自己的榜樣引導病人於放縱偏差食慾之途。

受本會療養院聘用的醫生們，應當在這方面及其他各方面上，作改良運動者。許多的病人是因為錯誤的飲食而受苦。應當向他們指明更美之生活方式。可是一位肉食的醫生那能辦到此事呢？由於他的不良生活習慣，他拘束了自己的工作，並損壞了自己的貢獻。

許多病人在本會療養院中已自行查明肉食的問題，並願為保障自己的身心能力免得受苦起見，已從其飲食中取消了肉食。他們這樣行，便從多年折磨自己生命的疾苦中得到了解脫。許多非本會信徒的人已成了健康改良者，因為從私人的立場上說來，他們已看出了貫徹力行之益。許多人已直覺地在飲食與服裝方面，採取健康改良的立場。難道復臨教會的人，還要繼續實行那與健康有害的惡習？他們肯否聽從那教訓，「或吃或喝，無論作什麼，都要為榮耀上帝而行」呢？

小心配方，戒除肉食

上帝所賜的亮光，關於疾病及其病因這個題目，我們應當予以重大的思考；因為那放縱口腹之慾的惡習、粗心、輕忽、不予身體以合宜的照顧，是會向人報告的。我們應當遵守清潔的習慣，小心注意進口的東西。

你們不必給人配方，說永遠不可吃肉，但你們可以教導人，而讓亮光照入人心。應當喚醒每個人的良心，使其從各種偏差的食慾中自保自潔。……

應當謹防這個肉食問題的爭執。當一個人從刺激性的肉類飲食改變到水果蔬菜的飲食。往往在開始之時會有一種軟弱及無力之感應，而許多人便堅持這是必須吃肉的明證。然而這種後果，卻是應當用為戒除肉食之明證的。

不應當催促人突然實行此種改變，尤其是對那些不停勞動過度的人為然。應當教育人的良心，感動人的心志，然後這種改變就會更容易及更樂意地實行了。

那些正在慢慢走向黃泉之路的肺結核者，不應在這方面作何特別的改變，不過也當小心，應以能得健康無病之畜類的肉為宜。

那些有腺病在身，生命消耗殆盡的病人，不應為此問題煩惱，是否要戒除肉食。應當小心，不可對此作嚴厲的決定。若是勉強改變，不但無何益處，反會對於素食之原理有所傷害。應當在演講廳裏舉行演講會。教育人的心思，切忌勉強任何人；因為在壓力之下實行這種改良，乃是無價值的。……

應當給一切學生及醫生們提及此事，並由他們轉告他人，現在整個動物界都或多或少有病。有病的肉食並不罕見，而是很普遍的。

由於已死動物之肉存有各種的疾病，這些病已被傳入人的體內。那戒除肉食而起的軟弱與疲勞之感應，不久就會消除；醫生們應當明白，自己切不可以肉食的刺激為健康與體力所不可少的。凡是聰明地廢除肉食之人，習慣了此種改變之後，就會有健康的肌肉與筋骨。

XX醫生問我說：「如果一個患病而不能吃任何東西下胃的人，在此情形之下，妳會建議他喝點雞湯嗎？」我的回答是：「有些垂死的結核病人，他們若要喝雞湯，應當讓他們喝。但我認為應當非常小心。」不可以此為榜樣來貽害療養院，或成為別人的藉口，以為他們的病情也需要這同樣的飲食。我問XX醫生，她的療養院中是否有此病例。她說：「沒有；不過我有一位姊妹現在XX療養院中，她是很軟弱的。她常發作虛弱的情形，只能喝雞湯。」我說：「妳最好把她遷離那間療養院。……我所得的亮光是，如果妳所提的那位姊妹能振作起來，培養自己對於健康食品的口味，這一切的發作都會過去的。」

那位姊妹已養成了這種幻想；仇敵也利用了她的身體軟弱；以致不能振作精神來應付日常生活的重擔。她所需要的醫治，乃是良好而聖化的心思，增加信心，而為基督作積極的服務。她也需要在戶外切實勞動，來操練其肌肉。運用體力乃是她的人生至大的福惠之一。她無需作一位病人，而乃是應當作一位心思健全、體格健康的女人，預備執行自己的本分，又高尚而又美好。

這位姊妹除非肯盡自己的本分，一切的醫療對她無大益處。她需要體力勞動，以強健其肌肉及神經。她無需作一位病人，而是能作良好而重要之工作的。

「不容肉食出現於餐桌上」

我遇到醫生們與XX弟兄，和他們談了約有兩個鐘頭，才如釋重負。我告訴他們說，他們是受了試探，而且正對試探妥協。為要招攬顧客，他們若另設一桌食肉的餐桌，到了後來，他們也會被試探更進一步而採用茶、咖啡及麻醉品的。……我說，試探會經那些吃肉的食慾得到滿足之人們發出，如果他們與保健中心有關的話，他們是會提出試探來犧牲原理的。食肉之議切切不可開始，那麼，以後也就不必有廢除肉食之舉了。這是因為肉類始終未曾在餐桌上出現之故。……有人提出這樣的論據，說是在教育人們停用肉食之前，桌上不妨有些肉食。可是，在新的病人不斷地進院之時，也會有同樣的藉口可以吃肉了。這是不行的；切切不可讓肉食出現在餐桌上，連一次也不行。這麼一來，你們那有關肉食問題的演講，就會與你們所應當傳揚的信息切實相符了。

供應茶、咖啡及肉食的地方

在本會的療養院中……不可供應茶、咖啡及肉食，除非在特別的情形下，病人特別地切求，那麼這些食品，也應當在他自己的病房內採用為限。

在配方中切不可有茶咖啡及肉食

醫生們不是被聘請來給病人配肉食處方，因為這種食物已使他們生病了。你們應當尋求主。及至尋到了祂，你們就會心裏柔和謙卑。你們個人不會依賴已死動物之肉為生，也不會拿一片肉放進兒女們的口中。你們不會給病人配方肉食、茶及咖啡，而是要在演講廳裏演講，說明簡單清淡飲食之必要。你們也會從餐單上除去那些有害之食物。

本會療養院中的醫生們，應當用訓誨及榜樣來教育人。這些照顧病患的醫生，他們從主得到多年指導之後，若仍採用肉食，他們就不配作本會保健中心的首長。主不會賜下健康改良之亮光，可讓那些居於有權有勢地位之人員置之不理。主說的話一定要算數，祂說的話要使祂得榮耀。祂賜亮光，顯明這些道理。飲食的問題，當予嚴密查究，所配的方，也當與健康的原理相符合。

不可供應酒類

我們建立療養院並非作為旅館之用。本會療養院只應接收那些想照健康原則生活，及願吃我們本著良知接受而擺在他們面前之食物的病患。我們若讓他們在其房間內飲用醉人的酒，或是供應他們肉食，我們就不能貢獻給他們，來到本會療養院所應得的幫助。我們必須讓大家明白，我們是根據健康原則，在本會療養院及衛生餐館中戒除這些東西。難道我們不切望見到自己的同胞，從疾病及衰弱中得到釋放，而享受健康與強壯之樂嗎？但願我們是忠於健康原則，猶如磁針之對準磁極一樣。

令人開胃的餐食

我們不能模鑄世俗之人的心思，在一時之內就與健康改良的原理相合；因此我們對於病人的飲食，不應作下嚴格的硬性規定。當世俗的病人來到療養院時，他們在飲食方面是要作重大之改變的；我們應當有健康方面最佳的烹飪，在餐桌上供應最可口而最開胃的食品，好使他們覺得這種改變盡可能地越小越好。……

供應給病人的飲食

應當供應病人以優良的飲食，可是在為病人烹調及配製飲食之時，卻當十分小心。本會療養院的餐食，不能與餐館的餐食完全一樣。我們給那幾乎能消化各種食物之健康人士所供應的食物，與給患病之人所供應的，當有重大的分別。

對於那些直接來自飲食十分豐膩，而有引人貪食無度之家庭的病人，我們應當特別小心，免得有給他們供應得太少之虞。飲食應當是優良，但同時也當是簡單清淡的。我知道食物可配製得簡單，而又十分美味可口，甚至那些吃慣豐膩食物的病人，也會樂於享受。

餐桌上應當供應豐富的水果。我很歡喜知道，你們療養院的餐桌上，能供應自己果園中出產的水果。這實在是一種很好的決擇。

療養院餐桌上的教育

在配製食物之中，燦爛的光線不斷地照射出來，指導那些想在餐桌之前的病人知道如何生活。這種教育，也當給凡訪問保健中心的賓客，使他們可藉此帶回健康改良之原理。

為療養院病人烹調的食品，應當予以嚴密及小心的注意。有些病人是來自天天飽食山珍海味之家，我們應當給他們擺上有益健康而又美味可口的食物。

介紹健康改良原則

主要你們現今服務的機關，成為世上最美滿最愉快的場所之一。我要你們在為病人配備飲食上顯出特別的小心，使其不至於危害人的健康，而同時是向人介紹本會的健康改良原則。此事是可能辦到，而且已被辦到了，它給病人心中留下有利的印象。這對於他們是一種教育，向他們顯明衛生生活之利，高於他們自己的生活方式。及

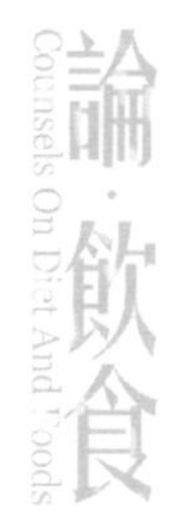

至他們離院之時，他們會帶回好報告而影響別人也去那裏。

服務人員的餐食

你們太少關心及太疏忽，為自己工作人員供應衛生豐富之飲食的責任。他們正是那需要豐富、新鮮而對健康有益之食物的一等人。他們不斷地操勞；他們的精力必須予以維持，他們的本質應予以教育。在療養院的全體員工們，應當給他們供應以營養豐富及最有益健康而能增補精力的食物。在你們服務人員的餐桌上，不當供應肉食，是供應豐富而良好的水果、五穀及蔬菜，烹飪得又好而又有益於健康。你們的忽視此舉，已犧牲了員工們的精力與靈魂，而增加收入。這已使主不悅了。此種全部飲食的影響所致，是不可能向那些坐在服務人員餐桌之前的人，介紹你們所信之原理的。

廚師乃是一位醫藥佈道士

應當盡你們之所能，在烹飪方面要找最好的幫手。如果所預備的食物會使消化器官過勞，此事切實需要予以調查。食物是可以烹飪得有益健康而又美味可口的。

療養院的廚師，應當是一位徹底的健康改良者。人的食慾及食品若不與其所承認的信仰相符，他就不是一位悔改的人。

療養院中的廚師，應當是一位受過良好訓練的醫藥佈道士。他應當是一位能幹的人，會自己施行實驗的工作。他不應自限於食譜之中。主愛我們，祂不要我們實行對健康無益的食譜來貽害自己。

在每個療養院中，總會有些人會埋怨食品，說是對於他們不合。他們應受教育，明白不健康飲食之害。人的胃若要受苦，怎能會有清明的頭腦呢？

在本會療養院中的廚師，應當是一位徹底瞭解工作的人，他應有良好的判斷力，會自己施行實驗的工作，及不會將那些應當避免的東西配製到食品之中。

你們有沒有一位廚師，能烹製食品，使病人不能不看出，這是比他們吃慣了的食物更優良呢？在療養院中擔任廚師的人，應當會烹飪那有益健康而又美味可口的飯菜，在這些食物的配製中，必有一些比你我所要吃的更好的東西。

那擔任廚師工作的人，乃是居於責任最重之地位。他應受訓練，有節儉之美德，並要認真不使食物浪費。基督說過：「把剩下的零碎收拾起來，免得有蹧蹋的。」但願那些參加任何部門工作的人，都要聽從這教訓。從事教育的同工，應當學習經濟之道，以便不但用教訓，也是用榜樣，來教導那些服務的人員。

第十七章・飲食是一種合理的醫療方法

第17章・飲食是一種合理的醫療方法

自然醫療

我們應當熟悉，對於患病的人，飲食的貢獻甚大，這是很重要的。每個人都當明白，應該為自己怎麼辦。

行醫之道甚多，但能得上天嘉許的只有一種。上帝的治療方法乃是採用簡單的自然能力，利用其強有力的特性，既不使身體負擔過重，也不容其趨於虛弱。純潔的空氣、水、清潔及合適的食物，潔淨的生活及堅心信賴上帝，這些都是千萬垂死之人所需要的治療；但是這些治療法現今已漸過時，其原因是由於巧妙應用此療法所需之手續未蒙人們的重視所致。新鮮的空氣、運動、乾淨的水，以及清潔雅緻的居室，這些都是費用甚少，而為人人之力所能及的；至於藥品，則不論是金錢方面的付出，或是在身體上所生的後果，都可算是代價昂貴的。

新鮮的空氣、陽光、休養、適宜的食物、運動、水的應用，信靠神力——這都是真正的治療。每一個人對於自然的治療之功和應用的方法，都應當有一種知識。我們應當明白醫治病人的原理，也當受一種切實的訓練，以致可以使用我們的知識：這兩樣是同等重要的。

要利用天然的方法治病，須有相當的熱誠和細心，是許多人所不願意表現的。天然的治療和恢復是一步一步逐漸而來的；在不能忍耐的人看來，就要嫌它太慢了。放棄有害的私慾，非有克己的精神不可。但是到底我們就可知道，我們若不去阻礙自然之力，那自然便會很巧妙地做成它的工作。凡能恆心遵照自然之律而行的人，就能收身體和精神雙方康健的酬報。

醫生們往往指導病人到國外、到一些有礦泉之地、或是去遠渡重洋，以求康復；然而十居其九，他們若是飲食有節制，及以愉快的精神參加有益健康之運動，就可重得健康，省時而省錢。運動，與自由而充分地利用空氣及陽光——上天賜給眾人的福惠——在許多的病例中，是會給病人以生命和精力的。

我們能為自己做的事

在我們能為自己所行的事方面，有一點是應當予以小心留意考慮的。

我必須熟悉自己，我必須時常學習如何能照顧這間建築物，也就是上帝所賜的身體，俾能維護其於最健康的地步。我必須吃那些對身體最有益的食物，也必須重視自己的衣著，以能促進血液有健康的循環者為宜。我不可剝奪自己的運動及空氣。我必須盡力之所能獲得所有的陽光。我必須有智慧，成為自己身體的忠心防衛者。

我在出汗時走入涼決的房間，這乃是行了一件傻事。我若讓自己坐在通風之處納涼，以致傷風，這是顯明自己乃一位愚蠢的管家。我若是手足冰冷地坐在那裏，以致血液由四肢趕回到頭腦或體內器官，這也是很不聰明之舉。在潮濕的氣候裏，我應當時常保護雙足溫暖。我應當定時進食那能製造最佳之血液的有益健康之食物，並應當盡力之所能避免不節制地工作。我若干犯了上帝設立在我身上的律法，就當悔改及改良，並置身於上帝所預備的醫生們——清潔的空氣、清潔的水及醫病的寶貴陽光之下，得到最順利的醫療。

在解除痛苦上，水可作多方面的貢獻。在進食之前喝清潔的熱水（大約半毫升上下），總不會出毛病，反而是有益的。

忠實而正確的飲食

但願那些患病的人能盡自己的一切力量，矯正飲食及服裝的習慣，實行審慎的運動，以圖恢復健康。但願來到本會療養院的病人們，受教與上帝合作以謀健康。「你們是上帝所耕種的田地，所建造的房屋。」上帝造神經及肌肉，是要其能被運用。人體的機器是因不活動，才會有病苦。

醫療病人的醫護人員，應當在其重要工作上向前邁進，有強固的信心，信賴祂所恩賜的各種方法而得福。祂已呼召我們這等人，要重視純潔的空氣，清潔的生活，有益健康的飲食，合時的操勞及休息，並善於用水。

療養院中的合理醫療

主賜我亮光，要開辦一間療養院，院中不用各種藥物醫療，而是用簡單而合理的療法來醫治疾病。在此機關中，應教導人如何合宜地穿著、呼吸及飲食——如何以正確的生活習慣來預防疾病。

在本會的療養院中，我們倡導採用簡單的療法。我們不鼓勵人採用藥物，因其會毒害血液的流通。在這機關中，應當給人合情合理的指導，如何飲食及穿衣，與如何生活以保健康。

健康改良的問題，現今尚未有其所當有及將有的大力策動。簡單清淡的飲食、完全不用藥物及讓自然放手恢復身體已浪費的精力，將使本會療養院在使病人康復上遠為大奏宏效。

採用飲食來醫療

放縱飲食，次數太頻繁，分量過多，都會使消化器官疲勞，而使身體發燒。血液變成不潔，接著百病叢生。請了醫生來，他給一些眼前舒服的藥物，但卻治不了病。這也許會使病情變化，但真實的禍害卻增加了十倍。自然正施其全力使身體消除積穢，人若讓其放手而行，並藉上天所賜的一般福惠，例如，清潔的水及新鮮的空氣之助，就必得到迅速而安全的醫療效果。

感受此等疾苦的人，能為自己作成別人不能代作得那麼好的工作。他們應當開始解除自己所強加於自然身上的重擔。他們應當消除病因。短期禁食，讓胃有休息的機會。藉著小心而聰明地運用水療法，使身體減低熱度。這些努力都會幫助自然大力消除身體的污穢。可是一般而論，患病受苦的人，都往往會變成急躁不耐的人。他們不願克己自制，並忍受些小的飢餓之苦。……

病人若不覺得有嚴行節制飲食之必要，則用水的功效也必甚微。

現今許多人過著干犯健康律法之生活，並對那些支持身體健康的飲食及工作等生活習慣，蒙昧無知。在自然抗議其所受的虐待，使身體患病生痛之前，他們不會醒悟自己的實際情況。甚至於即在此時，病人只要肯開始工作得對，並肯採用自己曾經忽略了的簡單方法，實行用水及正確的飲食來醫病，自然就會調整其要求及其久所當有的幫助。在這種行動之下，病人大半會康復，而無衰弱之苦。

不節制的飲食往往是致病之因；自然所需要的，就是解除那加諸於她的過重之負擔。有許多疾病最有效的救治方法，就是叫病人禁食一兩餐，使那過勞的消化器功能有一個休息的機會。用腦的人，往往一連幾天專吃水果，就可得到很大的益處。有很多時候，一個短時期的節食，繼以輕微簡單的飲食，就足以使病人藉著自然的調養之功，醫好所有的疾病。無論什麼樣的病人，若能在一兩個月之中節制自己的飲食，就會知道克己之路，便是健康之道。

嚴行節制可治疾病

一位醫生若眼見病人因不正確的飲食，或者喝酒，或有別種不良的習慣而受害，卻不去告訴他，這就是在害他了。酒漢瘋人和放浪淫逸之徒，都急待做醫生的人去明明白白地告訴他們，痛苦是從罪惡來的。凡已經明白生命原則的人，應該熱烈急切地努力抵抗疾病的根源。醫生既眼見病人在痛苦中不住地掙扎，又時刻在做一種解除痛苦的工作，對於消弭疾病的根源一事，怎能漠然不顧呢？他若不教訓人，使人知道嚴格的節制是補救病痛的方法，試問他可以算得是慈悲濟世嗎？

需要至佳之飲食

醫生們應當儆醒禱告，覺悟自己責任重大之立場。他們應當給病人規定對其最適合的食物。負責烹飪此項食物的人，也應當是一位深明自身有最重要職責的人，因為製造良好之血液，非有良好之食物不可。

第十八章・水果、五穀及蔬菜

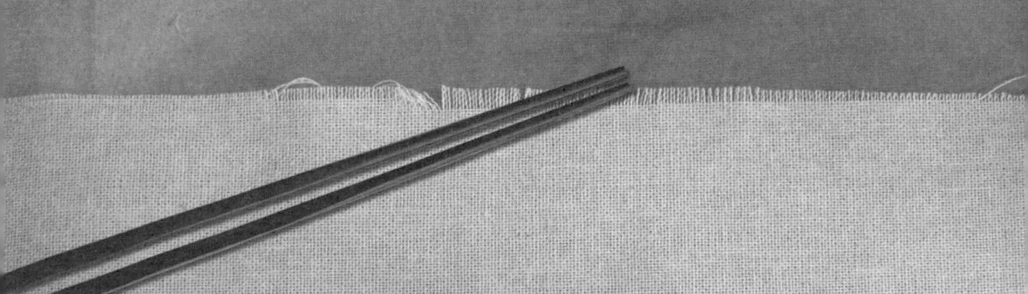

第18章·水果、五穀及蔬菜

Part 1　水果

食用新鮮水果乃是一種福氣

我實在十分感謝上帝，因為在亞當失去伊甸家園之時，主沒有取消水果的供應。

凡住在那一年到頭大都有鮮果可得之地的人，上帝希望他們覺悟那食用水果的福氣。須知我們若愈多靠賴那剛從樹上採來的鮮果，則我們所得到的幸福也必愈大。

最好的辦法，莫過於少事烹調而多吃新鮮的水果。我們儘管教人多吃新鮮的葡萄、蘋果、桃、梨、各種漿果，以及一切可能得到的果實。可以用罐頭或玻璃瓶將這些水果貯藏起來，以備過冬之用；不過在貯藏時，最好盡可能不用鐵罐。

對於消化不良的胃，你可在餐桌上供應各種的水果，但不要在一餐裏食用太多。

我們要特別介紹，水果乃是一種賜人健康的恩物。然而，即使是水果，我們也不當在吃飽了其他食物之後才吃它。

在各季節裏的蔬菜與水果，若是上好的，一點也沒有腐爛的痕跡，而是完美的，未被任何病菌或腐爛傳染過的，這種良好預備的食物，是很有益處的。現今因吃腐爛的蔬菜與水果，以致在胃裏發酵，結果因血液中毒而死的人，真是多得出乎我們意料之外。

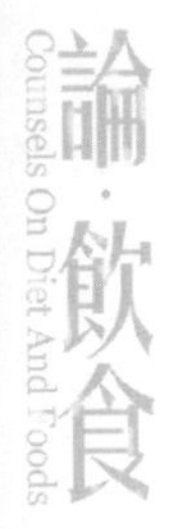

平常、簡單，而大量供應的水果，乃是那能擺在凡預備參加上帝聖工的人們之前的最美好食物。

水果是合適飲食之一部分

五穀、水果、硬殼果（如花生、核桃等）和菜蔬，這是造物主為人類所選的食物。這些食物，依最自然最簡單的方法調製，便是最有益最養生的食物，足以增添人身體和心智方面一種堅強耐久的能力，是其他複雜而含刺激性的食物所不能供給的。

在五穀、水果、蔬菜及硬殼果之中，可得到我們所需的全部食物成分。我們若懷著純樸的心到上主之前，祂就要教導我們如何預備健康的食物，而不沾染肉食的污穢了。

暫時性的水果餐食

不節制的飲食往往是致病之因；自然所需要的，就是解除那加諸於它的過重負擔。有許多疾病最有效的救治方法，就是叫病人禁食一兩餐，使那工作過度的消化器功能有一個休息的機會。用腦的人，往往一連幾天專吃水果，就可得很大的益處。有很多的時候，一個短時期的節食，繼以清淡簡單的飲食，就足以使病人藉自然的調養之功，醫好所有的疾病。無論什麼樣的病人，若能在一兩月內，節制自己的飲食，就會知道克己之路，便是健康之道。

除掉有害的食物

在本會的醫藥機關中，應當明白教導人以節制的道理。應當給病人指明醉酒之害，及節制之福。應當勸告他們戒除殘害其健康的食物，而以豐富的水果代替之。橘柑、檸檬、李、桃，以及其他各種能得到的水果，都是主的大地之上所盛產的，只要人肯出力耕種就行了。

鹽也不可用得太多。醋醃和香辣的食物，應當免用。水果要多吃，那麼在進餐之時就不會喝過多的湯水了。

裝罐和曬乾

水果若是出產的多，就可貯存起來，或裝罐或曬乾，備作冬天之需。像紅酸栗、酸栗、草莓、覆盆子、黑莓等的小水果，吃的人不多，也沒有什麼人注意種植，但這些水果，在許多地方都可以繁殖茂盛的。

家中裝製罐頭食物，最好捨鐵罐而用玻璃瓶。水果必須精選上好的，糖以少用為宜，煮的時間以能保持水果貯藏不壞為度。這種罐頭水果，是新鮮水果的絕妙代替品。

曬乾的水果，像葡萄乾、梅乾、蘋果乾、梨乾、桃乾、杏乾等類，我們不大用作主要食物，然而若是價錢便宜，大可多吃，對於作各種工作的人，都是極有益極補力的。

裝在玻璃瓶裏的蜜餞蘋果，乃是一種滋補而又味美的食品。梨與櫻桃，若能夠得到的話，也可好好地做成蜜餞儲藏起來，以備冬日之用。

關於水果方面，你若得不到別的東西，而只能得到蘋果，你的情形已是很好了。……我不認為我們非有那麼多種類的水果不可，但是在其生產的季節中，我們卻當小心予以收集及保存，以備在沒有蘋果之時可以食用。蘋果是比各種可靠的水果更佳。

從果園及庭院中採摘新鮮水果

還有一件有利的事，與本會的療養院有關的，那就是種植水果。我們自己種植的水果是新鮮的，從樹上摘下來的，絕無腐爛之虞，可供餐桌上用。

本會的家庭與機關，都應當學習多作點關於耕種及培養土地的工作。如果人們能曉得土地四時出產的價值，他們就會更加勤奮耕種了。我們大家都當熟悉，那些由果園及庭院採來的新鮮水果及蔬菜之特別價值。現今病人及學生的數目既是日見增加，需要的土地也就更多。應當栽種葡萄樹，使機關能生產自己的葡萄。就地開墾橘子園，也是一件有利之舉。

Part 2　五穀

這是創造主選擇的食物

五穀、水果、硬殼果和蔬菜，都是創造主為人類所選擇的食物。這些食物，依照最自然而最簡單的方法調製，便是最有益而最養生的食物，足以增添人身體和心智方面一種堅強耐久的能力，是其他複雜而含刺激性的食物所不能供給的。

吃肉的人，無非是在那裏間接地吃五穀和菜蔬；因為牲畜是靠菜蔬的滋養而生長的。牲畜的生活力，是從所吃的菜蔬中得來的。我們再去吃牲畜的肉，就是轉從肉中吸收生活力，與其如此，何不直接地吃上帝所賜給我們的食物，豈不好得多嗎！

這是適宜餐食之一部分

有人以為肌肉的力量全靠肉食供給，這是一種謬見。人要供給身體的需要，多享健康的樂趣，不用肉反倒更好。五穀蔬果之中，含有各種營養的質料，儘足以製造優良的血液了。

在五穀、水果、蔬菜及硬殼果之中，可得到我們所需要的全部食物成分。我們若懷著純樸的心意到上主前，祂就要教導我們如何預備健康的食物，而不沾染肉食的污穢了。

豐富的供應

地上所出產的五穀水果和硬殼果極多；因著交通的便利，這一切出產也逐年更普遍地運到各地；結果，有許多幾年前人所以為奢侈的食物，現在大家都可以得之為日常的食物了。

只要我們有聰明的打算，那有助於健康的食物是幾乎隨處可得的。各種的米麥五穀以及豆粒等類，在無論什麼地方都有運到的。這種食品，再加上本地所產或別處運來的水果和蔬菜，很足供人選擇一種完美而齊備的飲食，大可不必用肉了。

妥善的配備

水果、五穀與蔬菜，若用簡單的方式烹飪和牛奶或乳酪同吃，不加香料及各種肉油，可成為對於健康最有益的食品。這等食品會滋養身體，給人持久的精力，及活潑的智力，這是刺激性的食品所不能產生的。

不用動物脂油烹調而盡可能保持自然本色的五穀及水果，乃是凡宣稱預備變化升天之人所應有的食物。

粥（稀飯）

用米或麥煮粥（稀飯），須煮沸數小時，然而流質的粥，總不如那需要細嚼的乾糧之能養身。

有些人老實地認為，妥善的食物，大半應由粥類組成，然而大量食粥不能確保消化器官健康，這乃是因其太屬乎流質之故。我們應當鼓勵人吃水果、蔬菜及麵包。

麥糊

你可以烹煮麩皮麥糊。如果覺得麩皮麵粉太粗了，可以先篩一篩。在吃時若麵糊很燙，可加上一些牛奶。這等食物將是最可口而最有益於健康的了。

代替肉食

肉食戒除之後，當代以各種的五穀、蔬菜、水果和硬殼果子等滋養而味美的食物。……應當由價廉滋養的食物來取代肉食。

Part 3　麵包

維持生命之物

虔誠的信仰，會使母親們預備最優良的麵包。……麵包應當裏外都完全烤透。健康的胃，需要鬆而乾的麵包。麵包乃是真正維持生命之物，因此每位烹飪飲食的人，應當善自為之。

良好的麵包可表現人的信仰

有些人不覺得，善於預備麵包，也是人的一種信仰本分；因此他們並未設法去學習怎樣製作。他們在烘烤之前讓麵包發酸了，然後又加上發粉蘇打，去補救自己的粗心之過，結果做出來的麵包，便不合於人的胃臟。要製作好的麵包，那是需要思想及細心的。在良好的麵包中，可以顯出人的宗教信仰來，這是許多人還沒有想到的。

每個信仰基督的女子及婦人，應當都學習怎樣用未篩過的粗麵粉，製作良好、甘甜、蓬鬆的麵包，這乃是一種宗教信仰上的本分。母親們應當帶女兒進入廚房，趁她們年幼之時，就教以烹飪的藝術。

麵包中不可用蘇打粉

做麵包放蘇打鹼水或發粉，是有害的，也是盡可不必的。蘇打能使胃發炎，而且往往使全身中毒。許多主婦以為沒有蘇打便不能做好麵包，這是錯了。只要她們肯費心學更好的方法，所做的麵包就必對身體更有益、更有自然的滋味、更好吃。

做發酵麵包不可用牛奶

做發酵麵包時不應用牛奶代水。牛奶非但價貴，且大減麵包的滋養。牛奶麵包也不能像平常麵包那樣經久不壞，吃到胃裏也更快地作釀發酵。

熱的發酵麵包

麵包應鬆軟而味甘，不容有半點酸味，做得不可過大，烤或蒸的時間要充分長久，以期殺盡酵母菌。才出灶的熱麵包，是不易消化的，不可立時就吃。但無酵的麵包則不在此例。熱灶內烤的無酵麥餅，是很好吃而很衛生的。……

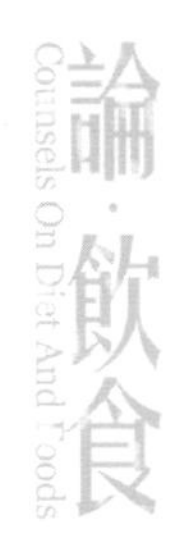

烘乾的陳（舊）麵包

烘乾的陳（舊）麵包，是一種最易消化而最適口的食物。平常的麵包，最好切成薄片，烘乾一切濕氣，至四面內外焦黃為度。這種麵包放在乾燥之處，極能經久不壞，食時再烤一烤，就能與新鮮的無異。

陳（舊）麵包比新鮮的更好

隔兩三天的陳（舊）麵包是比新鮮的更有益於人的健康。在爐裏烘乾的麵包是食品中最好的。

酸麵包之害

我們時常吃到難消化的、酸的、只烘了一半的黑麵包。這是因為缺乏學習的興趣，及不知善於烹飪責任之重要的緣故。有時我們吃到塗有果醬的糕餅，或不烘的軟餅乾，以及其他這一類的食物，而烹飪的人竟會向你誇說，他們對於這等舊式的烹飪方法非常拿手。其實，那不過是他們的家人不愛吃未篩過的黑麵包，而以為這樣的生活會叫他們餓死罷了。

我曾對自己說過，我不以這事為奇，那是因為你們的烹飪方法不對，這才使那食物變成那麼不可口。吃了那樣的食物，當然會叫人生胃弱消化不良的毛病。這些不善於烹飪的人，以及那些吃他們所預備之食物的人，都會鄭重地告訴你，健康改良這回事是不合於他們的。

胃不能把那不良的、不易消化的酸麵包，變成良好的食物；反之，這種不良的麵包倒會使健康的胃，變成了有病的胃。凡吃這種食物的人，便會曉得自己的精力是日見衰弱。難道這沒有原因嗎？這等人中有些自稱是健康改良運動者，而實際上他們卻不是。他們不曉得怎樣烹飪。他們預備糕餅、山芋及黑麵包，總是那麼一套老法，毫無變化；結果，身體衰弱無力了。他們似乎以為費心研究怎樣預備健康可口的食物，獲得一種徹底的經驗，乃是浪費光陰。……

在許多的家庭中，我們遇到了消化不良的病人，其原因往往是由於不良的麵包而起。主婦認為不該蹧蹋食物，他們便吃了。難道這是處置不良麵包之法嗎？你們把它放進胃中，可變成血液嗎？難道胃的能力會把酸麵包變成甜的？不易消化的變成容易消化的？發霉的變成新鮮的？……

許多主婦和母親，對於烹飪這一門還未受過正確的教導，缺少這種技能。她們天天給家人預備著不合適的食物。這些食物正是切實地破壞人的消化器官，製造不良的血液，往往引發炎病急症，並使人短壽夭亡。許多人因吃不易消化及酸的麵包而致死。有人向我提及一例，曾有一傭婦因製作了不易消化的酸麵包。後來她為要棄掉它和不願被人知道起見，便丟給兩條大豬去吃。可是第二天，那主人發覺他的豬死了。經過檢查之後，在食槽裏找到了一些不易消化之麵包碎片。他調查此事，那傭婦承認自己所作的事。她先前一點也沒想到，這麵包對於豬竟會有這麼大的害處。如果這不易消化的酸麵包可以害死那能活吞響尾蛇及幾乎什麼髒東西都吃的豬，那麼，對於人的胃，柔嫩的器官，更會有何等的禍害呢？

食用麵包及其他乾硬食物之益

在戒除肉食而改取素食之時，必須十分小心，擺在桌上的應當是精良預備而烹飪優美的食物。食太多的麥糊或稀飯，那也是一種

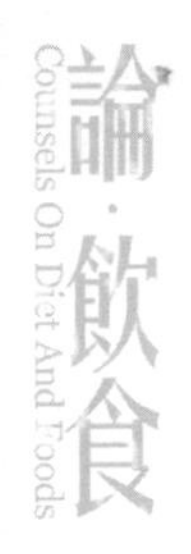

錯誤。那需要咀嚼的乾硬食物，卻是比較好的。烹飪健康的食物，在此方面乃是一大福惠。用簡單方法及費力預備的良好全麥麵包及小麵包，對於健康是很有益的。麵包切不可有一點點的酸味。應當將之完完全全烘透，免得有一些軟而且黏的情形。

對於能夠進食的人，用健康的方法預備良好的蔬菜，比柔軟的糊或粥好多了。吃水果和完全烘透的兩三天的陳（舊）麵包，是比新鮮的麵包更有益於健康。這種經過慢咀細嚼的食物，是會供應身體的各項需要的。

辛辣的餅乾

辛辣的餅乾及肉食，是與健康改良的原理完全相反的。

人們常用奶油塗擦辛辣的蘇打餅乾，當作美味來吃；可是那衰弱了的消化器官，卻只能覺得這是給它們虐待而已。

我們一直走在返回世界潮流，而非步向天國永生的路線。難道我們不要改變方向？我們為何不在餐桌上供應簡樸而健康的食物呢？我們為何不棄絕那只能引起消化不良病的辛辣餅乾呢？

小麵包

用蘇打或發粉所醱製的辛辣熱餅乾，切不可出現在我們的餐桌上。這類製品不宜吃入胃中。用未篩過的麵粉，調和清水及牛奶，所製成的小麵包，既有益於健康而又可口。可是教導本會的人過簡樸的生活，此事是很難的。當我們提倡食用未篩過的粗麵粉製成的小麵包時，我們的朋友卻說：「是呀，對呀！我們知道怎麼做的。」但後來所拿出來的，竟是用發粉、蘇打及酸牛奶所發的，這真叫我們非常的失望。這些食物顯出毫無健康改良之徵象。那用未篩過的粗麵粉，調和清潔的軟水（不含有礦物質）及牛奶所製成的，乃是我們從未吃過的最好小麵包。如果是硬水（含有礦物質），可多加些甜牛奶，或添一個蛋，來調和之。小麵包應當在很熱的火爐中，用穩定的火力來完全烤透。

製作麵捲，可用軟水及牛奶，或以少許乳酪；調成硬糰，揉之如揉餅乾，放進爐中烘烤。這些食品香甜而可口。食時需要細細咀嚼，這對於牙齒及胃都有益處。它們會製造良好的血液，及供給人力量。食用這等麵包，加以本國盛產的大量水果、蔬菜及五穀，人就不必奢望什麼山珍海味了。

全麥麵包比白麵包更好

未篩過的粗麵粉所製成的麵包，會給身體以滋養料，這是細白的麵粉製成的麵包所辦不到的。平常用篩過的麵粉所製的麵包，不能使身體保持健康的情況。你們都有呆滯的肝臟。採用細白的麵粉，會使你們所進行的工作加倍辛苦困難。

做麵包最好不用上白的麵粉。白麵粉既不健康，也不經濟，尤其缺少麥中主要的滋養成分。便祕和許多身體不健全的情況，往往是因為採用白麵粉所致。

麵包可由各種的五穀製成

長期食用麥子磨成的麵粉，這不是最佳的辦法。若能混合採用麥子、蕎麥及裸麥，則會比單由麥子而得的滋養料有更豐富的營養價值。

甜麵包

在我們的餐桌上，很難得有甜麵包及小甜餅。此類食品對於慣食的人，會引起腸胃不適及性情暴躁；因此，我們越少吃甜的食物越好。

在製作餅乾時最好不用糖。有些人以吃最甜的餅乾為最開心的享受，然而這些食物卻是對於消化器官有害的。

Part 4　蔬菜

簡單烹飪的新鮮蔬菜

我們大家都當熟悉那些由果園及庭院採來的新鮮水果及蔬菜之特別價值。

水果、五穀及蔬菜，若是用簡單的方式烹飪，和牛奶或乳酪同吃，不加香料及各種肉油，可成為對於健康最有益處的食品。這等食品會滋養身體，給人持久的耐力與活潑的智力，這是刺激性的飲食所不能產生的。

對於能夠進食的人，用健康的方法預備良好的蔬菜，是比軟爛的糊或粥好多了。

菜蔬中也當加一點牛奶或乳酪，或相等的東西，以增加滋味。

完全餐食之一部分

簡單的五穀、樹上的水果及蔬菜，都有製造良好血液所必需的營養質料。這是肉食所辦不到的。

多吃蔬菜

我們是由自己所吃的食物而建造的。難道我們要吃動物的糧食來增強自己的獸性情慾嗎？我們不應教導自己的口味，貪愛這類卑劣的飲食，乃當教導自己以五穀、水果及蔬菜養生，此其時矣。……除了肉食之外，還有許多完全有益於健康及富於滋養的各種簡單餐食，可供人食用。健康的人必須多吃蔬菜、水果及五穀。

主切望引領其子民歸回，以簡單的水果、蔬菜及五穀為生。

有些人不能食用蔬菜

在一所醫藥機關裏，要滿足人各種不同的味口。有些人必須有烹飪良好的蔬菜，以應其特別需要。另有些人卻不能食用蔬菜，因其難免有不良之後果。

馬鈴薯及甜蕃薯

我們認為油炸的馬鈴薯是無益於健康的，這是因為在烹飪之時，多少要肉油或奶油之故。烤熟或煮熟的馬鈴薯，撒上一點鹽及和乳酪同吃，卻是最有益於健康的。剩下的馬鈴薯及甜蕃薯，不用油炸，而用少許的乳酪及鹽再烤一次，便是再好不過的食品了。

豆類是健全的餐食

另一種很簡單而又有益健康的餐食，就是煮或烤的豆類食物。先用水泡透其一部分，再加以牛奶或乳酪，煮成湯便行。

種植及收藏的蔬菜

應當找一塊地，用來耕種，栽植水果及蔬菜，以便餐桌上可以採用這些作物，可惜許多人尚未看明此事之重要。我蒙指示要向每間教會及每個家庭說道，你們若「恐懼戰兢，作成你們得救的工夫」，深怕虧待自己的身體，以致破壞主在你們身上的計畫，上帝就必賜福你們了。

應當備款購買大量曬乾的甜玉蜀黍。南瓜也可曬乾，留待冬季作為南瓜包子之用。

懷愛倫夫人的餐食中採用青菜及番茄

你們提起了我的餐食問題。我素來不固執，堅持一種食物，而不採用其他。關於青菜這一方面，你們也不太關心，因為據我所知，你們所住的地方，盛產各種的蔬菜，是我可以當作青菜來食用的。我也可以採摘皺葉酸模（Yellow Dock）、蒲公英嫩葉及芥菜的葉子來食用。你們那裏有很多而且質素很好的青菜，比起我們在澳洲所能得的好多了。縱使是那裏沒有什麼別的，但也有許多的五穀生產啊！

在我東行之前，我已失了胃口。但現在已恢復了；每當用餐時，便很肚餓。我把青薊菜煮好，拌以消過毒的乳酪及檸檬汁，十分開胃。我這一餐吃番茄麵條，下一餐便吃青菜。我又開始以馬鈴薯當飯吃了。我覺得所有的食物都有好味道。我好像經過一場熱病的人，肚子餓得要命，我正是有了吃得太多的危險。

你們送來的番茄，很好而很可口。我發覺番茄乃是我的餐食中最好的食品。

我們種了很多的玉蜀黍及青豆，夠我們自己及我們鄰居之用。

我們把甜的玉蜀黍曬乾了，收藏備冬日之用；到時只要將之磨碎而煮好，便是最可口的湯及其他的餐食了。……

當季節來到之時，我們有了很多葡萄、梅子及蘋果，並且有櫻桃、桃、梨及橄欖，我們親手將其製罐裝好。我們也種很多的番茄。我對於自己餐桌上的食物，從未有怨言。我相信上帝會喜歡我們那樣做的。其他的賓客也都像我們那麼進食，並且看來他們也很喜歡我們的菜單。

第十九章・糕餅點心

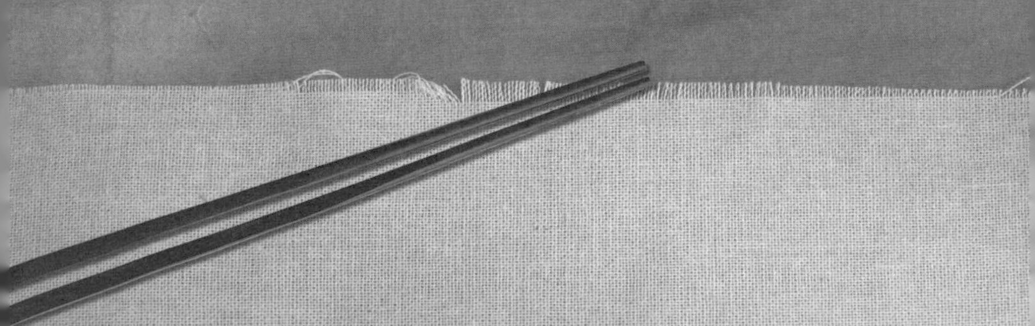

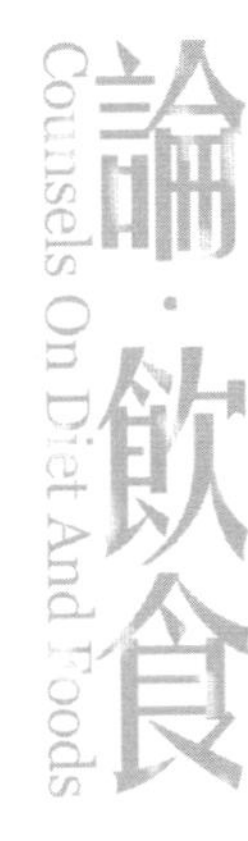

第19章・糕餅點心

Part 1　糖

糖對於胃是不好的。它會引起發酵作用，這是會使頭腦糊塗及使人性情暴躁的。

平常我們食物中所用的糖實在太多了。糕、布丁、餅、果醬，都是消化不良病的主要因素。那以牛奶、雞蛋和糖為原料的布丁和蛋糕尤其是有害的。牛奶和糖不可同用過多。

糖會阻塞身體，並且妨礙這部活機器的機能和工作。

我所要提到的，是密西根州蒙卡爾姆郡的一宗病例。那個人身高六呎，氣宇軒昂，一表人才。他生了病，我被請去拜望他。我事先同他談了一番關於他生活方式的話。我對他說：「我不喜歡你眼睛的神色。」他吃大量的糖，我問他為何如此。他說因為戒除了肉食，不知道有什麼會比糖更能代替它。他不能從食物得到滿足，只是因為他的妻子不知如何烹飪。

你們有些人，在女兒快要成年之時，送她們到學校去讀各種科學，而在此之前卻沒有教她們如何烹飪，其實這是一件應當行的最重要之事。這裏就有一位不知如何烹飪的女人；她從未學過如何配製有益健康之食物。這位為妻為母者，對於這重要部門的教育一竅不通；結果，烹飪不良的食物不足以維持身體的需要；由於吃糖無度，全身都有了病。這個人的生命乃是不必要犧牲於不良的烹飪。

在我去拜望這位病人之時，我盡力告訴他們我所知的調理方法，不久他就開始漸有進步。然而他在力不能行之時卻不小心地濫用氣力，進食小量質素不佳的食物，以致身體又走了下坡。此時他又沒有得到什麼幫助，以致身體成了一副活的腐屍。他成了不良烹飪的犧牲者死了。他曾盡力用糖來代替肉食，結果只是更加糟糕。

我常常坐在弟兄姊妹們的餐桌前，看到他們大量地採用牛奶與糖。這些東西是會壅塞身體，刺激消化器官，及傷害頭腦的。凡足以妨礙這部活機器之積極作用者，都會直接害及頭腦的。根據我所得的亮光看來，大量用糖，其害甚於肉食。這等變動應當小心進行，在對待此題目時所採用的方法，應以對我們所要教導及幫助的人，不生反感及成見者為是。

我們不應被勸把任何東西都放進口中，以致身體有了不健康的情形；不論我們是多麼喜歡它，也是不可以的。為什麼呢？──這是因為我們是上帝的產業。你們有一個冠冕要爭取；有一個天國要贏得，以及有一個地獄要遠避。因此，為基督的緣故，我請問你們，難道在有真光的清明光線照在面前之後，你們還要棄真光而說道：「我愛這個，我愛那個嗎？」上帝呼召你們每個人要開始計畫，要在祂偉大的照顧與眷愛之下，與上帝合作，使自己的全身、全體、全魂得以昇華、高貴及成聖，以致能與上帝同工。……

最好不用各種甜品。不要吃餐桌上的甜食點心。你們不需要這些東西。你們所需要的是一副清明的頭腦，思想上帝的法度。

在帳棚聚會的場所銷售點心

幾年前我曾發出一道申斥的證言，責備那些管事的人員在帳棚聚會的所在，給本會的人們售賣乳酪及其他有害的東西，並且在我盡力指導青年人及老年人，應把購買糖果的錢投入國外佈道捐的奉獻箱中，藉此教導其兒女實行克己自制之時，當下竟有人拿了糖果來出賣。

我得到亮光，關於在帳棚聚會時所供應的食物問題。有時人們帶到帳棚聚會場所的食物，是與健康改良之原理不合的。

我們若是行在上帝所賜的亮光中，我們就當教育本會的信徒，老年人及青年人，要放棄這些徒為放縱口腹之慾而吃的食物。應當教導我們的孩子們克己自制，不吃這些不必要的東西，如糖果、口香糖、冰淇淋及其他的零食，以便將那由克己自制而省下的錢，投入每個家庭都應置有的一個「克己箱」中。藉此可省下大數或小數的錢財，獻為上帝聖工之用。

本會的人有不少是需要受教導以有關健康改良之原理的。健康食品的製造者已發明了各種各式的糖果，並介紹說是全然無害的；可是我對這些東西，卻有不同的見證。它們並非真是有益健康的，因此不應鼓勵人採用之。我們必須更加倡導水果、硬殼果、五穀及蔬菜之類的簡單食物為限。

不可將那些與本會的人們所得健康改良之亮光相反的食物與糖果帶到帳棚聚會的場所來。但願我們不要以這些東西售賣所得的錢，是用以應付一項善工之費用為藉口，而冠冕堂皇地墜入試探來放縱口腹之慾。這一切引人自私放縱的試探，必須堅予拒絕。但願我們不要勸服自己，在此舉是出於善意的前提之下，而行對於個人無益的事。但願我們每個人都學會明白，怎樣能成為克己自制，而又是健康積極的佈道士。

懷愛倫夫人的餐食中不用糖

我們的餐桌上沒有糖。各種食物都是清淡而又有益於健康，這是因為我們並非隨隨便便地把它們亂湊在一起。我們所賴的調味品乃是蘋果，或烤或煮，在上桌之前照其需要略予加甜。

我們經常採用少量的牛奶和一些糖。在我們的著述或講道中，也從未申斥此事。我們相信牛畜將要變成多病，以致我們終於也要戒除這些食品，只是現今從餐桌上完全廢棄糖與牛奶的時候尚未來到罷了。

Part 2　牛奶與糖

現在論到牛奶與糖：我知道有人談起了健康改良便為之色變，而說他們與此無關，因為這道理是反對這些食品的。進行各種變革，應當十分小心；我們行事應當謹慎而聰明。我們所要採取的行徑，可向世上聰明的男女自行介紹。牛奶與糖的大量混合採用，乃是有害的。它們會使身體污穢不潔。我們得乳的牲畜並非一直都是健康的。牠們可能患病。一條母牛可能在早晨看來好好的，而在黃昏之前就死了。可見牠在早晨之時就有了病，牠的奶也有了病，但你卻不知道。現今動物界都有了病；肉類也是有病。如果我們能確知動物是完全健康的，我就會先介紹人們採用肉食，過於用大量的牛奶與糖，因其不如後者的為害之甚也。糖會壅塞身體，阻礙這部活機器的工作。

我常坐在弟兄姊妹們的餐桌前，見到他們大量地採用牛奶與糖。這些東西是會壅塞身體，刺激消化器官，及傷害頭腦。

有些人加牛奶及大量的糖於糜粥中，以為這是實行健康改良了。

然而牛奶與糖合用，是會在胃內引起發酵作用，因此乃是有害的。

那以牛奶、雞蛋和糖為主品的布丁和蛋糕，尤其有害。牛奶和糖不可同用過多。

Part 3　糕餅、布丁、點心

那用許多功夫所烹製的點心，其中有許多是對健康有害的！

點心引人放縱食慾

在太多的餐桌上，當胃已收下了所有需其妥予進行消化以滋養身體的食物之後，又擺上了一道包括糕餅、布丁及味道強烈的糖果之類的點心。……許多已經夠飽了的人，就會越過界限，再吃那些引人垂涎的點心，雖然明知其為對己無益之物。……若能把這些額外多餘的點心取消掉，那就真是一種福氣了。

由於這種時髦與病態的口腹之慾的配合，那些甜膩的糕餅、點心、布丁之類及各種有害的食品，便被塞滿胃中。餐桌上必須陳列美味大餐，否則不能滿足敗壞了的食慾。到了早晨，那些口腹之慾的奴隸們，往往是呼吸奇臭，舌苔高積。他們享受不到健康，卻又奇怪為何自己要受那麼多的痛苦、頭疼及各種的疾病。

現今人類已放縱食慾，加強其對豐膩食物之慾望，直到成了一種時髦風氣，要把一切能得到的美味，儘量塞進胃中。尤其是在歡樂的宴會中，開懷飽食暢飲，放縱無度。豐富的大餐及很遲的晚餐，都是享用那些調味濃烈的肉食、油膩的羹湯、豐膩的糕餅、點心及冰淇淋之類。

由於追隨這種時髦，許多貧苦而靠日常勞作為生的人們，竟要花費血汗所得的代價，來為賓客們預備各種甜膩的糕餅、點心、蜜餞及許多時髦的食品，其實這些東西對於吃的人，只是有害無益；而同時他們也是需要這筆錢，來為自己及兒女們購置衣服。這種為滿足口味而犧牲了胃的飲食，所費的烹調時間，原是應當用以向兒女們施授道德與宗教之教育的。

點心不是一種有益健康的滋養食品

許多人知道如何烹製各種的糕餅點心，但這些卻不是應擺上餐桌的最好食品。甜的糕餅蛋糕及點心等，會使消化器官混亂失常，我們何必把這些擺在桌上引誘人吃呢？

那用各種香料烹製的肉食，及甜膩的糕餅、點心之類的食品，都不是最有益於健康及滋補身體的食物。

那採取牛奶蛋糕形式而製的各種點心，都是對人害多益少的。水果，若是能獲得的話，倒是最佳的食品。

平常我們食物中所用的糖實在太多。糕餅、布丁、點心、果醬，都是妨礙健康的積極因素。尤其有害的，乃是那以牛奶、雞蛋和糖為主品的布丁和蛋糕。牛奶和糖不可同用過多。

但願凡倡導健康改良的人們，都能竭心盡力照其所宣揚的去身體力行，棄絕一切與健康有害之食物，採用簡單清淡而對健康有益之飲食。水果最佳，而且可省許多烹飪之工。應當戒除甜膩的糕餅、點心及各種引起口腹之慾的餐食。每餐只吃較少的幾樣食品，並存感謝的心去享受。

簡單而清淡的糕餅，可用作點心，但人若是只為滿足過度的口腹之慾，而吃了兩三塊以上，那就是使自己不配為上帝服務了。有些人，在吃了大量的各種食品之後，還要吃點心，這不是因為他們有此需要，只是貪其美味而已。若是有人請他們再吃一塊，那誘惑真是太大，無法拒絕，跟著便是接二連三地將之加進那已經過勞的胃中。這樣行的人，乃是從來沒有教育自己實行克己自制。口腹之慾的犧牲者，十分固執於自己的行為，以致不能看清自己正在向本身施行傷害。

當她需要更多的衣服與更多的食物時，卻不讓她有簡單清淡而又有營養質素的飲食。她的身體渴求那些能變成血液的材料；但他卻不供應之。其實，一點適量的牛奶與糖、些許的鹽、用酵母所發的白麵包來變換一下。有時也可請人用各種方法，以未篩過的粗麵粉烹製素的葡萄乾糕；用葡萄乾、梅及無花果所製的米布丁，以及許多我可提出的別種餐食，都是可以應付食慾之要求的。

那擺在病人之前的食物，應當以能給他們好感之印象者為佳。雞蛋可有各種的方法烹飪。檸檬糕餅也不應予以禁止。

點心應與其他別的食品同時上桌食用；人們往往在胃已裝滿了所應有的食物之後，才把點心端上，這真是太多餘了。

為保持頭腦清楚及身體強健之故

我巴不得大家都是健康改良者。我反對採用糕餅點心。這些混合的食品，是無益於健康的；人若吃大量的糖果，乳酪所製的甜點，各種的糕餅，及在一餐之間吃大量各種食物，他就不會有良好的消化能力及清明的頭腦。我們在這樣行之後，加上著了涼，全身就會

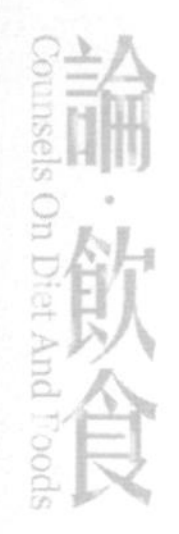

壅塞及虛弱，以致沒有抵抗力，無力抗拒疾病。我寧可吃肉，而不願那麼大量地採用甜的糕餅點心。

但願從事健康改良的人記得，他們若出版那與健康改良原理不合的食譜，那是可能對人有害的。在供應那些糕餅點心之類的食譜上，我們應當表現特別的小心。若是把甜的糕餅點心與牛奶或乳酪同吃，在胃中就會起發酵作用，接著人體的弱點就會出現其真相來。頭腦因胃內所遭的干擾而受害。如果人肯研究因果的關係，從飲食中除去那些會傷害消化器官及引起頭痛的食物，這種情形或可輕易予以矯治。由於不聰明的飲食，許多男女不配擔任他們本可進行的工作，他們若是飲食簡單清淡，就不會使自己蒙受傷害了。

我十分相信，人若在烹飪上遵從健康的律法，誰也不必使自己為預備帳棚聚會而生病的。他們若不製造糕餅點心，而用簡單的粗麵麵包，多吃水果，不論是罐裝或曬乾的，他們就不必為預備帳棚聚會而累倒，也不會在聚會期中生病。

最好不用各種甜食。不要吃餐桌上的甜食點心。你們不需要這些東西。你們所需要的是一副清明的頭腦，思想上帝的法度。我們現今應當走上健康改良原理的正軌。

第二十章・調味品

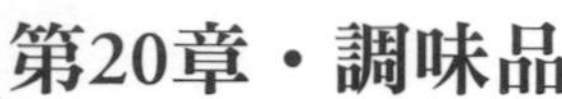

第20章・調味品

Part 1　香料及調味品

世人所常用的那些調味品，是會傷害消化功能的。

所謂刺激物和麻醉劑者，也包括一般人日常飲食方面一切足以刺激腸胃，毒害血液，興奮神經的物品。服用這些物品，於人身是絕對有害的。普通人之喜食刺激物，大都因為貪一時的快樂，然而後來的反應，他們也是要受害的。人吃含有刺激性的物品，往往愈吃愈多，容易過分，實足以傷害身體，戕賊精力。

處此騷動擾攘的時代，飲食要愈平淡愈好。香料一類的調味品都是有害的：諸如芥末、胡椒、肉桂、丁香以及其他同類物品，都足以刺激腸胃，使血液污濁發熱。我們常講到喝酒之人的胃那種發炎的情形，然而香辣的食物，在胃中也能發生同樣的危害。不久之後，普通食物就不足以滿足食慾，全身感覺一種缺欠，並有一種貪求含刺激性食物的慾望。

在烹飪餐食時採用調味品及香料，其對於胃的功用，猶如人以為用茶、咖啡及酒可幫助勞力的人來進行其工作一樣。然而在當場的效力過去之後，他們就會相等地消沉，精神低落於常人之下，猶如他們用這些刺激品來使其興奮，精神高於常人之上一樣。身體衰弱了，血質污穢了，發炎生病便是其必然之後果。

香料刺激胃及引起反常的慾望

我們的餐桌應當只有那些對於健康最有益處，而毫無刺激性的食物。那些用調味品及香料所烹飪的食物，是會鼓勵人起嗜酒之慾的。這些食物使身體發燒，以致令人要飲酒來鎮壓刺激。當我經常旅行國內各地之時，我不光顧餐館、酒樓或旅店，理由很簡單，因為我不能吃他們所供應的食物。那些用鹽及辣椒所強烈調味的餐食，會引起幾乎令人無法忍受的乾渴。……這些食物會刺激胃的細膜，而使其發炎。……在競向時髦的餐桌上，通常供應的便是這類食物，並且給孩童們吃。其後果是使人神經緊張，而且有了非水能止的焦渴。……食物的烹飪，應當儘量以簡單的方式行之，不用調味品及香料，甚至於鹽也不可多用。

有些人已放縱其口味到此地步，在吃飯時若無所要吃的某種食物，便悶悶不樂而食不下嚥。若是當前有了用調味品及香料烹飪的食物，他們卻又用這種火辣辣的東西鞭策胃工作過勞。胃在久受這種待遇之後，便對清淡而無刺激性的食物味同嚼蠟了。

今人把美味大餐，香辣的食品，甜膩的羹湯，及糕餅點心等擺在孩童們之前。這種調味強烈的食物會刺激胃，激起貪圖更強烈刺激品的慾望。人們不但以不合宜的食物來引誘孩童的食慾，而且讓其在進餐之時大吃特吃之外，還在兩餐之間吃零食；這樣，到了12～15歲之年，他們便往往患上了消化不良之胃弱病了。

也許你們曾見過一張嗜酒成癮者之胃的照片吧！人在火辣辣的香料刺激影響之下，胃也會產生這種情況的。胃在這種狀況之下，便會渴求更多些東西，一些強烈的東西，來應付食慾的要求。

採用調味品會引起暈眩

有一等人，自稱信奉真理，不用菸草、鼻煙、茶或咖啡，但卻以不同的方式，犯了滿足口腹之慾的罪。他們渴求高度調味的肉食，與濃羹同食，以致他們的食慾偏差，到了連肉類非用最有害的方式來烹飪，便不能滿足其口腹之慾的地步。胃發燒了，消化器官過勞了，但還是要辛苦工作，以消除那硬塞進來的重負。及至胃完成了工作，便精疲力竭，而引起了暈眩。許多人在此又受了欺騙，以為這是缺乏食物，才會有此感覺。他們不但不給胃有時間休息，以便消除暈眩，反而再吃進更多的食物。人越放縱口腹之慾，便會越求更多的東西以圖滿足。

香料最初是刺激胃的薄膜，至終便破壞了此細膜的天然敏感作用。血液發生燒熱，情慾被激起，同時德性及智力便衰弱了，而成為卑賤情慾之奴隸。作母親的人應當用功研究，如何在家人之前，供應簡單清淡而又富於營養之飲食。

那些久已放縱食慾，儘情食用肉類、濃味的羹湯、各種甜膩的糕餅點心及蜜餞的人，他們對於清淡、有益健康、富有營養的飲食，是不會一時感到興趣，而食之可口的。他們的食慾已經偏差，到了對於水果、清淡的麵包及蔬菜等有益健康之飲食，沒有胃口的地步。對那與其久已放縱之食物完全不同的飲食，他們無望於其初食之時，就感到美味可口的。

在健康的出版物中，主已不斷地賜給我們這一切寶貴的亮光了。我們不能過粗心疏忽的生活，隨意吃喝，縱情採用刺激品、麻醉品及調味品。我們應當鄭重思考這種事實，我們有生靈要拯救或滅亡，我們對節制問題的關係如何，實有重大的後果。我們每人要善盡自己的本分，對於應當吃喝什麼，要有聰明的瞭解，及當如何生活以保障健康，這都是十分重要的。我們大家都要被試驗，顯明自己是否接受健康改良的原理，抑或是隨從自私放縱之途徑。

Part 2 蘇打及發粉

做麵包放蘇打粉或發粉（又稱泡打粉），乃是有害而且是不必要的。蘇打能使胃發炎，及往往使全身中毒。許多主婦以為沒有蘇打便不能做好麵包，這是錯了。只要她們肯費心學習更好的方法，所做的麵包就必更有益於健康、更有自然的味道及更美味可口。

用蘇打或發粉所酵製的辛辣餅乾，切不可出現於我們的餐桌上。這類製品不宜吃進胃中。任何種類的熱麵包，都是不易消化的。

用未篩過之麵粉調和清潔的冷水及牛奶所製成的小麵包，乃是有益健康而又美味可口的食物。但是要教導本會的人在飲食上要簡單清淡，這確是一件難事。當我們提倡小麵包之時，朋友們卻會說：「是呀，對呀！我們曉得怎麼做的。」及至端出來的，竟是用發粉或酸奶及蘇打粉所發的，這使我們很是失望。這些東西，一點也顯不出什麼健康改良的跡象來。我們所吃過味道最好的小麵包，乃是用未篩過的麵粉調以清潔的軟水（不含礦物質）和牛奶所製成的。若果是硬水（含礦物質），可加多些甜奶，或加一個蛋來一起打。小麵包應當在很熱的火爐中，用穩定的火力來烤透。

在我旅行之時，我見到許多家庭的人，都因烹飪不良而患病。在他們的餐桌上，很少見到甜美、有益健康的麵包。黃色的、發粉或蘇打粉的餅乾，以及不易消化、黏稠的麵包，現正破壞了成千上萬之人的消化器官。

有些人不覺得，善於預備麵包，也是人的一種信仰本分；因此，他們並未設法去學習怎樣製作。他們在烘烤之前讓麵包發酸了，後來又加上發粉或蘇打去補救自己的粗心之失，結果做出來的麵包，便不宜於人的胃臟。

無論何往，我們都可見到面如菜色，呻吟痛苦的消化不良者。當我們坐在餐桌前，吃那經年累月，都用同一方式所製的食物，我奇怪這些人還能活著。麵包與餅乾都有發粉或蘇打的黃色。這種採用發粉或蘇打的辦法，乃是要省掉略為用心之勞；由於粗心忘記之後果，麵包在烤製之前往往已發酸了，以致要加入大量的發粉蘇打來予以補救，這只有使其完全不合於人的腸胃罷了。任何形式的發粉或蘇打都不應吃進胃中；因其後果甚是可怕！它會消化胃膜，引起發炎，而且往往全身中毒。有些人請求說：「我若不用發粉或蘇打，便製不出好的麵包或小麥餅。」你們若願作學生及肯學習，你們一定可學會。難道你們全家之人的健康，還沒有足夠的價值來使你們發出宏願，要學習如何烹飪及如何飲食嗎？

Part 3 鹽

鹽不可用得太多。醃漬品及以香料製成的食品，都當免用。水果要多吃，可免許多的刺激而在進餐之時要喝很多的水。

預備食物不但應富有營養，同時也須使之味美可口。絕不可剝奪身體所需要的營養。

在某一時期，XX醫生試圖教導我們的家庭，依他所見解的健康改良辦法來烹飪食物，不用鹽也不用任何調味品。好吧，我決定試試看，不料我的體力大減，到了非予改變不可的地步。後來改用不同的辦法，方才大為收效。我告訴你們此事，是由於我知道你們現正處於真正危險之境。預備食物，當以對身體有營養的方法行之。

身體的需要，切不可予以剝奪。……

我用一點鹽，並且向來使用，因為從上帝賜我的亮光看來，此物不但無害，而且確是血液所不可少的。此事之緣由我不知道，我只是把所得的指導告訴你們罷了。

Part 4　醃漬品及醋

處此騷動擾攘的時代，飲食要越少刺激越好。調味品的本質是有害的。芥末、辣椒、香料、醃漬品及其他同類物品，都足以刺激腸胃，使血液發熱及不潔。

某次我與幾個12歲以下的孩童們同桌進食。在供應了大量的肉食之後，又有點心美味，但那個嬌弱而神經質的女孩子喊著要醃漬品。結果，拿來了一罐用芥末及強烈香料所浸製的火辣辣的什錦菜，她便大吃特吃，吃個痛快。這孩子是出名的神經質及脾氣暴躁者。這些火辣辣的香辣食品，都是造成她此種情形的原因。

切不可讓肉餅及滷味進入人的胃中，因其那是會使人的血質貧弱可憐的。

製血器官不能將香料、肉餅、醃漬品及病畜之肉，變成良好的血液。

鹽不可用得太多。醃漬品及以香料製成的食品，都當免用。水果要多吃，可免許多的刺激，而使得在進餐之時需要喝很多的水。

醋

那用油及醋所做的沙拉醬，會在胃中產生發酵作用。這等食物

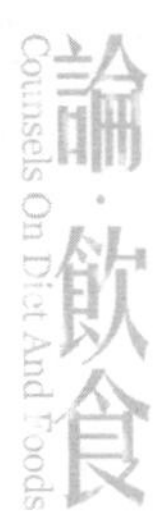

不能消化，只能腐化或朽爛；結果，血液得不到滋養，裝滿了污穢，而肝與腎的各種毛病便出現了。

第二十一章・脂肪

第21章・脂肪

Part 1　奶油

循序漸進的健康改良運動

飲食改良應當循序漸進。要教導人怎樣烹調不用牛奶或奶油的食物。告訴他們日子即將來到，屆時食用雞蛋、牛奶、乳酪或奶油，也不安全，因為禽畜的疾病亦隨世人的罪惡而增多了。日子近了，那時由於墮落之人類的罪過，整個動物界全都要在困擾全地的疾病之下呻吟著。

上帝必將才能和機智賜給祂的子民，使之不用這一類的東西，也能做出有益健康的食品。本會信徒應禁絕凡不合衛生的食譜。

把奶油塗在冷麵包上吃，比用來煮東西為害較少；但一般而論，總以完全不用為妙。

以橄欖、乳酪、硬殼果及健康的食物來代替

橄欖若調製合宜，則每餐食用，也可能產生良好的效果。那原來從奶油所得到的益處，也可於食用調製合宜的橄欖而獲得。因為橄欖所含的油質可解除便祕；並且對於患肺結核的人，以及對患胃炎，而腸胃易受刺激的人，其效用更為任何藥物所不及。作為食物，橄欖油的確是較比任何間接從動物得來的肉油為佳。

橄欖若是調製得合宜，就可像硬殼果一樣用以代替奶油和肉食。橄欖所含的油質，比動物的肉油好得多，而且是潤腸通便的，更能

治療發炎及受刺激的胃，對於患肺結核的人尤為有益。

健康食品事業，現正需要經濟及本會信徒的積極合作，方能有其當有之成就。此項事業的目的，就是供應人以食物來代替肉食、牛奶與奶油，因為牲畜的疾病愈來愈令人膽寒。

對於孩童不是最好的食物

人們通常都讓孩童們吃肉食、香料、奶油、乳酪、豬肉、甜膩的糕餅及調味品；也讓他們食無定時，在兩餐之間吃對健康無益的食物。這些東西進行其使胃消化不良的工作，刺激神經起反常的作用，並使人的智力薄弱。父母們尚不知道自己正在撒播那導致疾病與死亡的種子。

大量採用肉油是會妨礙消化的作用

奶油不應擺在餐桌上；否則，有些人就會大量採用，而將妨礙其消化的工作。可是對你自己而論，你應當不時地用少許的奶油塗在冷麵包上吃，如果這能使食物更有味道的話。這事的害處，比你限制自己於預備不可口之食物的害處，遠為少得多了。

在得不到最純潔的奶油之時

我仍遵照三十五年前賜給我的亮光而行，每日只吃兩餐。我不用肉食。對我自己而論，我已解決了奶油的問題，我不用它。在那得不到最純潔的食物之處，此問題當屬另作別論。我們有兩頭良好的奶牛，一頭是澤西種，一頭是荷士坦種。我們食用乳酪，全家的人對此也都滿意。

奶油不應列入肉食一類

牛奶、雞蛋和奶油，不應列入肉食一類。在有些情形之下，食用雞蛋頗為有益。現在還不到時候，說將牛奶和雞蛋也當完全戒絕。有些窮苦的家庭，他們的飲食大半只有麵包與牛奶。他們所吃的水果既少，而又無力去購買硬殼果一類的食物。在教導人健康改良的道理上，也當如其他福音的工作一般，須適合人們的現狀。在我們尚未教他們如何製備那味美價廉而又富於營養之衛生食品以前，絕不應貿然向其作關乎飲食健康改良最前進的建議。

讓各人本其良知而行

我們必須記得，世上有許多不同的想法，我們不能希望每個人對於飲食的一切問題，都與我們作同樣的看法。各人的想法，不能納於一軌。我不吃奶油，但我的家人卻有吃的。在我的餐桌上沒有奶油，但我也不會因有些家人的偶爾吃用，而感到困擾。許多本會深明大義的弟兄們，在其餐桌上有奶油，我認為自己並無義務要勉強他們反此而行。我們切不可讓這些事在弟兄們之間引起紛爭。我的看法是，在那些富產水果及（消毒過）乳酪的地方，人是無需採用奶油的。

應當讓那些敬愛而事奉上帝的子民，本其良知而行。我們也許覺得自己照他們所行的去行不很妥當，但我們卻不應讓不同的意見來引起不睦和分裂。

我看不出你們是在盡力實行健康改良的原理。應當凡事講究經濟之道，但對於身體所需的飲食，卻不當吝嗇節省。關於硬殼果之類的食物，有許多人是不能吃的。如果妳的丈夫樂於食用奶油，那就讓他吃吧！直到他覺悟此物之對於他的健康不是最有益之日。

當心避免極端

現今在提倡健康改良的原理時有危險，有些人會贊成改變，只是沒有改變得更好，而是改變得更壞。健康改良不應用急進的方式來促成。像現今的情況下，我們不能說牛奶、雞蛋和奶油都當完全予以戒除。我們必須小心，不要隨便提倡革新，因為在極端教訓的影響之下，有些誠心實意的人勢必趨入極端。他們的身體狀態將會危及健康改良的工作；這是因為很少人知道如何作良好的供應，來代替所戒除的食物。

雖然曾有警告，論及奶油有傳染疾病的危險，幼小孩童多吃雞蛋也有害處，然而在適宜飼養照顧之下的雞所生的蛋，吃了也不算是違背原理。蛋裏面含有抵抗某種毒質的元素。

有的人因為拒用牛奶、雞蛋和奶油，以致不能使身體得到適當的營養，結果，竟衰弱而無力工作。這樣，健康改良就要遭受非議了。原為我們所竭力建樹堅固的工作，就為那非出於上帝所吩咐的怪誕之事所混淆，以致教會的能力也遭受了摧殘。但是上帝必從中干預，以防止這些逾分之理想的結果。福音乃要融和這有罪之人類，要召集富貴貧賤的人，都來聚集在基督的腳前。

當健康改良的道理傳給貧苦的人之時，他們會問道：「我們要吃什麼呢？我們買不起那些硬殼果類的食物。」當我向貧苦之人傳道時，我蒙指示告訴他們，採用那最有營養的食物。我不能對他們說：「你們不應吃雞蛋、牛奶及乳酪。在烹飪食物時，你們也不應採用奶油。」福音是要傳給貧苦之人的，可是那實行最嚴格之飲食的時候，現今尚未來到。……

上帝將要引導

但我願說，當時候來到時，上帝將要啟示人，採用牛奶、乳酪、奶油及雞蛋不再是安全的。在倡導健康改良上，不應趨入極端。關於採用牛奶、奶油及雞蛋的問題，到時當會自行解決。但在現時，我們卻不必為此煩惱。「當叫眾人知道你們的中庸之道。」（中文《聖經》譯為「謙讓的心」。）

Part 2　動物油*

（*註——據韋氏詞典解釋，動物油乃「動物之油脂，尤其是指在軟化時的動物脂油而言；任何脂肪、油膩、和肥的部分，都算在內。」在懷夫人的著述中讚譽橄欖油為有益之食品，可用以代替奶油及各種動物的油，足見她是讚許橄欖油乃正確飲食之一部分，並贊成各種植物油，若用之合宜，也是有此功用。）

許多人不覺得烹飪的工作乃是一種本分，因此沒有盡力好好地烹飪食物。這是可以用簡單、有益健康及容易的方式來進行，而無需乎用肉油、奶油或肉類的。技巧與簡單，都必須兼顧。若要辦到此事，婦女們應當閱讀研究，並要耐心地將所讀的付諸實行。

水果、五穀及蔬菜，若用簡單的方式烹飪，不加香料及各種肉油，和牛奶或乳酪同吃，可成為對於健康最有益處的食品。

食物應當預備得簡單，但也應美好而增進食慾。你們的食物中應當不用動物的肉油，因為它必污穢你們所預備的一切食物。

許多主婦所擺的餐桌，對於家人乃是一面網羅。男女老幼大量地採用肉食、奶油、乾酪／起司、濃羹、調味品及辛辣的食物。這些食物的消化過程，會使腸胃衰弱、神經受刺激、以及使智力薄弱。那些造血的器官，也不能把這些食物改變為良好的血液。在食物中的肉油會使食物難於消化。

我們認為油炸的馬鈴薯是無益於健康的，因為在烹飪時多少用了肉油及奶油之故。烤熟或煮熟的馬鈴薯，灑上一些鹽及和乳酪同食，乃是最有益於健康的。剩下的馬鈴薯及甜蕃薯，不用油炸，而用少許的乳酪及鹽，再烤一次；便是再好不過的食品了。

但願一切坐在你餐桌前的家人，所見到的都是烹飪良好、衛生而可口的食物。XX弟兄啊，你應當十分小心自己的飲食，以便你的身體不必繼續長此抱病。飲食應有定時，而且只吃沒有油膩的食物。

簡單清淡的飲食，不加香料、肉類及各種肉油，這對你顯然是一種福惠，並省掉你妻子許多的辛苦、憂愁及灰心。

不用油脂烹調而盡可能保持自然本色的五穀及水果，乃是凡宣稱預備變化升天之信徒所應有的食物。

Part 3　牛奶與乳酪

有益健康而味美之飲食

上帝已供應人類豐富的食物，可滿足那沒有偏差的正常食慾。祂在人前陳列大地的產品，種類繁多的食物，既美味可口，又滋養身體。我們慈愛的天父說道，我們可以隨意享用這些。水果、五穀及蔬菜，若用簡單的方式烹飪，和牛奶或乳酪同吃，不加香料及各

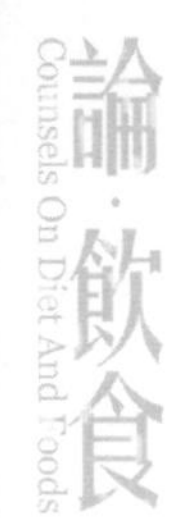

種肉油，可成為對於健康最有益處的食品。這種食物會滋養身體，給人持久的耐力與活潑的智力；這是刺激性的食品所不能產生的。

預備食物不但應富有營養，同時也須使之味美可口。絕不可剝奪身體所需要的營養。我用一點鹽，並且向來使用，因為鹽不但無害，而且確是血液所不可少的。菜蔬中也當加一點牛奶或乳酪，或相等的東西以增加滋味。……

有的人因為拒用牛奶、雞蛋、和奶油，以致不能使身體得到適當的營養，結果，竟衰弱無力工作。這樣，健康改良就要遭受非議了。……

時候將到，我們或須廢除若干現在所採用的食品，例如牛奶、乳酪和雞蛋等物；但我們卻無需以過早或過分的限制來使自己為難。等到情勢需要我們如此行時，主自會為這事開路的。

不安全牛奶之害

牛奶、雞蛋和奶油，不應列入肉食一類。在有些情形之下，食用雞蛋頗為有益。現還不到時候，說將牛奶和雞蛋也當完全戒絕。有些貧苦的家庭，他們的飲食大半是麵包與牛奶。他們所吃的水果既少，而又無力去購買硬殼果一類的食物。在教導人健康改良的道理上，也當如其他福音的工作一般，須適合人們的現狀。在我們尚未教他們，如何製備那味美價廉，而又富於營養之衛生食品以前，絕不冒然向其作關乎飲食健康改良最前進的建議。

飲食改良應當循序漸進。要教導人怎樣烹調不用牛奶和奶油的食物。告訴他們日子即將來到，屆時食用雞蛋、牛奶、乳酪或奶油也不安全，因為禽畜的疾病亦隨世人的罪惡而增多了。日子近了，那時由於墮落之人類的罪過，整個動物界，全都要在困擾全地的疾病之下呻吟著。

我們經常採用少量的牛奶和一些糖。在我們的著述或講道中，也從未申斥此事。我們相信牛隻將要變成多病，以致我們終於也要戒除這些食品，只是現今從餐桌上完全禁止糖與牛奶的時候，尚未來到罷了。

牛奶來源的牲畜，並非一直都是健康的。牠們可能患病。一條母牛可能在早晨看來好好的，而在黃昏之前死去。可見牠在早晨時刻就有了病，牠的奶自然有病，但你卻不知道。現今動物界都有了病。

我蒙主賜的亮光是，不久之後，我們將不得不廢棄一切動物性食物，甚至連奶類也不得不停止食用，現今疾病正迅速增加；上帝的咒詛臨到地上，因為人已使地受了咒詛。

牛奶消毒

若是用牛奶，必須完全消毒，方不致有病菌傳染之患。

時候或許會到，屆時採用牛奶也會不安全。但若是母牛健康，而牛奶也曾經過完全煮熟，那就不必提前製造麻煩，庸人自擾。

奶油的代替品

我仍遵照三十五年前賜給我的亮光而行，每日只吃兩餐。我不用肉食。對我自己而論，我已解決了奶油的問題。我不食用它。在那得不到最純潔的食物之處，問題當屬另作別論。我們有兩頭良好的奶牛，一頭是澤西種，一頭是荷士坦種。我們食用乳酪，全家的人對此也都滿意。

我的看法是，在那些盛產水果及（消毒過）乳酪的地方，人是無需採用奶油的。

我們的餐桌上沒有奶油。我們的蔬菜，通常是用牛奶或乳酪煮成十分可口的食物。……我們認為採用由健康母牛，而得的少量牛奶，是無可非議的。

最嚴格的飲食，現今尚非其時

我們要被引導去與群眾接觸。如果用十分極端的方式，向他們傳揚健康改良的道理，可能會有害處。我們請他們戒除肉食、茶及咖啡，這是好的。但有些人卻說，連牛奶也當不用。這倒是一個應當慎予處理的題目了。有些貧苦的家庭，他們的飲食只是麵包與牛奶，及他們能得的一些水果。一切肉食果當戒除，但蔬菜中也當加一點牛奶、或乳酪、或相等的材料來烹飪，而使其味美可口。當健康改良的道理，傳給貧苦的人之時，他們會問道：「我們要吃什麼呢？我們買不起那些硬殼果類的食物。」當我向貧苦之人傳道時，我蒙指示告訴他們，採用那最有營養的食物。我不能對他們說：「你們不應吃雞蛋、牛奶及乳酪。在烹飪食物時，你們也不應採用奶油。」福音是要傳給貧苦之人的，可是那實行最嚴格之飲食的時候，現今尚未來到。

時候將到，屆時我們可能要戒除一些現今所吃的食物，諸如牛奶、乳酪及雞蛋等；但我的信息是，你們不必提前自擾，以致危及自己的性命，應當等候主預備你前面的路。

我敢向你擔保說，你對於病人飲食的見解，是不足取的。那種變化是太大了。當我戒除那些有害的肉食之時，有些較少非議的食物，例如雞蛋之類，仍可採用。不必從餐桌上除去牛奶，或是在烹飪食物時禁用它。牛奶應從健康的母牛得之，也當予以消毒。

時候將到，屆時我們不能像現在，可隨意採用牛奶；不過眼前，尚非應予戒除之時。……

但我願說，當時候來到時，上帝將要啟示人，採用牛奶、乳酪、奶油及雞蛋不再是安全的。在倡導健康改良上，不應趨入極端。關於採用牛奶、奶油及雞蛋的問題，到時當會自行解決。但在現今，我們卻不必為此煩惱。「當叫眾人知道你們的中庸之道。」（中文《聖經》譯為「謙讓的心」。）

我們見到大地日趨敗壞，牲畜百病叢生，便知時候將到，屆時食用牛奶雞蛋也不是最有益的。不過現今此時尚未來到罷了。我們知道，當那時日來到之時，主必供應我們。有人問了一個大家都很關心的問題說：「難道上帝要在曠野擺設餐桌嗎？」我想這答案可能會有，是的，上帝會為其子民供應食物的。

在世界各地，主必供應那些代替牛奶及雞蛋的食物。祂必讓我們知道，何時要戒除這些東西。祂要大家覺得，他們有仁慈的天父，會在凡事上教導他們。主必給祂在世上各地的子民，有關飲食的藝術及技巧，教導他們如何採用大地的土產來維持生命。

Part 4　橄欖與橄欖油

橄欖若是調製得好，就像硬殼果一樣，足以代替奶油和肉食。橄欖所含的油質，比動物的脂肪好得多，而且是潤腸通便的，更能

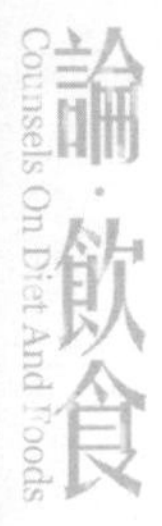

治療發炎及受刺激的胃，對患結核病的人尤為有益。

橄欖若調製得宜，則每餐食用，也可能產生良好的效果。那原來從奶油所得到的益處，也可於食用調製合宜的橄欖而獲得。因為橄欖所含的油質可解除便祕；並且對患結核病的人，以及對於患胃炎和腸胃易受刺激的人，其效用更為任何藥物所不及。作為食物，橄欖油的確是較比任何間接從動物得來的肉油為佳。

橄欖油可治療便祕及腎病。

第二十二章・蛋白質

第22章・蛋白質

Part 1　硬殼果類

適當飲食的一部分

五穀、水果、硬殼果（如花生核桃之類）和蔬菜，這是造物主為人類所選的食物。這些食物，依最自然最簡單的方法調製，便是最有益最養生的食物，足以增強人的體力、耐力及活潑的智力，是其他複雜而含刺激性的食物所不能供給的。

在五穀、水果、蔬菜與硬殼果之中，可得到我們所需要的全部食物成分。我們若懷著純樸的心到上主之前，祂就要教導我們如何預備健康的食物，而不沾染肉食的污穢了。

小心調製廉價的硬殼果類

上帝為我們預備了很多種類的強身食物，各人應憑經驗和靠判斷來選擇最合於個人需要的食物。

地上所出產的五穀水果和硬殼果極多；因著交通的便利，這一切出產也逐年更普遍地運到各地。

現今許多人以硬殼果來代替肉食。五穀、水果和其他根塊植物，都可以與硬殼果混合成為有益養生的食物。但我們也得小心，不可吃硬殼果太多。若有人覺得硬殼果不利於身體，便應當注意這一點，可免許多的困難。

應當多用時間，學習如何調製硬殼果類食物。但要小心，不要在菜單上只限於少數的幾種東西，除硬殼果類的食物之外，也可有些別的。本會信徒大多數不能得到硬殼果的配製品；有些人縱使買到硬殼果，也很少會知道如何善用它們。

所採用的食物，應合乎當地的氣候。有些食物適於一地，卻未必適於其他各地。硬殼果類的食物，應當使其售價便宜到貧苦人家也可購用才好。

硬殼果與其他食品的配合量

硬殼果的食物，應當小心予以善用。有些硬殼果，並不如其他食物那麼有益於健康。菜單上，不要只限於少數的硬殼果類為主的食物。這些食物不應過量採用。有些人若是更少採用，結果也會更為滿意。有些食譜，教人用大量的硬殼果與別的東西混合配製，以致使營養太豐富了，身體不能完全消化吸收。

我蒙指示，知道硬殼果製成的食物往往運用不當。硬殼果的分量用得太多。有些硬殼果並不如其他食物那麼有益於健康。例如杏仁就比花生更好；不過少量的花生，連同穀類配合著食用，頗富滋養而易於消化。

三年前我曾收到一封信，說：「我不能吃硬殼果類的食物；我的胃吃不消。」後來我見到幾張食譜；其中之一必是用別的材料與硬殼果合製的；如果分量不用那麼多，這種配合倒是很合適的。若是配方只用十分之一到六分之一的硬殼果就夠了。我們這樣試行，果然非常成功。

Part 2　雞蛋

雞蛋越來越不安全

生活於新的地區或窮鄉僻壤的居民，若是難以得到水果和硬殼果之類的食品，我們就不應勉強他們把牛奶和雞蛋放棄。不錯，身體肥胖和慾火旺盛的人，應該戒掉刺激性的食物，特別是子女們放縱情慾的家庭，不該用雞蛋。然而對於那些製血器官衰弱的人們，尤其是在得不到其他身體需要的食物之時，不應完全戒除牛奶和雞蛋。然而，也應當特別小心，應從健康的母牛得乳，及從健康的家禽取卵。牠們都是餵養得好及照顧得好的，而且蛋要煮到最容易消化的地步。

飲食改良應當循序漸進。牲畜的疾病日見增多，採用牛奶和雞蛋，也是越來越不安全。應當盡力設法，採用別種有益健康，而又廉價的食物，來代替牛奶和雞蛋。各處的人應受教導，知道如何在烹飪方面，儘量免用牛奶雞蛋，而又能使食物有益健康及美味可口。

牛奶雞蛋不應列入肉類

牛奶、雞蛋和奶油，不應列入肉食一類。在有些情形之下，食用雞蛋頗為有益。現在還不到時候，說將牛奶和雞蛋，也當完全戒絕。……

飲食改良應當循序漸進，要教導人怎樣烹調，不用牛奶或奶油的食物。告訴他們日子即將來到，屆時食用雞蛋、牛奶、乳酪或奶油也不安全，因為禽畜的疾病，亦隨世人的罪惡而增多了。日子近了，那時由於墮落之人類的罪過，整個動物界，全都要在困擾遍地的疾病之下呻吟著。上帝必將才能和機智賜其百姓，使之不用這類東西，也能製出有益健康的食品。本會的人，應禁絕凡對健康無益的食譜。

這等食物會刺激孩童

你們應當教導兒女；應當指導他們，如何逃避現代的邪惡與敗壞。許多人不但沒有如此行，反而正在研究，怎樣去找些好東西來吃。你們在餐桌上擺著奶油、雞蛋及肉食，他們便食用之。你們以這些會刺激其獸性慾情的食物來餵養兒女，然後又到會堂去求上帝賜福及拯救他們。你們的禱告能上升到多高呢？你們應當先為兒女們作工才是。及至你們已為兒女們，作成了上帝所交待的一切工作之後，你們方可存著信心，來求上帝所應許的特別幫助。

雞蛋有醫療功效；但應該慎防極端

關於健康改良之舉，不可趨入極端。有些本會信徒，對於健康改良十分粗心。切切不可認為某些人太落後，而給他們作絆腳石，使之成為一位極端分子；乃當給他們作一個好榜樣。你不可犧牲自己，不吃那能製造良好血液的食物。你對真理的熱忱，正使你採用一種對於健康改良運動無補之飲食。這就是你的危險了。當你見到自己的體力，日見衰弱之時，你就當立刻加以改變，而且此舉實屬必要。應當吃一些你已停吃的食物。這是你當行的本分。從健康的家禽取卵，熟食或生吃均可，也可把新鮮的生卵打進你能得到的最好的無酵葡萄汁中吃。這會供應你身體所需要的養料。不必猶疑須臾，以為這樣行會有什麼不對。……

時候將到，屆時我們不能像現在，可隨意採用牛奶；不過目前，尚非應予戒除之時。雞蛋中含有抗毒的醫療元素。……

療養院中的飲食

當我要戒除那有害的肉食之時，或許要採用一些較少非議的食物，這是可從雞蛋中取得的。不必從餐桌上除去牛奶，也不必在烹飪食物時禁用之。牛奶應從健康的母牛取得，並應予以消毒。……

但我願說，當時候來到時，上帝將要啟示人，採用牛奶、乳酪、奶油及雞蛋不再是安全的。在倡導健康改良上，不應趨入極端。關於採用牛奶、奶油及雞蛋的問題，到時當會自行解決。但在現今，我們卻不必為此煩惱。「當叫眾人知道，你們的中庸之道。」（中文《聖經》譯為「謙讓的心」）

當我收到庫蘭邦寄來的信，說XX醫生快要逝世時，該夜我蒙指示，他必須改變飲食。每天吃二三粒生雞蛋，可給他十分需要的營養。

對於凡來療養院求醫的人，必須供應以有益健康的食物，是用與原理相符的最美味可口之方法烹飪的。我們不能希望他們過我們所過的生活。……那擺在病人之前的食物，應當以能給他們好感之印象者為佳。雞蛋可用各種的方法烹飪。

無法取代的食物元素

雖然曾有警告，論及奶油有傳染疾病的危險，幼小孩童多吃雞蛋也有害處，然而在適宜飼養照顧之下的雞所生的蛋，吃了也不算是違背真理。蛋裏面含有抵抗某種毒質的元素。

有的人因為拒用牛奶、雞蛋和奶油，以致不能使身體得到適當的營養，結果，竟衰弱而無力工作。這樣，健康改良就要遭受非議了。原為我們所竭力建樹堅固的工作，就為那非出於上帝所吩咐的怪誕之事所混淆，以致教會的能力，也遭受了非議。但是上帝必從中干預，以防止這些逾分之理想的結果。福音乃要融和這有罪之人類，要召集富貴貧賤的人，都來聚集在基督的腳前。

時候將到，屆時我們或須廢除若干現在所採用的食品，例如牛奶、乳酪和雞蛋等物；但我們卻無需以過早與過分的限制，來使自己為難。等到情勢需要我們如此行時，主自會為這事開路的。

Part 3　乾酪／起司

不配為食物

乾酪切切不可吃進胃中。

把奶油塗在冷麵包上吃，比用來煮東西為害較少；但一般而論，總以完全不用為妙。至於乾酪或起司，那是更可非議了，它完全不配算為食物。

許多主婦所擺的餐桌，對於家人乃是一面網羅。男女老幼大量地採用肉食、奶油、乾酪、濃羹、調味品及辛辣的食物。這些食物進行其工作，會使腸胃衰弱；使神經受刺激；並且使智力薄弱。那些製血的器官，也不能把這些食物，改變為良好的血液。在食物中的肉油，會使食物難於消化。乾酪的作用是有害的。

人們通常都讓孩童們吃肉食、香料、奶油、乳酪、豬肉、甜膩的糕餅及調味品；也讓他們食無定時，在兩餐之間吃對健康無益的零食。這些東西會使胃的消化工作不良，刺激神經起反常作用，並使人的智力薄弱。父母們尚不知道自己正在撒播那引致疾病與死亡的種子。

當我們在伊利諾州的挪拉開帳棚聚會之時，我覺得有責任要提到一些關於他們飲食的問題。我提起在馬利安有些人的不幸經驗。我告訴他們，這是由於他們為帳棚聚會作不必要的配備，及在聚會期間吃不必要的飲食所致。有些人帶了乾酪到會場來吃；雖然它是新鮮的，但對於胃卻是太強，及切切不應吃進胃中的。

曾經有此決定，在某個帳棚聚會上，不應售賣乾酪給在場的人；可是在場所上，凱洛格醫生甚覺奇怪，卻有大量的乾酪買來在雜貨攤中出賣。凱洛格醫生和一些別的人反對此事，但負責雜貨的人卻說，這是經過XX弟兄同意才買來的，他們不堪損失投資的錢。對於此事，凱洛格醫生詢問了這些乾酪的價錢，全部跟他們買來。他已查明此事因果，深知有些食物，一般人以為對於健康有益的，其實卻是非常有害。

懷夫人的生活習慣

關於乾酪，我現今十分確定，多年來我們都沒有購買或擺在餐桌上的。我們從來不認為這是一種食品，更不會花錢去買它了。

第二十三章・肉食（續論蛋白質）

第23章・肉食（續論蛋白質）

肉食——一種犯罪的結果

上帝賜給我們始祖的食物，乃是祂預定人類當吃的食物。殺害任何受造之物的生命，這乃是與上帝的計畫相反的。在伊甸園中，不應有死亡的事發生。園中樹上的果子，就是人所需要的食物。在洪水以前，上帝沒有許可人吃動物之肉。後來因為人類所賴以生存的各種食物已被洪水毀滅無餘了，主才按人的需要，而讓挪亞吃他曾帶進方舟的潔淨動物之肉。然而動物之肉，對於人類畢竟不是最有益於健康的食物。

洪水以前的人，曾為滿足自己的情慾，而吃動物之肉，直到他們罪惡之杯滿盈，上帝就用洪水來潔淨這道德腐敗的地球。第三次可怕的咒詛，從此便臨到了地上。第一次向亞當後裔及地球而發的咒詛，乃是因人背命犯罪之故。第二次的咒詛臨到地上，是在該隱擊殺亞伯之後。這第三次從上帝那裏臨到地上的最慘咒詛，就是在洪水的時候。

到了洪水之後，人才大量採食動物之肉。上帝見到人類的行為腐敗，驕傲地高抬自己，反對其創造主，而隨心所欲而行；祂便讓這長命的人類可吃動物之肉，來減短其犯罪作惡之壽命。這樣，在洪水之後不久，人類的體格及歲數，便開始快速地退化及減少了。

洪水之前的墮落

洪水以前時代的世人，在飲食上漫無節制。雖然上帝沒有許可他們吃動物之肉，但他們卻要肉食。他們吃喝過度，他們敗壞的食慾不知限度。他們屈服於可憎的拜偶像歪風。他們變成兇惡殘暴，敗壞到上帝不能再予容忍的地步。他們罪惡之杯滿盈，上帝便用洪水來潔淨這道德腐敗的地球。洪水之後，人類在地面上繁殖眾多，他們忘記了上帝，並在祂面前行為敗壞墮落。各形各色的不節制放蕩，增加到了極點。

以色列人的失敗及靈性損失

上帝在太初所賜給人的食物，原沒有什麼禽獸的肉在內。直到洪水把地上的一切菜蔬都消滅之後，人類才得了食肉的許可。

上帝在伊甸園中為人類選定食物之時，就使人知道蔬菜是最優良的食品。在為以色列人選食物之時，祂也指示了同樣的教訓。祂把以色列人領出埃及，親自教誨他們，要使他們成為自己的子民。祂想要藉著他們而教訓世人，使萬國得福。祂賜給他們的食物，也是最合乎此目的；這食物不是肉，卻是嗎哪──「天上的糧食」。只因他們發怨言，貪戀埃及的肉食，上帝才讓他們去吃肉，但這也不過是暫時的。當時千萬人因吃肉而致生病或死亡，只是他們終不肯甘心領受素食，依然是公開或祕密地發怨言，以致不吃肉的習慣，終未能永久養成。

到了迦南以後，上帝便准以色列人吃肉，然而也有很嚴密的規律，無非是要減除食肉的惡果。豬肉以及其他不潔的蟲魚鳥獸之肉，都在禁止之列。縱使可吃的牲畜，也絕對不可吃牠的油和血。可吃的牲畜，須健全無恙，方可宰殺。凡被撕裂或自己倒斃以及血未流盡的牲畜之肉，一概不可烹食。

因為違背上帝所定的飲食之律，以色列人就受了極大損失。他們貪愛肉食，就收肉食的惡果，而不能在品格上達到上帝的標準，或完成祂的旨意。《聖經》上說：「上帝『將他們所求的賜給他們，卻使他們的心靈軟弱。』」他們重視世俗過於靈性，以致不能達到上帝所期望於他們的聖潔高超的地步。

素食改變人的氣質

主曾明白告訴祂的子民，他們若遵守祂的誡命，成為一種特別的子民，各種的福氣就必臨到他們。祂在曠野藉著摩西警告他們，詳細說明順命的必得健康之福為報償。我們腦筋的情形怎樣，是與身體的健康，尤其是消化器官的健康，大有關係。一般而論，主不為其子民在曠野裏供應肉食，乃是因祂知道，採用此種食物是會產生疾病及背逆的。祂為要改變人的氣質，和使腦筋有更高尚的能力，俾能積極運用起見，所以不讓他們吃死了動物之肉。祂賜他們天使的食物，也就是從天而降的嗎哪。

背逆及懲罰

上帝繼續從天降下糧食來養活希伯來會眾；可惜他們卻不滿足。他們敗壞了食慾，貪求上帝本其聖明睿智已予大量禁止的肉食。……撒但，是疾病與不幸的創始者，他要在自己能得最大成功之處接近上帝的子民。自從他有了引誘夏娃吃禁果的順利經驗以來，他已大半控制了人類的食慾。他先來到那些混雜的會眾，也就是信道的埃及人中，發出試探，鼓勵他們怨言作亂。他們不滿上帝為他們預備的健康食物。他們敗壞的食慾，貪求更多的變化，尤其是肉類的食物。

這等怨言很快就感染到幾乎全體的會眾。先是上帝沒有滿足他們的口腹之慾，而使懲罰臨到了他們，由天發出閃電，燒滅了罪大惡極之輩。但這不但不使他們謙卑悔改，反倒似乎是增加了他們的怨言。摩西聽到了眾百姓各在各家的帳棚門口哭號，和各家所發出的怨言，便很生氣。他向主訴說自己的處境之難，和以色列人的頑梗精神，以及上帝所置他於民中的地位——如同養育之父，要擔當民眾的痛苦為自己的痛苦，等等。……

主指示摩西招聚七十位長老來，也就是他所知道要作百姓長老的。他們不但是年齡成熟有智慧，同時也是高尚尊嚴的人物，有健全的判斷力，豐富的經驗配作審判官和官長的。「領他們到會幕前，使他們與你一同站立。我要在那裏降臨與你說話，也要把降於你身上的靈分賜他們，他們就和你同當這管理百姓的重任，免得你獨自擔當。」

「又要對百姓說，你們應當自潔，預備明天吃肉，因為你們哭號說，誰給我們肉吃？我們在埃及很好。這聲音達到了耶和華的耳中，所以祂必給你們肉吃。你們不止吃一天、兩天、五天、十天、二十天；要吃一整個月，甚至肉從你們鼻孔裏噴出來，使你們厭惡了；因為你們厭棄住在你們中間的耶和華，在祂面前哭號說，我們為何出了埃及呢？」

「摩西對耶和華說，這與我同住的百姓，步行的男人有六十萬；上帝還說，我要把肉給他們吃，使他們可以吃一個整月。難道給他們宰了羊群牛群，或是把海中所有的魚都聚了來，就夠他們吃嗎？耶和華對摩西說，耶和華的膀臂豈是縮短了嗎？現在要看我的話，向你應驗不應驗。」……

「有風從耶和華那裏颳起，把鵪鶉由海面颳來，飛散在營邊和營的四圍，這邊約有一天的路程，那邊約有一天的路程，離地面約有二肘。百姓起來，終日終夜，並次日一整天，捕取鵪鶉，至少的也取了十賀梅珥，為自己擺列在營的四圍。」

「肉在他們牙齒之間，尚未嚼爛，耶和華的怒氣就向他們發作，用最重的災殃擊殺了他們。」

在這件事上，主賜給眾百姓以對他們不是最好的食物，乃是因為他們要求此物。他們不肯從主那裏領受那些與他們確實有益之食物。他們因為得不到那些確實對他們有害的食物，便發出造反的怨言來攻擊摩西，和攻擊耶和華。他們敗壞的食慾，控制了他們，上帝便照他們的慾望，給他們肉食，並讓他們受滿足口腹情慾之後的痛苦。百姓中許多人發生火燒般的熱病而死。那些發怨言而罪最重的人們，在一嚐到自己所慾求之肉食時就被擊殺了。如果他們曾順服主，吃祂為他們所揀選的食物，並為這些可隨意吃而又無害之食物而感恩及滿足，他們就不至於失去上帝的歡心，以及後來發出反動的怨言，遭受懲罰，使許多人被擊殺了。

上帝在以色列人身上的心意

當上帝領以色列人出埃及之時，祂的目的是要在迦南地建立他們，成為一種純潔、快樂、健康的民族。我們現在且看祂所用以完成這目的的方法是怎樣。祂要他們遵守一部訓練的課程，他們若是甘心樂意地順從了，結果對於他們自己及其後人，都會有益。祂不讓他們吃的肉食，範圍很大。在臨近西乃山之前，祂應付他們的吵鬧，而讓他們吃肉，但那也只是一天而已。上帝本可供應肉食，猶如降賜嗎哪那麼容易，但祂卻約束他們吃肉，這乃是為他們的益處。

祂供應這種食物的目的，是因為這些食物，會比他們在埃及所慣用的許多令人燒熱的飲食，更合乎他們的需要。主要把他們敗壞了的食慾，改進到更健康的地步，使他們可享受那當初為人類所預備的食物，也就是上帝在伊甸園中賜給亞當夏娃的，地上的果子。

他們若是順從主的約束，克制自己的食慾，則在他們之間，簡直不知疾病與衰弱為何物了。他們的子孫會有身體上與精神上的力量。他們會有清明的頭腦，認識真理及本分，並有靈敏的鑑別力，及健全的判斷力。然而可惜他們那時不肯順服上帝的要求，沒有達到祂為他們所立的標準，也沒有得到那本可屬於他們的諸般福惠。他們埋怨上帝的約束，貪慕埃及的肉鍋。後來上帝就讓他們吃肉，而結果卻證明了這對於他們乃是一場咒詛禍害。

作我們的鑑戒

「這些事都是我們的鑑戒，叫我們不要貪戀惡事，像他們那樣貪戀的。」「他們遭遇這些事，都要作為鑑戒；並且寫在經上，正是警戒我們這末世的人。」

在伯特克勒地方的教會，大半的人沒有以身作則，來支持那醫藥機關。他們沒有尊重那健康改良的亮光，在其家常生活上實行之。在伯特克勒地方，許多人的家庭中遭到疾病，若果他們曾順從上帝所賜的亮光，這些疾病原是可以不必有的。他們像古代的以色列人一樣忽視了亮光，看自己不比古代以色列人更需要約束自己的食慾。古代以色列人要求肉食，並且說出那樣的話來，像現今許多人所說的一樣：「我們若沒有肉吃，就要死啦！」上帝讓叛亂的以色列人吃肉，但祂的咒詛也隨之而來。當他們所要求的肉食還在牙齒之間時，成千成萬的人死亡了。我們從古代以色列人的身上得了鑑戒，警告我們不要效法他們所行的。他們不信及背逆的史事記在《聖經》中，乃是特別警告我們不要效法他們的榜樣，埋怨上帝的要求。我們怎能這樣漠不關心地過日子，選取自己的行動，隨從自己的眼光，同上帝越離越遠，像希伯來人所行的呢？上帝不能為其子民施行大事，這是因為他們硬心及作惡不信之故。

上帝是不偏待人的。在每一世代中，凡敬畏主而行公義的人，就要蒙祂悅納；同時，那些口出怨言，心懷不信，而反動叛亂的人們，便不能蒙祂的眷愛，也不能得到祂所應許要賜給愛慕並實行真理之人的福氣。凡得到亮光而又不順從，卻一意忽視上帝之要求的人，將要看出自己的福氣要變成咒詛，自己的恩典要變成刑罰。古代的以色列人，原是上帝所揀選作為特別子民的，但他們偏隨自己的心意行動，而自招滅亡。上帝深願我們在讀到他們的歷史時，要學習謙卑與順從。

從我們的飲食習慣上，可顯明我們是屬於世界的人，抑或是列於主用真理大斧從世人中劈出分別歸己的一等人。這些人是祂的特別子民，熱心行各樣的善事。這是上帝在《聖經》中已經說明了的。在但以理及其三友的經驗上，有許多關於健康改良的道理。從以色列人的歷史上，上帝已說明了此事，祂不讓他們吃肉，乃是為他們的益處著想。祂從天上降糧食，也就是「天使的食物」，來餵養他們。但他們卻助長自己屬世的食慾；他們越是想念埃及的肉鍋，便越厭惡上帝所賜的，保持他們身體、精神及道德上健康的食物。他們想念那些肉鍋，正如我們現今許多人所行的一樣。

恢復原始的食物

我一再地蒙指示，上帝現今正是盡力引導我們，逐步回轉到祂原始的計畫中——要人類當靠地上自然界的土產生活。

應當用蔬菜、水果及五穀來組成我們的食物，連一兩的肉食也不應讓其進入我們的胃中。我們現今要歸回到上帝在創造人類時的原始旨意中。

現今豈不是我們大家都應該一致廢止肉食的時候嗎？那些正在盡力求清潔神聖，而得與天使為伴的人們，怎能依然繼續用任何極有害於身體和靈性的質料為食物呢？他們怎能單為了口腹之慾而宰殺上帝所造的牲畜呢？但願他們回復太初上帝所給與人的滋養甘美的飲食，而向上帝所造並交與我們管理的瘖啞牲畜，施顯憐恤——自己施顯，也教孩童們施顯。

預備變化升天

在那些等候主降臨的人們中，終必放棄肉食，停止以肉類來作為他們食物的一部分。我們的眼光應當始終守住這個目標，並堅定地盡力實行以達到之。我看不出，在肉食的習慣中，我們會與上帝所樂賜給我們的亮光相符不悖。凡與本會健康機構有關係的人，尤其應當教育自己以水果、五穀及蔬菜為生。如果我們在這些事上受原理的感動，如果我們擔任基督教的改革家，教育自己的口味，並使自己的飲食合乎上帝的計畫，我們就能在這件會使上帝喜悅的事上，發揮一種感化力於別人的身上了。

人類的主要目標，並非徒求滿足自己的食慾。肉體上的需要，固然需要應付；但我們豈能為此而認為人類必須受食慾的支配呢？那些追求聖潔、純全、優雅，以便可被介紹進入天使之社會中的人們，豈可長此殺害上帝造物之生命，而以其肉為佳餚美味呢？從主所指示我的看來，這種情形必要改變，而上帝的子民，當在一切的事上實行節制。

凡已受教明白肉食、茶、咖啡，以及豐膩不衛生的食物對於身體所有的害處，並且定意以犧牲與上帝立約的人，就不會再放縱自己的食慾，去採用那明知其不衛生的食物了。上帝要我們淨化食慾，對於一切不良的食物要自行抑制。這原是上帝子民的當務之急，然後才能作完全的百姓，站立在祂面前。

主勸勉餘民教會棄絕肉食、茶、咖啡及其他有害的食物，這原是為他們自己的益處之故。這世上充滿了許多有益健康而美好的食物，是我們可以靠之而生存的。

完全聖潔

在那些聲稱仰望基督早日降臨的子民之中，應當顯出一種更大的改革。健康改良的運動，要在本會的人當中，作一番從未作成的工作。現今那些人本應覺悟肉食之危險，而他們卻仍在吃食動物的肉，以致危害到身體上、精神上及靈性上的健康。許多在此肉食的問題上，現今只悔改一半的人，將要離開上帝的子民，而不再與他們同行了。

在我們一切的工作上，都必須順從上帝所賜的律法而行，以便體力及靈力可運用一致。人們盡可具有敬虔的外貌，甚至還會傳講福音，而實際上仍是不純潔及不成聖。傳道人應當在飲食上嚴行節制，免得為自己修了彎曲的道路，以致使瘸腿的人——那些在信德上軟弱的人——離道了。如果人一面傳揚上帝所賜的最嚴肅而重要的信息，一面又在飲食上放縱不良的習慣而攻擊真理，他們就是消除了自己所傳信息的一切力量了。

那些耽於肉食、飲茶及貪慾的人，乃是播撒那將來收穫痛苦與死亡的種子。那吃進胃中的不健康食物，要增強那與靈性為敵的食慾，發展那下流的嗜好。肉類的食物，會發展人的獸慾主義。這種獸慾主義的發展，會削弱人的靈性，使腦筋不能領悟真理。

《聖經》明白警告我們，若不禁戒肉體的情慾，則肉慾將與靈性對抗。情慾的飲食是與健康及安寧為敵的。這樣，人的優性與劣性，對壘相戰。下流的劣性，強大而活躍，便要壓迫人的靈性。由於放縱上天所不准許的食慾，人的最高福利便受了摧殘。

凡聲稱信仰真理的人，都當謹慎維護自己的體力與腦力，以便上帝及其教會不至於因他們的言行而受羞辱。我們應當使種種的習慣及行動，順從於上帝的旨意。應當留心於自己的飲食。我曾得到很清楚的啟示，上帝的子民應當堅決反對肉食。數十年以來，上帝賜信息給自己的子民，他們若願保持純淨的血液及清潔的腦筋，就必須放棄肉食，難道祂不要他們聽從這信息嗎？採用肉食，結果將使獸性加強，而靈性萎弱。

從身體方面講，肉食是有害的；從道德方面講，肉食之害也不遜於身體方面的。原來身體與人的道德和思想是有連帶關係的，肉食既是害及身體之物，自必使心靈同受影響。試想吃肉所引起的殘酷與殺戮，以及這種行為在施行之人和眼見之人的腦筋中所有的影響，是多麼足以毀壞我們對上帝一切所造之物應有的尊重和愛護之心啊！

一般食用已死動物之肉的情形，已破壞了人們在道德方面的力量，一如其破壞人的身體一樣。各種各式的不健康疾病，若是能夠追溯其因果關係的話，那就要顯出這都是由於肉食的必然結果。

那些採用肉食的人，乃是不顧上帝對此問題所發的一切警告。他們不能證明自己是行在安全的道路上。他們食用已死動物之肉，是無絲毫理由的。上帝的咒詛現正臨到受造的動物界中。許多時候人吃了肉，便在胃內腐化，而產生疾病。癌、瘤及肺病等症，大半是因肉食而起。

唉，如果每一位都能看明這些問題，像主所指示給我看的一樣，則那些現今如此粗心大意；如此輕忽其品格建設，以及請求在肉食方面放縱的人，必不會開口來為食用已死動物之肉的食慾作辯護了。這等飲食將污穢其血脈中之血液，並刺激那低劣的獸慾。它削弱人銳敏的知覺及思想的能力，使人不瞭解上帝及真理，也不認識自己。

現今肉食尤其危險

肉類從來就不是最好的食物。近代牲畜的疾病突然加增，肉食於是乎格外有害了。

禽畜是越來越多疾病了，再過不久，不但復臨教會的人，連許多別的人，也要摒棄肉食了。因此製造那足以維持營養而又合乎衛生的食品，以便無論男女都不再需要吃肉。

那些知道真理的人，何時肯採取立場，維護那合乎今生及永生的正義原理呢？何時他們肯忠於健康改良之原理呢？何時他們會明白採用肉食之危險呢？我蒙指示說話，如果食肉一向都很安全的話，可是在今後卻不安全了。

我蒙賜的亮光是，不久之後，我們將不得不廢棄一切動物性的食物，甚至奶類也不得不停止食用。現今疾病正迅速增加。上帝的咒詛已臨到地上，因為人已使地受了咒詛。人們的生活習慣，已使地上到了這種地步，要人類以別種食物來代替肉食。我們根本不需要肉食。上帝能賜給我們別種的食物。

你若知道自己所食之肉的性質；你若能見到動物的生活，以及其死後肉被宰割為食物情形，你就會產生厭棄肉食的心。你所吃其肉的動物，往往是患病很重的，縱使人不宰殺，牠們也會自己死的；可是人卻趁其一息尚存之時，將之宰殺，運上市場。你這是把最壞的品質及毒素直接送進體內，而自己竟不知道。

動物的痛苦及其影響

在市場上出賣的肉，往往是牲畜患了重病，致主人不敢留養，才宰殺出賣的。至於牲畜在宰殺以前主人所施養肥的方法，也足使牲畜生病的。如關閉在穢臭的槽中，見不到光和吸不到清潔的空氣，甚或吃腐爛的飼料，因此，不久那牲畜的全身，便積滿了污穢。

牲畜往往是從各處運到市場的，長途跋涉，難免不受種種的痛苦。人把牠們從青草地上塞到污濁的車箱裏，在炎風烈日之下經過灰沙飛揚的長路，有時也許整天地忍受饑渴，末了在牠們疲乏不支之餘，還要加以宰殺，把牠們的屍身來滿足自己的口腹之慾。

許多生病而死的人，完全是由肉食而起，可是世人似乎並不精明乖巧。動物在被宰殺之前，往往是經過長途驅逐而來。牠們的血液已經變熱發酵。牠們渾身是肉，禁作健康的運動，及至長途跋涉之後，變成飽食不化而精疲力竭，就在這種情形之下，人卻把牠們宰殺了，送上市場出賣。牠們的血液是高度燒熱過的，那些吃其肉的人們，也就等於服毒一樣。有些人不會立刻受害；但另一些人卻受嚴重痛苦的打擊，患上熱病、霍亂、或其他不知名的疾病而死亡了。

許多動物被送到城內的市場去出售，賣的人本明知其有病，就是買的人也往往未嘗不知。尤其是在較大的城市中，此種情形極為普遍，可是吃肉的人，卻不知道自己所吃的，是有病的動物之肉。

有些動物在被帶到屠夫之前的時候，出於天性似乎知道即將發生何事，便憤怒而簡直瘋狂了。在此情形之下，牠們被宰殺，其肉被送上市場。牠們的肉就是毒質，使那些吃的人發生痙攣、抽筋、中風及暴斃。可是卻無人知道這些疾病痛苦，乃是由於肉食所致。

有些動物在被帶到屠夫那裏去的時候，一直是受不人道的虐待，實際上是等於嚴刑毒打，並在經過許多鐘頭的極度痛苦之後，慘被屠殺。有些豬甚至是發瘟了，還被宰了送上市場，以致其含有毒質的肉，向人散布傳染病，而繼之以多人死亡了。

肉食增加疾病及暴斃

因為食肉，生病的可能性，就增加了十倍。

現代人間疾病的激增，使世上的醫生們莫名其妙。但我們知道，這類痛苦大半是由於吃死了動物之肉所致。

現今的動物是有病的，我們食用其肉，便是把病根種植在自己的體素及血液中，在瘴癘之氣候下，這等情形尤為顯而易見；此外如在瘟疫及傳染病流行之時，身體也是無力抵抗疾病。

你們的身上有肉，可是它的素質很差。這大量的肉，使你們的身體越發變壞。你們每一位若能改用更簡單清淡的飲食，使你們臃腫的肉體減輕25或30磅，你們生病的機會就會少得多了。肉食的結果，使血與肉的素質很壞。你們的身體有發炎的現象，隨時都會生病。你們很容易得到急症和會發生暴斃，這是因為你們的身體沒有精力，不能動員起來抗拒疾病之緣故。到了一個時候，你們素來所自誇的體力與健康，卻要顯出是軟弱無能的。

染病的血液

我受上帝之靈的激動，向他們揭示幾樁事實，說明他們的病苦與軟弱，是由於忽視那已賜他們的健康改良之亮光所致。我已向他們指明，他們的採用肉食，雖然被認為是必要的，而其實卻不是需要的。他們的身體是由所吃的食物組成的。他們以死了的動物之肉為生。所以頭腦、骨骼及肌肉，都是不健康的現象。他們的血液也因這種不合適的飲食而敗壞。他們所吃的肉食是有病的，以致全身變成臃腫而敗壞。

肉食使血液變質。用香料烹飪肉食，並與甜膩的糕餅同食，你血液的素質便變壞了。在處理此等肉食上，身體有了過重的負擔。切不可讓肉餅及滷味或泡菜之類進入人的胃中，因為這些會使血質敗壞不佳。食物的素質不良，烹飪的方法不當，以及分量的不足，都不能產生良好的血液。肉食與甜膩的食物，以及營養不足的飲食，也會有此同樣的後果。

癌、瘤，以及一切發炎的病，大半是由肉食而來的。

從上帝所賜給我的亮光看來，現今癌與瘤病的流行，大半是因人食死動物之肉的惡劣生活所致。

癌、結核病與瘤

肉食是一項嚴重的問題。難道人非靠死動物之肉才能生活嗎？根據上帝所賜我的亮光可以回答說：「不必，絕對不必！」健康改良的機關，應當向人啟發教導這個題目。那自承瞭解人體器官的醫生們，不應鼓勵病人食用死動物之肉為生。他們應當指明，現今動物界百病叢生的情形。據許多檢驗人員的見證，現今動物很少沒有疾病的，大量食肉的惡習，適足招致各種的疾病——癌、瘤、腺病、結核病，以及許多其他種類的疾病。

那些吃肉的人，很少知道自己所吃的究竟是什麼。往往他們若果真能親見那牲畜的生活狀況和肉的品質，他們就要憎厭而避之了。往往在人所吃的肉中，充滿結核病和毒瘤的黴菌。於是乎這兩種惡病和其他的不治之症，便傳到人的身上了。

許多自命為基督徒的婦女們，每日在餐桌上所擺的各種食品，是刺激人的胃，及使身體生熱病的。在有些家庭的餐桌上，常以肉類為主食，直到後來他們的血液中充滿了癌症及腺病的毒質。他們的身體是由所吃進的食物組成的。可是到了疾病痛苦臨身之日，他們卻認為這是天意如此的。

削弱人的腦力

那些大量採用肉食的人，不會常有清明的頭腦，及活潑的智力；因為食用動物之肉，已使人的身體臃腫多病，並使腦筋精細的感覺器官麻木了。

上帝要祂子民的感覺器官，清明而能勝任艱苦的工作。但如果你以肉食為生，那就不必希望自己的腦筋會有什麼效用了。人的思想必須先潔淨，然後上帝的福惠才會降在祂子民的身上。

那些隨意採用肉食的人，絕不可能有清明的頭腦及活潑的智力。

現今世人對於那在不知不覺之中猖獗的色情文化所抱持的態度，冷淡得真是令人驚奇。他們慣於食用已死動物之肉。這類食物就激發人體內的下賤情慾。

肉食會改變人的氣質及加強獸性惡慾。我們的身體是由所吃進的東西組成的，多吃肉就會削弱人的智力活動。學生們若從來未嚐肉味，則在學業上必有更佳的成績。吃肉的後果，會加強人體內的獸性惡慾，而使人的智力慧性比例地削弱。若廢除肉食，就必更能順利地獲得與保持人的宗教生活，因為肉類的飲食會刺激人的肉慾邪情，使其突兀勃發，而且同時也使人的道德及靈性削弱。「因為情慾和聖靈相爭，聖靈和情慾相爭。」

肉食會強化人的邪情惡慾

如果有一個應當採用最簡單之飲食的時候，那個時候就是現今了。不應當把肉食放在我們的子女面前。肉食的影響是刺激及加強人的下等情慾，並有使道德能力衰亡之勢。

我蒙指示，採用肉食之結果，勢將變化人的本性為獸性，並剝奪了世人男女本應向人人施發的愛心與同情心。我們的身體是由自己所吃的食物建造的，那些大量採用肉食的人，將趨於一種地步，讓下等的情慾反倒管制著高尚的能力。……

在飲食方面，我們沒有標明什麼嚴格的界線。有許多東西是健康的食物，但我們敢說，肉類絕不是上帝子民的正確食物。它會增強人的獸性惡慾。在我們這個國家裏，盛產許多的水果、五穀和硬殼果，人怎能還想一定要吃已死動物之肉呢？

在我們這組成教會的家庭裏，若能凡事照其應得的來處置，我們就可為主作加倍的服務了。從主賜給我的亮光看來，對於健康改良方面，必須謹記一種十分肯定的信息。那些採用肉食的人，乃是加強下等的情慾嗜好，並為那纏綿身上的疾病開路。

你們的家庭大量採用肉食，以致強化了獸性惡慾，而同時弱化了智力慧性。我們是由所吃的食物組成的。我們若大量以死動物之肉為生，就必承襲牠們的性情。你們增強了身體上的卑劣部分，而使那比較優秀的部分衰微了。

在這次議事會閉幕之前，我們要《聖經》所瀰漫的真理，能銘刻在每位教友的心中。我們要他們明白，肉食並不是他們的正確食物。這種飲食會在他們及他們子女的身上逐漸發展獸性的情慾。上帝要我們教育自己的兒女，在飲食、服裝及工作上，有正常良好的習慣。祂要我們盡自己之所能，去修補這破毀殆盡的血肉機器。

最安全之道

心智、道德及身體的能力也都因為常慣於肉食而衰退。肉食能敗壞身體，模糊智力，及遲鈍道德的感覺。親愛的弟兄姊妹啊！我們對你們說：「你們最安全之道，就是放棄肉食。」

忽視疾病之導因

吃肉的危險也許不會立即被發覺，但這卻不能因此而就證明其為無害。很少人肯相信，自己所受的痛苦，是因為食肉而血中毒所致。

關於這個題目，主給我各方面的啟示。人們還未看出，死亡是因食肉而起。若是此事已被看明的話，我們就不會聽到許多的辯論及藉口，來掩護人放縱食慾，去食已死動物之肉了。我們已有許多美好的食物足以充飢，盡可不必以動物的屍體搬到餐桌上，作為我們的菜單。

許多的人完全是因為食肉致病而死，但他們本人或別人卻從未疑及致病的真實原因。吃肉的危險，有時不會立被發覺，但這卻不能因此就證明其為無害，它很可能在人的身體上確實為害，而受害的人卻一時毫無所覺。

你們一再地為自己的放縱肉食辯護說：「肉食對於別人也許是有害的，但它卻不能害我，因為我已吃肉一輩子了。」然而你們卻不知道，若你們以往曾禁戒吃肉，可能是會有何等的健康啊！

豬肉尤其有害

上帝已賜你們亮光及知識，你們也曾自稱相信這是直接從祂而來的，教導你們要克制自己的食慾。你們知道，吃豬肉是與祂的明令相反的。祂發這明令，並非因祂要特顯自己的權威，而是因為豬肉對於食用的人實在是有害之故。吃豬肉會使血液不潔淨，以致發生淋巴腺病變及其他的疾病會破壞人的身體，而使全身的機體受害。尤其是那幼嫩而敏感的腦神經，會變成衰弱而大受蒙蔽，以致不能辨識聖潔之事物，而將之降格到與下等粗俗之事物相等的地步。

豬肉的體素，實是微生物的巢穴。上帝論豬說：「豬……與你們不潔淨；……你們不可吃，死的也不可摸。」上帝發這道命令，是因為豬肉不配作為食物。豬乃是專食穢物和死肉的動物。養豬的唯一功用，就是把牠們當作清道夫。至於豬的肉，在無論什麼情形中，絕非人所可吃的。

豬肉雖是一種極普通的食物，但卻是為害最烈的食物之一。上帝的禁止希伯來人吃豬肉，並非單為顯揚自己的權威，而是因為豬肉對於人類乃是一種不合宜的食物。豬肉使人的身體生滿了淋巴腺病變因子，尤其是在溫暖的氣候中，會使人生大痲瘋及各種的疾病。豬肉對於人體的影響，在溫暖的氣候中遠比在寒冷的氣候中，為害更甚。然而無論在何種環境之下，上帝始終是無意讓人吃豬肉的。外邦人慣用豬肉為一種食物，就是在美國，人們也是大量食用豬肉，而視之為一種重要的食品。若是把豬肉照其原來天然的樣子擺在人前，那是不會動人食慾的。人們為要使其合於食慾起見，加上很多的香料調味，結果反使那不好的食物變成更壞的食物。豬肉比一切的肉類更會使人的血液敗壞。那些大量食用豬肉的人，只有得病而已。那些常作戶外運動的人們，不覺得豬肉的不良影響；但那些常在戶內生活，慣坐不動，及勞心用腦的人們，卻不然了。

食用豬肉，不單是對於人體的健康有害，也是對於人的腦筋會有影響。這些幼嫩的感官，常因食用此種卑劣的食物，而變成愚蠢遲鈍。任何動物若是天性喜歡污穢，而以各種可憎之物為食，牠們的肉絕不可能有益健康。豬肉就是豬所吃的東西變成的。人若食用豬肉，他們的血與肉便要被豬的污穢所污染而敗壞了。

食用豬肉，會生淋巴腺病、痲瘋及癌症的毒瘤。食用豬肉，現今仍是人類遭受最大痛苦之致因。

動物的脂油及血

你們這一家的人，遠不能得到無病之福。你們慣於食用動物的脂油，這原是上帝所明令禁止的：「在你們一切的住處，脂油和血都不可吃，這要作為你們世世代代永遠的定例。」「在你們一切的住處，無論是雀鳥的血或野獸的血，你們都不可吃，無論是誰吃血，那人必從民中剪除。」

人們吃肉時，喜歡那肥而且油的，這乃是因其合乎偏差的口味之故。世人以動物之血與油為山珍海味。但主卻特別指示，應當禁吃這些東西。為什麼呢？原來食用這些東西，是會使人體內的血液循環生病的。世人玩忽了主的特別指示，已使人類有了種種的苦難及疾病。……他們若把那不能製造良好血肉的東西送進體內，那是必須受忽視上帝聖言後果之苦的。

魚類常受到污穢

有許多地方，魚類也能因所吃的穢物而使人類得病，尤其是在靠近城市的地方，魚類往往吃到陰溝裏的穢物，再游到清潔的水中，人把牠們捕來，以為是清潔無害的，吃了以後，就於不知不覺中招致疾病死亡。

在不得已的情形下

在能得到充分而良好的奶及水果之處，人是沒有什麼理由要吃肉的。我們大可不必殺害上帝造物之生命，來供應自己日常的需要。在有些病症或虛弱的情形下，也許是最好吃一點肉食，但卻當格外注意，而以健康的動物之肉為宜。在現今這個世代裏，吃肉是否安全，確實成了一個嚴重的問題。與其食用不健康的動物之肉，不如禁戒肉食為佳。當以前我得不到所需之食物時，有時也吃一點肉食；但現在我越來越怕肉食了。

有些人老實地認為，妥善的食物，大半應由粥類組成。然而大量吃粥，不能確保消化器官健康；這是因其太近乎流質之故。我們應當鼓勵人吃水果、蔬菜及麵包。肉類並不是最健康的食物，但我也不願意說，每一個人都當廢棄肉食。那些消化器官衰弱的人，在不能食用蔬菜、水果或粥類之時，是可以常用肉食的。我們若要保持最好的健康，就當避免在同一餐裏兼吃蔬菜與水果。若是胃弱的話，那種吃法會引起毛病及痛苦，會使頭腦混亂，而不能發揮智力功用了。若是這一餐吃水果，就當把蔬菜留到下一餐吃才好。……

甜的糕餅、蛋糕及點心等，會使消化器官混亂失常，我們何必把這些擺在桌上來引誘人吃呢？教師及學生們，若大量採用肉食，就必使悟性減少，以致頭腦不能領會屬靈的事物，獸性情慾加強之後，頭腦精細的感官就遲鈍了。殷勤讀書，並非促使腦力崩潰的主因。只有那不合宜的飲食，不規則的進餐，及缺少體力運動，才是其主因呢！飲食睡眠的無定時，是會削弱腦力的。

提倡素食

肉食對於健康及精力並非必要，否則主在亞當夏娃未犯罪前給他們所預備的食物，便是做錯了。一切營養的元素，都是含在水果、蔬菜及五穀之中。

有人以為肌肉的力量全靠肉食供給，這是一種謬見。人要供給身體的需要，多享健康的樂趣，不用肉倒反更好。五穀蔬果之中，含有各種營養的成分，儘足以製造優良的血液了。這種種成分，在肉食中倒沒有這樣多，也沒有這樣好。若果人身體的精力和健康少不了肉食的供給，那麼太初上帝指定人類的飲食之時，早就把牲畜的肉包括在內了。

為何採用次等食物

動物的食糧，是蔬菜與五穀。為什麼必須等到蔬菜變成了動物的肉，必須等其變成了動物的身體，然後我們才吃用呢？難道我們是必須吃死了的動物肉體，才能得到蔬菜嗎？上帝給我們始祖所預備的食物，乃是天然形質的水果。祂把伊甸園交給亞當，叫他修理看守，說：「各樣樹上的果子，你可以隨意吃。」任何動物是不可以殘殺其他的動物來作為食物的。

吃肉的人無非是在那裏間接地吃五穀和菜蔬；因為牲畜是靠菜蔬的滋養而生長的。牲畜的生活力，是從所吃的菜蔬中得來的。我們再去吃牲畜的肉，就轉從肉中吸收生活力，與其如此，何不直接地吃上帝所賜給我們的食物，豈不好得多嗎？

肉是典型的刺激品

慣於吃肉的人，一旦停止吃肉，初時往往要覺到疲倦乏力。許多人就以為這是人身必須肉食的證據。殊不知肉類的食物，是刺激腸胃，使血液發熱，使神經興奮的。所以有的人，難以廢除肉食，正像喝酒的人不易丟開酒杯。但若能將之丟開，自必更好多了。

肉食也是有害的。肉食的天然刺激性已足以作為我們反對它的充足理由了，何況牲畜幾乎普遍患病，更是可以反對的。肉食足以刺激神經，煽動情慾，使人的能力呈不均衡的現象，而偏向於低賤的情慾。

你們爭執說：「肉食可以保持精力，這真叫我多少感到莫名其妙！」如果你們肯不固執成見，你們的理性就會教導你們，肉食並不如你們所想像的那麼有益。如果一位吸菸的人，也引用你們堅持繼續肉食的理由，來請求繼續吸菸，你們可要怎樣回答呢？

你們戒用肉食，便感到軟弱，這倒是我可向你們提供的一個最有力的理由，證明你們是不應當再繼續採用肉食了。那些食肉的人，食後覺得受到刺激，竟以為這種食物會使他們更健康。人在戒用肉食之後，也許一時會覺得軟弱，可是到了體內清除肉食的影響之後，他就不再覺得軟弱，並且也不再想望那以前所認為肉食是其精力之來源了。

預備代用品

肉食戒除之後，當代以各種的五穀、菜蔬、水果和硬殼果等滋養而味美的食物。凡是身體素來軟弱或終日做苦工的人，尤不可不注意這一點。至於有些貧困窮乏的地方，肉類是最便宜的，在這種情形之下，要戒除肉食就有較大的困難了，然而這也不是不可能的。只是我們必須為當地人民的環境和那年深日久的生活習慣著想，雖是正義大道，我們也不可過分地急迫進行，也不要叫人突然更改。若是廢除肉食，就必須有價廉而滋養的食物來代替。這件事大半在乎煮飯的人。若是她運用思想和技能，必能煮成各種滋補而味美的素食，甚至於可以代替肉食。

在無論什麼情形之下，我們要教育人的良心，徵集他們的意志，同時也要供給他們滋補優良的食品，那麼情形就要改變，而食肉的要求也將速即停止了。

食物應有正確合宜的烹飪，這是一種最重大的成功，尤其是在那些不以肉類為主食之地方，良好的烹飪更是必不可少的條件。必須預備一些食物來代替肉類，而且這些代用品應當有極好的配備，方可使人不再戀念吃肉。

不合理的藉口

當撒但在人的心思中得勢之時，上帝所惠賜的亮光及訓誨就要多麼快速地消退，而失去力量啊！許多人想像出各種的藉口，並製造一些根本不存在的理由，來掩護自己錯誤的行動，把亮光撇棄一旁，及將之踐踏於足下。我敢擔保地說，健康改良的最大障礙，便是這等人不在生活上實行出來，而同時他們反嚴肅地說，他們不能過健康改良的生活，而保持住自己的精力。

在每次這種情形中，我們找到了良好的理由，為何他們不能過健康改良的生活。原來他們沒有在生活上實行出來，也從來沒有嚴格遵守之，因此他們不能從之得到福惠。有些人陷於錯誤，乃因他們在戒除肉食之後，沒有以最好的水果及蔬菜，照其最天然的形式，免加油脂及香料，來代替之。他們若能靈巧地採用造物主所賜在其四周的豐盛食物，則父母及子女們都會存無愧的良心，合力參加這工作，享用簡單的飲食，而能通達地說出健康改良的道理了。那些沒有信從健康改良的道理，及從未完全採取此種生活的人們，對於健康改良之福惠，不應妄加評斷。還有那些時常偏離正道，為滿足口味之慾，去食肥雞及其他肉類，而錯亂自己食性的人們，也是不配批評健康改良制度之利益。他們是受食慾的支配，而非正義原理的管束。

懇切呼籲改良

許多父母的行動，似乎是失去了理性。他們在糊裏糊塗的情形下，被放縱的錯謬食慾與下賤的情慾所麻木。明白真理的本會傳道人們，應當喚醒教友們，從麻痺的景況中覺悟，並引導他們丟棄那些使他們生發食肉慾望的東西。他們若忽視了健康改良，他們就要失去了靈性力量，而罪惡的放縱也將使他們越來越卑賤下流了。現今在許多人的家中，有些習慣是天庭所憎厭，而使人類降格到獸類之下的。但願一切明白真理的人都起來說：「要禁戒肉體的私慾，這私慾是與靈魂爭戰的。」

本會的每位傳道人，不應在肉食這件事上，給人一種不良的榜樣。他們和他們的家人，都應當照著健康改良之光的引導而生活。本會的傳道人，不應使自己及自己兒女的天性變成了獸性。孩童們的慾望，若是未加約束，就會被引誘不但放縱各種普通的不節制之惡習，而且也不能控制自己的下等情慾，並要輕視純潔的品性及各種的美德。這些都是出於撒但的引誘，不但敗壞了自己的身體，也會對別人灌輸以不良的影響。父母們若被罪所盲目，往往是不能辨識這等事的。

對於那些生活在城市之中的父母們，主正在發出警告之呼聲，「要招集你們的兒女在自己的家庭中，要招聚他們遠離那些背棄上帝誡命的人們，也就是那些教導及習慣行惡的人們。你們應當盡一切所能，愈速離開城市愈好。」

父母們可在鄉間找到小屋舍營居，有些可供開發的園地，種植各種蔬菜及水果，藉以代替肉食，因為肉食對於血脈中流通的血液，會有十分敗壞之作用。

禁食祈禱使人有抗拒肉食的力量

如果我們的食慾是貪求動物的死屍，那就應當禁食祈禱，求主施恩，使我們能克制那與靈魂作戰的肉體情慾。

與為病人的祈禱相矛盾

在復臨信徒之中，有些人不肯聽從所給他們有關這一方面的亮光。他們以肉食為其飲食之一部分。他們得了疾病。這些疾病與痛苦原是他們自己錯誤行動的後果，而他們還求上帝的僕人們為他們祈禱。可是他們既然不願實行上帝的旨意，不順從祂關於健康改良的訓誨，主又怎能為他們行事呢？

健康改良的亮光已臨到上帝的子民三十五年之久了（譯者按：此段落作於1903年），但許多人卻以此作為譏笑的題材。他們繼續採用茶、咖啡、香料及肉食。他們全身是病。我請問：「我們怎能向主祈求醫治這等人呢？」

辛辣的餅乾及肉食，都是與健康改良的原理完全不合的。我們若肯讓理性來代替情慾衝動及貪愛感情放蕩之心，我們就不會再食已死動物之屍體了。肉品市場上那種腥臭氣味，有什麼能比之更叫人噁心呢？對於凡是味覺未被反常之食慾所變化的人，生肉的氣味乃是令人掩鼻的奇臭。對於一個有反省能力的腦筋，有什麼能比那宰殺吞吃牲畜之慘景，更令人感到不愉快呢？如果忽視了上帝所賜關於健康改良的亮光，祂是不會施行神蹟來保障那自招疾病之人的健康的。

給健康改良運動的領袖們

雖然我們沒有以是否採用肉食來作為一種試驗人的標準，雖然我們不願勉強任何人放棄肉食；但這卻是我們的責任，要求教會裏的每位傳道人，不應輕看或反對健康改良信息中的這一要點。上帝已指示了肉食對於身體的不良影響，而你們竟對這亮光視若無睹，還繼續採用肉食，你們是必受其後果的。但在眾教友之前，你們切不可採取一種立場，以致讓他們以為革除肉食之呼籲乃是不必要的。原來主正在呼召人作一種改良，祂已託付我們傳揚健康改良信息的工作。如果你們不能前進，參加那傳揚此信息的人之列，你們便是使這種信息黯然遜色了。同時你們也是反擊了同工們的努力，因為他們正在教導人以健康改良的道理，而你們卻是正反倒亂的，反而做錯事了。

我們既是上帝的信使，豈可不作一種堅決的見證，反對那錯亂食慾的放縱呢？……上帝已供應了豐富的水果及五穀，讓人可作合乎健康的配備，而予以適量的享用，那麼，人們又何必要繼續選用肉食呢？傳道人若望在有肉食的餐桌上，與別人共享肉食，我們還能信任他們嗎？……

「要留意遵守耶和華你們上帝吩咐的誡命。」凡干犯健康律法的人，必不蒙上帝的喜悅。我們若能謹慎言行，克己自制，並實行基督性格的各種美德，則每天可有多少的聖靈要與我們同在啊！

本會的牧師及文字佈道士們，應當在嚴格節制的旗幟下站立。切不可恥於對人說道：「對不起，謝謝您，我是不吃肉的。我的良心指示我，不可吃已死動物之肉。」如果人請你喝茶，也當予以婉拒，並向他說明自己為何如此。應當向人解說那東西是有害的，雖能給人一時的刺激，但不久後刺激性一過，反而使人覺得相等的疲憊倦乏。

關於肉食這個問題，我們都可以說：「不要吃它！」大家也當明白地作見證，反對茶與咖啡，永不飲用這類東西。它們是麻醉品，對於頭腦及身體的各部器官都是有害的。現今那時候尚未到，所以我還不能說，牛奶與雞蛋也應當全然戒用。我們不應把牛奶與雞蛋也列為肉食。在有些疾病上，吃蛋是很有益的。

但願本會的每一教友，都要禁制各種私慾的胃口。每一分錢若用於茶、咖啡及肉食上，那是比浪費蹧蹋掉更壞；因為這些東西會危害體力、智力及靈力，使之得不到最佳之發展。

總結

如果我們能因放縱肉食的慾望而得到益處，那麼我也不必這樣勸戒你們了；但我知道這是不可能的。肉食對於身體的幸福是有害的，所以我們應當學到不用肉食的地步。凡在可以得著蔬菜為食物的環境之中，而仍在這件事上隨一己之所欲，任性吃喝，就必漸漸不顧主所賜予的其他有關現代真理方面的教訓，也必失卻對於何為真理的理解；這等人的確必收他們自己所種的後果。

我蒙指示，本會學校不可將肉食或明知是不衛生的食物供給學生。凡足以慫恿人想吃刺激品的東西，都不可放在桌上。我勸老年人、少年人，也勸中年人。你們都要禁絕凡足以使你們受害的東西。我們要本著犧牲來事奉主。

當使孩童明智地參與這項工作。我們都是上帝家裏的人，主要祂的兒女，無論老少，都毅然決然地節制食慾，將金錢節省下來，作為建造會堂和供養佈道士之用。

我蒙指示，要向作父母的人說：「在這個問題上，你們當將自己的心與靈完全歸順上帝。」我們須時常記著：當此寬容時期，我們乃是在宇宙之主面前受考驗。難道你們還不肯放棄一切於你有害的嗜好嗎？口頭的承認並無價值；你們應該以克己的行為來證明自己是順從上帝向祂特別子民所有的要求。應當將你從克己的行為所省下來的一部分金錢歸入庫中，以供推進上帝聖工之用。

有許多人覺得非肉食就不能過日子；但是這些人如能使自己歸順上帝，斷然決心遵行祂所指引的路，就必像但以理和他的同伴一般，得著能力和智慧。他們必發覺主會賜給他們良好的判斷力。許多人看到自制行為所能為上帝聖工節存的金錢，就必感到驚奇！那從犧牲行為所積蓄的少數金錢，在建立上帝的工作上，較比大量不出於犧牲而來的奉獻，將有更大的成就。

復臨教會的人，正在掌握著極重要的真理。四十多年之前（譯者按：此文作於1909年），主已在健康改良的道理上，賜給我們特別的亮光，然而我們是如何地行在這種光中呢？有多少人曾經拒絕遵照上帝的指導而度日啊！我們既為上帝的子民，就應當按著所受之光的多少而邁進。我們有責任要明白而且尊重這健康改良的原理。在節制的題旨上，我們原應比其他的人更前進；可是在我們中間，仍舊有許多很明白道理的教友，甚至有許多傳福音的牧師們，不顧上帝對於此事所賜的亮光。他們竟隨意吃喝，隨意行事。……

我們在飲食教導上，不要一成不變；然而我們卻要強調說：「在一般盛產五穀蔬果的國家，肉類的確不是上帝子民的適當食物。」我蒙訓示：肉食有一種使人性淪於獸性的傾向；又劫奪了男女對於眾人所應有的愛與同情；並使卑鄙的情慾控制了人高尚的機能。即使肉食向來是有益健康的，現在也不安全了；各種毒癌，腫瘤以及肺部的疾病等，大都是由食肉造成的。

我們並不必以肉食與否，作為加入教會的一種標準，不過我們也該考慮名為信徒而好肉食的人，在別人身上究有何等的影響。我們既身為上帝的使者，豈不應該對人說：「你們或吃或喝，無論作什麼，都要為榮耀上帝而行」嗎？（哥林多前書10：31）我們豈不應對那放縱墮落食慾的惡習，作一種確定的見證嗎？難道福音的傳道人，身負宣揚上帝所給予人類最嚴肅真理之責，自己還要創例回到埃及的肉鍋旁去嗎？難道身受上帝庫房中十分之一供應的人，竟聽任放縱私慾去毒化那在自己血管中循環的生命之流嗎？難道他們竟不顧上帝所賜給他們的亮光和警告嗎？身體的健康應以恩典裏有長進，及獲致平和的性情，為必要的條件。如果腸胃沒有受著正確的保養，則養成正直高尚的品格即有阻攔。腦與神經原是和腸胃交相感應的。不正確的飲食，結果便造成不正確的思想和行為。

一切的人現今都在受著試驗和考證。我們既已受過浸禮歸入基督，如果能各盡本分，棄絕那一切足以拖累我們墮落並使我們失去應有之身分的事，就必有能力加給我們，使我們得以長進，連於永活的元首基督，並得以看見上帝的救恩。

在復臨教會的各機構中推行飲食健康改良之經過

（編者按—從本會的歷史記錄得知，早期的本會各衛生醫療機關，對於病人及服務人員，是有供應或多或少之肉食的。在這階段裏，健康改良的運動日見進展。在經過一段長期的爭鬥後，那些較老的機關，終於從所有的餐桌上廢除了肉食。柏特克勒療養院是在

1898年響應懷夫人著作本篇第351頁的文章，實行此事，而加州的聖托林那療養院，則於1903年照辦。在此時期中，提倡素食的教育已經廣為推行，因此對於病人停止供應肉食之舉，亦不如較早時期的那麼困難。那些較老機關的經理們見到此時新成立的各機關，能夠如此順利地停供病人肉食，很是不勝歡喜。

從懷夫人的幾封通信裏，顯見當年本會各醫療機關，對於停止供應肉食這回事，是曾經有過許多困難及爭執的。希望讀者們在研究這個肉食問題時，應當記清當年著述這些論文時的背景，方可更加有所瞭解。）

向早期（1884年）本會醫藥機關請求戒除肉食

我在今晨四時起身，寫此數行建議給你，我近來一直想著，你所主持的機關如何能按著上帝的心意而行。茲提幾點意見如後：

我們是健康改良運動者，設法盡力回到主原先的節制計畫中。關於節制這回事，它不單是禁戒酗酒及抽菸而已；它的範圍比此更大，也必須包括我們如何的調節飲食在內。

你們大家都熟悉健康改良這道題目了。但當我去拜望你們的療養院時，卻見到有肉食的供應，這是與健康改良的運動有明顯的距離。我深信此種情形必須予以改變，而且是應當立即進行。你們的飲食，大半是以肉食為主。上帝沒有引領你們朝此方向而行；這乃是仇敵千方百計領導那些主持此機關的人，根據錯誤的理由來處理飲食的問題，使飲食能適合病人的食慾。

當主領導以色列的百姓從埃及出來之時，祂的心意是要在迦南地建立一個純潔、快樂、健康的國家。且讓我們來研究一下上帝的計畫，看如何能達到此目的。祂約束他們的飲食，要他們戒除大量的肉食。但他們卻戀慕埃及的肉鍋，後來上帝讓他們吃肉，並讓他們得到了吃肉的必然後果。

我們花了很多的錢來設立健康療養院，想使病人不用藥物而得到醫治。我們應當根據衛生的原理來辦理這種機關。藥物治病的方法，應當越快停止越好，直到全然不用為止。應當教導人以合宜的飲食、衣著及運動。不但要教導本會的人如此，也當教導那些尚未接受健康改良之光的人們，如何照著上帝的命令過健康的生活。然而我們自己若沒有達到這個標準，那又何必花那麼多的金錢去辦理一間健康機關呢？從那裏談到健康改良之大道呢？

我不能承認，我們現今是照著上帝的命令行事。我們必須改弦易轍，否則應當不用健康療養院這個名稱；因為那是完全不合適的。主已指示我，健康機關不應為迎合人的食慾或是某些人的意見來辦理。照我所知，這機關之容許肉食，其藉口是那些貪愛歡樂的人們，到了這裏會因不同的飲食而感到不愉快。若是那樣，讓他們到那些能得自己所要吃的食物之處去吧！何時這機關為招徠客人的緣故，若不能依照正確的原理去辦，倒不如取銷了那名實不符的名稱更好。其實，這一向所堅持的藉口，現已不復存在，因為外界的顧客，為數甚微也。

繼續採用肉食，對於身體確實有害。除了滿足墮落敗壞的食慾之外，人是沒有任何理由來採用肉食的。也許你們要問道，妳想要完全戒除肉食嗎？我的回答是，終有一日會達到此地步，只是現今我們還沒有預備好來這樣行罷了。到了那時，動物的肉將必不再成為我們餐食的一部分；而我們也要掩鼻而過屠門，對之不勝厭惡之至。……

我們是由所吃進的食物組成的。難道我們要吃動物的肉來加強自己的情慾嗎？我們不應該教育自己的口味，貪愛這種惡劣的飲食。現今乃是最佳的時候，應當教育自己以水果、五穀及蔬菜為生。這乃是凡在本會機關服務之人們的工作。應當越來越少吃肉，直到完全戒除為止。如果放棄了肉食，如果教導口味不朝這方面走，如果培養喜歡吃水果及五穀的興趣；在不久的將來，我們的身體就要變成上帝在太初時所預定其當有的形狀。祂的子民將必不用肉食。

何時你能不像以往那樣採用肉食，你就必學會一種更正確的烹飪方法，並會採用其他的食物來代替肉食了。你可預備許多有益於健康的餐食，沒有油脂，也沒有死動物之肉。除了肉食之外，你還可以有許多不同種類的簡單餐食，是完全有益於健康而富有營養的。健康的人必須吃許多的蔬菜、水果及五穀。對於教外的人，偶而或可供應一些肉食，這是因為他們已經這樣教育了自己的口味，而以為若不吃肉，就不能保其精力之故。但其實他們若能戒除肉食，而不大量以此為主，他們倒是會有更大的忍受能力的。

在健康療養院中的醫生及服務人員，他們反對戒除肉食的主要理由，乃是因為他們要吃肉，這才請求非吃肉不可。這麼一來，他們乃是鼓勵採用肉食了。然而上帝不要那些來到健康療養院的人被教導要以肉食為生。我們應當用會客室裏的談話或講論及用榜樣模範，來教導他們要戒除肉食。這是需要用很大的技巧來預備健全的食品方可。雖然此事要人下更大的功夫，但總必須慢慢地予以完成。應當少用肉食。但願那些烹飪飲食的人，及那些負責教導自己飲食的口味與習慣的人，都能遵照健康的規律而行。

我們所行的路線，是返回世界潮流，而非走向天國永生。我們為何不改變方向呢？我們為何不供清淡而健康的食物在餐桌上呢？我們為何不放棄那只能引起消化不良病的辛辣餅乾呢？凡遵照《聖經》及聖靈證言中上帝所賜的亮光，而盡力高舉標準近乎上帝命令的人，必不改變自己的行徑，去迎合那生活與上帝賢明之安排相反的一兩個或眾多之親友們的心意。我們若根據這些原理而行，我們若嚴守飲食的規律，我們若身為基督徒而教導自己的口味順從上帝的計畫，我們就要發揮一種合乎上帝旨意的感化力了。現今的問題乃是，「我們願否作真實的健康改良者呢？」

在飲食方面應當避免老是一成不變，這是十分必要的。如果食品有些變化，則食慾會好得多了。應當一律。不可在這一餐裏有幾種不同的食物，而在下一餐裏沒有變化。在這方面，也當研究經濟之道。若是有人要埋怨，就讓他們那麼做吧！若是食物不能十分合乎他們的胃口，就讓他們找毛病發牢騷吧！古時的以色列人，老是埋怨摩西和上帝。你們的本分，卻是要維持健康改良的標準。有規則的飲食，對於病人有更大的幫助，比所給的各式沐浴好得多了。

應當將所花費於肉食的同量金錢，用於購買水果。應當向人指明生活的正確方法。如果在XX地方所設立的機關，從開始就這麼辦了，那就會蒙主的喜悅，並會嘉許這等努力了。……

在配備食物上，應當小心及有技巧。我希望XX醫生會勝任那委託給她的職務，善於指導廚師，以致在這間健康療養院的餐桌上所供應的食物，都能合乎健康改良的道理。不可因為一個人的放縱食慾，由他堅持來照他的方式生活；他也不該用自己的行徑來影響全機關，去迎合他的口味及習慣。本院各位負責人，應當常常聚首會商。他們的行為，必須和諧一致。

我請求你們，切不可因為這個人或那個人已成食慾的奴隸，說他若無肉食就沒法在健康療養院那裏活下去，便堅持說肉食一定是對的。人靠死動物之肉為生，這乃是一種很卑賤的生活方式。我們這等人應當進行一種改變，一種改良，教導人們知道許多有益健康的烹飪食物，會比肉食更能加增他們的力量，及更能保養他們的健康。

現時代的罪惡，就是人在飲食方面饕餮無饜。許多人以口腹為神，放縱食慾。凡在健康機關服務的人員，當在這些事上樹立好模善樣。他們應當存著敬畏上帝的心，謹慎行事，切不可受偏差食慾的操縱。他們應當深明健康改良之大義，而在各種環境裏堅立在其旌旗之下。

XX醫生，我希望你要多多學習如何烹飪食物，對人的健康有益。應當供應豐富、又好、又健康的食物。在這方面不可太吝嗇。應當少購肉食，而多多供應良好的水果及蔬菜，然後你就會樂於見到人們有健康的食慾，大家都要享用你所預備的飲食。切不可感覺到食用良好而衛生的食物，乃是一種損失。這種食物是會建造血液及肌肉，及賜人力量執行人生日常責任的。

我常常想到XX地方的健康療養院。我的心中百感交集，欲將其中一二向你們說明。

我心中常常想到上帝所賜的亮光，並由我傳給你們，關於健康改良的道理。你們有否小心而敬虔地追求明白上帝在這些事上的旨意呢？你們的藉口是，外界的人要吃肉，然而縱使他們曾有些肉食的供應，但我知道，若能小心而技巧地預備，也可以有許多的食品大量代替肉食，並在短期之內教導他們放棄食用死動物之肉。但若是負責烹飪的人員，自己是以肉類為主食的，她就能夠而且必會鼓勵別人吃肉，而墮落的食慾也會製造種種的藉口，來要求這類的餐食了。

當我明白那邊的情形之後——如果XX認為，若沒有肉類，她就不知烹飪什麼來代替，因此只好採用肉食為主——我覺得那邊非立刻予以改變不可。若是有些顧客一定要吃肉，讓他們在自己的房間內吃吧！不要設法叫那些已有偏差食慾的人不應吃肉。……也許你們以為，若不吃肉就不能進行工作。我以前也曾這麼想過，但我知道在上帝原始的計畫中，祂並未預備以死動物之肉來組成人類餐食的。……現今肉類大半是有病的，這種事實應當教導我們更要竭力完全戒除肉食。我現今的主張便是應當戒除肉食。實行此事，對於某些人會很困難，正如喝酒的人要戒酒一樣；但這種改變，對他們總是會更好的。

認真處理此項爭執

療養院現今進行的工作很好。我們剛剛遭到這個惱人的肉食問題。我們是否讓那些來到療養院的病人，在餐桌上有肉食，並教導他們漸漸地戒除肉食呢？……多年前我曾得到亮光指示，我們的立場不必是積極地取消一切的肉食，因為在某些情形下，肉食倒比那些糕餅點心及各種甜食更好。這些話確實會引起許多的爭論。原來那傷害人胃的，乃是各種混合的肉食、蔬菜、水果、酒、茶、咖啡、糕餅及豐膩的包子，這些會使人虛弱，而在氣質方面易受各種疾病的惡果。……

我要說的乃是主以色列之上帝的話。由於犯罪的緣故，上帝的咒詛已臨到地上、臨到牲畜、以及臨到一切的肉類。人類因為自己離棄上帝誡命的行動，結果有了痛苦。各種動物也在咒詛之下受苦。

任何醫生及任何明白這些事的人員，都不應當給病人分配肉食。牲畜有病，現今已使肉食成為一件危險之事。主的咒詛現已臨到地上、臨到人類、臨到牲畜、臨到海中的魚類；而且由於罪惡之幾乎遍及全地，所以咒詛也變成像罪惡那樣地瀰漫得又深又廣。疾病是由於吃肉而來的。這些動物屍骸的病肉，在市場上銷售，疾病之流傳給人，也自是其必然之後果。

主要其子民採取一種立場，對於已死動物之肉，不予接觸及食用。凡已明白這現代真理的任何醫生，不應給病人配用肉食。採用死動物之肉是不安全的，而且在不久的將來，遵守上帝誡命的人，甚至連牛奶也應從餐食中剔除。在不久之後，凡由動物界而來的食物，都是不安全的。凡相信上帝的話，全心順從祂誡命的人，必蒙賜福。祂要成為保護他們的盾牌。然而主是輕慢不得的。不信任、不順從、遠離上帝的旨意及法度，將使罪人置身於不能蒙主施恩賜眷之境地。……

我要再提到飲食的問題。關於肉食的事，我們現今不能再像以前那樣大膽冒險而行了。肉食素來有害於人類，而今因為人類的犯罪作惡，上帝已咒詛田野的牲畜，此事更尤其有害了。現今動物患病的情形越來越普遍，我們的唯一安全之道，便是完全戒除肉食。現今流行許多最嚴重的疾病，那些明白此事的醫生們，若非最後必不得已，是不應指導病人吃肉的。現今本國的人大量吃肉，以致世人男女的道德墮落，血液敗壞，及在體內種下了疾病。因為吃肉，許多人死亡，而他們卻不知病因何在。若是真相大白的話，它就會證明乃是肉食而招人致死。食用死畜之肉，想起來都會令人噁心的，然而其害卻不止如此而已，在採用肉食方面，我們乃是接受病死牲畜之肉，而把敗壞的種子種在人體的器官內。

我的弟兄啊，我寫信給你，在本會的療養院中，今後不應再有供應肉食的情形發生。關於此事，毫無藉口的理由。肉食之對於人心的影響及後果，是很不安全的。我們應當徹頭徹尾地作健康改良者。我們應當讓大家知道，本會的機關從此不再有食肉的餐桌，甚至對住院的人也不例外；這麼一來，教導人戒除肉食之舉，不再是空口白話，而乃是確實實行了。若是顧客會減少的話，也就由它去吧！及至他們都明白此事，及至大家都曉得不應用活物的生命來支持基督徒的生命之時，這等原理也就會顯出遠為重大的價值了。

應付此爭執的第二封信

我收到了你的信，現要盡力解釋關於肉食的事。你信上所提的話，是我當XX姊妹在健康療養院之時寫給她，及回給其他幾位的信中所說的。我已找到了這些信。有些信是抄下來的，有些卻不是。我已告訴你們要列出我提出此事之時的日子。在那時候，醫院裏提供肉食，而且很大量。我蒙指示，健康的肉類，不必立時完全取消，但應當在演講廳裏講論到採用已死動物之肉的問題。水果、五穀及蔬菜，若是配備得合宜，便是身體維持健康所需要的全部食品。但他們必須先顯明，在盛產水果之處，如加州一帶，我們是無需採用肉食的。在健康療養院中，他們素來一直大量採用肉食，所以還未預備好可作突然改變的行動。他們必須在開始之時儘量減少肉食，而終至於完全戒除為止。只可有一張餐桌列為專供病人肉食的桌子，其他餐桌則是完全不吃肉的。……

我花了最懇切的力量提倡完全戒除肉食之舉，但在每日三餐習用肉食之後，要處理此項難題，實應小心從事，而不可鹵莽。應當從健康的立場來教導病人。

關於那一點，我所記得起的，就是這些。後來主又賜我更多的亮光，要我們考慮此事。現今動物界多病，而人類的疾病有多少是因肉食而來，此事很難斷定。我們常從報章上，讀到關於檢查肉類的新聞。

多年以來我得到亮光，知道肉食對於健康及道德乃是不好的。可是，似乎是奇怪得很，我卻一而再地要應付這個吃肉的問題。我在療養院中，曾對醫生作過十分親切而肯定的談話。他們已認真考慮這件事，並使XX弟兄與姊妹，處於窘迫為難的境地。那時對於病人，是供應肉食的。……當我在澳洲聯合會時，某個安息日在斯坦摩爾地方，我受主的督促，要向那設於該處數站外的夏日山上的療養院提出。

我提出在此療養院中所能得到的種種利益。我指明絕不應該把肉食供應在餐桌上當作食物。現今有成千上萬人的生命與健康，已被犧牲在這奉獻死畜之肉為食品的祭壇上。我從未說過一個比此更懇切而肯定的請求。我說道，我們十分感謝主，因為這裏有這麼一個機關，不給任何病人供應肉食。應當讓人們說，這裏不論是醫生，庶務人員、服務人員或病人，都不能從餐桌上得到一片的肉食。我說道，我們信任本會的醫生們，會根據健康的立場，善為處理這個問題。動物的屍體，應始終被視為是不配作為基督徒之餐食的。

對於此事，我並未加以分毫的掩飾。我說過那些在本會療養院中的人，若是將死畜之肉供應在餐桌上，這是會使上帝不悅的。他們會污穢上帝的殿，他們應聽經上對他們所說的話，若有人污穢上帝的殿，上帝也必要毀壞那人。上帝賜給我的亮光，顯明上帝的咒詛現正臨到地上、臨到海上、臨到牲畜及臨到動物界。不久的將來，養牛及養羊也是不安全的。在上帝的咒詛下，地球已日見腐敗。

對本會的原理堅持忠貞

近來療養院裏的病人減少，這是因為一連串無法解決的情勢所造成。我認為，其中原因之一，乃是本機關的首長，採取反對給病人提供肉食之立場。這間療養院自開幕以來，餐廳裏一直有肉食供應。我們覺得時候已到，應當採取堅決反對此項習慣的立場。我們知道，給病人提供肉食之舉，乃是上帝不喜悅的。

現今在此療養院中，不再提供茶、咖啡及肉食。我們堅持要照健康改良的原理生活，行在真理與仁義之道途上。我們不可因為怕失去顧客，便作半心半意的健康改良者。我們已採取了立場，藉著上帝的幫助，必堅持到底。現今供應病人的飲食，是健康而可口的。現今的餐食是由水果、五穀及硬殼果所組成。這裏在加州一帶是盛產各種水果的。

如果來此的病人，素來十分倚賴肉食，覺得自己非此便活不下去，我們就應當使他們用聰明的眼光，來觀察此事。如果他們不肯這麼辦，如果他們堅持要吃那戕害健康之食物，我們也不必拒絕供應他們，只要他們肯在自己的病房裏吃，並且甘願負其後果之危險便行。他們必須自負其行動之責任。我們不贊成他們的行動。我們不敢羞辱自己管家的身分，來贊成他們採用那污染血液而帶來疾病的肉食。若是我們行那明知不蒙上帝悅納之事，我們便是不忠於我們的主人。

這便是我們當取的立場。我們已立志忠於健康改良的原理，但願上帝幫助我們，這是我的祈禱。

應當進行一些計畫，能使顧客增加。可是，若為招徠顧客起見，再恢復給病人供應肉食，此舉是否正確合理呢？難道我們要把那使他們生病的食物供應病人，讓他們繼續採用肉食，而使他們不斷地生病嗎？難道我們不採取立場，像那些立志實行健康改良原理的人們一樣嗎？

在本會的機關裏，有些人雖口稱相信健康改良的原理，卻仍然放縱食慾，採用肉食及其他明知對於健康有害之食物。我奉主名對這等人說，你們若拒絕實行本會機關所採取的原理，就不應在本會的機關任職；因為那樣行，你們將使那些奮力依照正道來推進業務之教師及領袖們的工作，加倍吃力。應當清除君王的大道，不可堵住祂傳達信息之途徑。

我蒙指示，在信息早期所給我們的原理，應當受今日本會人們之重視，猶如當年一樣。有些人從來沒有遵照那賜給我們有關飲食問題之亮光而行。現今是時候了，應當將燈從斗底下取出，讓它發出明亮的光輝來。

第二十四章・飲料

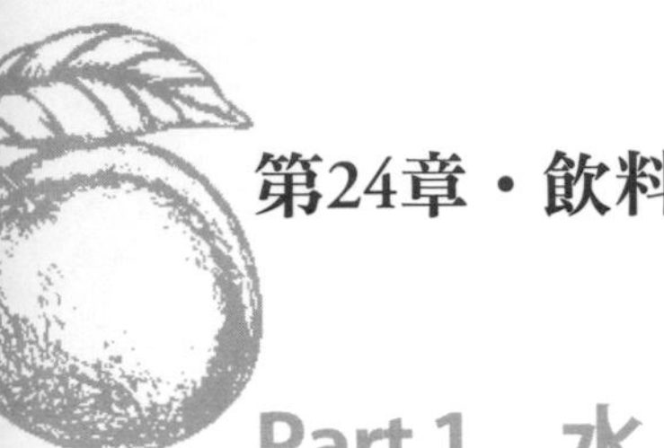

第24章・飲料

Part 1　水

清水乃天賜之恩澤

清潔的水，無論是對於健康者或病痛者，都是天賜的恩澤。用之得當，水能增進人的健康。水是上帝所預備的飲料，供人類和動物解渴的。多喝水能供應身體的需要，並能加添人抗病的能力。

我應當吃得少，藉以減輕身體不必要的負擔，並要鼓勵樂觀的精神，及使自己得到戶外適宜運動之益處。我要常常沐浴，多多飲用清潔的軟水。

用水治病

在解除痛苦上，水可作多方面的貢獻。在進食之前喝清潔的熱水（約半毫升左右），總不會出毛病，反而是有益的。

成千上萬的人，本來可以存活的，卻因缺乏清潔的水與清潔的空氣而死亡。……他們需要這些福惠，以保健康。他們若蒙開導，放棄藥物，經常作戶外運動，並使戶內空氣充足，無論冬夏，多飲軟水及沐浴，就必比較健康而快樂，不必過長年病苦的悲慘生活了。

用水治療熱病

若是在發熱的時候，多多飲水，及採用體外水療法，便可免去許多的日夜痛苦，及救回許多寶貴的生命。可惜現今有成千上萬的人，因熱病發燒，直到體內的燃料燒光，精力耗盡而死，而且死得極其痛苦，因為沒有人用水來紓解其焦渴。人們肯用水來撲滅那木石無知的建築物之炎炎烈火，卻不肯用水來淹熄那燃燒體內重要器官的熱火。

用水之道，得法與不得法

許多人在吃飯時喝冷水，這是錯的。吃飯時所喝的水，會減低唾液腺的分泌；而且所喝的水越冷，對胃的害處也越大。吃飯時喝冰水或冰凍的檸檬汁，會使消化的工作停止，直到身體使胃有了足夠的溫暖，它才會再開始工作。熱飲也是會使胃衰弱無力的；此外，人若放縱此事，便會變成習慣之奴隸。食物不應用水沖下去；在吃飯時是無需飲水的。應當慢慢地吃，並讓唾液與食物調和。吃飯時喝進胃中的液體越多，食物的消化也就越難，這是因為胃必須將液體先予吸收之故。不可用大量的鹽；不可吃各種醃漬菜；不可讓火辣辣的香辣食物入胃；吃飯時可吃水果，以便免去那引起人喝太多水的刺激。若是需要什麼東西解渴的話，飲用水吧！在飯前或飯後的片時，飲用少許的水，這便是自然所需要的一切了。切切不可採用茶、咖啡、啤酒、酒、或任何酒精之類的飲料。水乃是最佳的液體，可清除體素中的污穢。

Part 2　茶與咖啡

茶與咖啡有刺激性的害處

現今刺激性的飲食，都對健康無補。茶、咖啡及菸草，都是刺激品，並含有毒質。這些東西不但不必要，而且是有害的，我們若多明白節制之益處，就當予以戒除。

茶對於身體是有毒的。基督徒們應予以棄絕不用。比較上說來，咖啡與茶有同樣的影響，但其對於身體的害處，則較茶尤甚。它使人興奮，提高精神過於常度，但後來卻使人衰竭疲勞，低於常度。飲用茶與咖啡的人，在臉上都會留下記號的，肌色萎黃，並無生氣。在臉上毫無健康活潑的神色。

由於採用茶、咖啡、麻醉品、鴉片及菸草，人類便有了各種各式的疾病。這些有害的嗜好品，必須予以戒除；不是單單戒除一種，而是全部予以戒除，因為這一切都是有害之物，會破壞人的體力、智力及道德力。根據健康的立場，都應當予以停用。

切切不可採用茶、咖啡、啤酒、酒、或任何酒精之類的飲料。水乃是最佳的液體，可清除體素中的污穢。

茶、咖啡，及酒精之類的飲料和菸草，都是不同程度的人為刺激品。

茶與咖啡之影響，如前所知，它們與酒、水果酒、酒精及菸草，都有殊途同歸的害處。……

咖啡是有害的嗜好品。它會暫時刺激人行不平常的動作，然而其後果呢？卻是令人衰竭，精疲力盡，腦力、智力及道德力麻木。人在衰弱之後，除非決心盡力戒除此惡習，頭腦的活動就會長此永遠消沉下去。這一切刺激神經的東西，會消耗人的生命精力。那由支離破碎的神經所引起的騷動，暴躁、精神薄弱，變成了好鬥的成分，仇視屬靈的進步。這樣看來，凡倡導節制及健康改良的人們，豈可不醒起，全力抗拒這些有毒飲料之禍害嗎？在有些人說來，打破茶與咖啡之惡習是很難的，猶如酒徒很難戒酒一樣。人在茶與咖啡上所花的錢，是比浪費更為不堪。這些東西對於飲用者只有害處，而且是一直有害下去。那些採用茶、咖啡、鴉片及酒類的人，有時也會長壽高年，但這種事實，卻不能作為論據，鼓勵人採用這些刺激品。這些人本來可有成就，後因不節制的惡習而無成就，其程度只有在將來上帝審判的大日才能顯明出來。

那些靠茶與咖啡的刺激而操勞的人們，將在神經衰弱及無力自制上，發覺此項行動之禍害。疲勞的神經，是需要休息及安靜的。身體需要時間來恢復其精力。若是用刺激品來鞭策身體之力，結果將是，每當重行此舉一次，其真正的力量也就減低一次。在反常的刺激品刺激之下，也許一時會有更大的成就，但漸漸地卻會變成更難於喚起精力到預期的程度，而至終那衰竭的身體便不能再起反應了。

人誤將此項有害之影響歸咎於其他的因素

採用茶及咖啡之惡習，其害大於人們所常猜想的。許多慣用刺激性飲料的人，患頭痛及神經衰弱的病苦，並且因病而損失了許多的光陰。他們想像自己非有刺激品便不能生活，而對其害及健康之惡果，蒙昧無知。此事之尤其危險者，乃是人們常常把這些惡果，歸咎於其他的各種因素。

在腦力及道德力方面的影響

由於採用刺激品，人的全身慘受其害。神經不穩定，肝的作用有毛病，血的質素及循環受影響，皮膚不活潑而有病色，頭腦也受了傷害。這些刺激品的當場影響，是刺激頭腦作過分不當的活動，以致只使其更軟弱，而更不能發揮功用。其後果是衰竭，不但腦力及體力如此，而在道德力方面亦然。我們見到判斷力不健全、頭腦不穩定、神經衰弱的男女，就是由此而來。他們往往表現急性、暴躁、苛刻的精神，用放大鏡來向別人吹毛求疵，而對自己的缺點卻全然不能察覺。

這等採用茶及咖啡的人們，於聚在一起的社交場合上，更是表現其惡習之弊害。大家在放懷暢飲這些所愛的飲料，身體刺激影響之餘，大開話盒，開始其攻擊別人之惡行，滔滔不絕，口不擇言。謠言蜚語彼此傳聞，誹謗之毒素，往往隨之播散。這些粗心饒舌之徒，忘了自己身旁還有一位見證者。一位眼不可見的「監察者」，正在錄下他們的話語於天上的簿冊中。這一切毫無善意的批評，信口雌黃的報告，以及邪惡的情感，在茶和咖啡的刺激之下表現出來，都被耶穌記下，算是對祂本身的攻擊。因為「這些事你們既行在我這弟兄中一個最小的身上，就是作在我身上了。」

我們現今已因先祖們的惡習而受害了，可是還有許多人竟採取一種在各方面比之更甚的錯行！鴉片、茶、咖啡、菸草及酒類，現今正在迅速地撲滅那僅留於人類身上的精力火花！每年所飲的令人致醉的酒在千萬加侖以上，花於菸草的金錢亦有千萬元之多。這些口腹之慾的奴隸們，不斷地浪費其收入於放縱情慾的消耗上，同時卻剝奪了兒女們的衣食及教育的機會。當這等禍害存在人間之日，世上必無善良正常的社會。

刺激人的神經，而非給人力量

你是神經衰弱而很激動。茶有刺激神經之力，咖啡也會痲木頭腦；兩者都是很會害人的。你應當小心自己的飲食。應當進食最有益於健康，而富於營養的食物，保持自己心思於寧靜之境中，使自己不至於這麼激動及暴跳如雷。

茶有刺激的作用，並且多少帶著麻醉性。咖啡等類的飲料，也有同樣的作用。反應的第一步，就是提神。胃的神經受了刺激，傳到腦中、心臟以及全心各部，就都加添了暫時的活力。疲倦忘記了，全身覺得格外有力。思想似乎特別靈敏，想像力也更覺活潑。

鑒於這種種效果，許多人就以為茶和咖啡，對他們大有益處，其實這是不對的。茶和咖啡並不營養身體。在它們未經消化之先，其效果就出現了。所謂之精力加添，其實不過是神經的暫時奮興而已。等到刺激性過去，身體的天然精力也就減退，結果身體就要依著方才興奮的程度，反受虧損。

頭痛、失眠、心悸、消化不良、全身震顫，以及其他禍害，都是常用這種刺激神經之物的結果；因為它們把生命之力消磨了。疲乏的神經是需要休息靜養，而不應加以刺激和使之作過分的活動的。身體天然的精力既已用完，就需相當的時間恢復。我們若用刺激的物品，鞭策神經繼續活用，在一時之間，固然達到目的，然而身體的精力既因常受刺激而漸減退，日久害深，我們就更難期望它達到預期的地步。那貪求刺激物的慾望也愈久而愈難遏止，終致意志力完全消失，對於不自然的嗜好乃毫無抵抗之能。同時身體對於刺激物的需要也就與日俱增，直至體力衰竭而不再能起反應作用為止。

沒有價值的食物

採用這類刺激一時的東西，不但對於健康無補，後來反而引起使身體比前更為低沉的反應。茶與咖啡會暫時鞭策衰弱的神經，可是當場的影響力一過，便會使人覺得沮喪消沉，這就是其效果了。這些飲料的本身根本是沒有滋補的。在一杯咖啡或茶之中所加的牛奶與糖，便是其全部的養料了。

屬靈的感悟力被麻痺了

茶與咖啡是刺激性的，其害與菸草類的相同；但在程度上略差而已。凡採用此等慢性毒物之人，將與採用菸草之人相同，以為自己非此不能生活，因為他們在廢棄這些偶像之時會覺得十分辛苦。……凡放縱偏差食慾的人，所行乃是傷害自己的健康與智力。他們不能賞識及重視屬靈事物之價值。他們的感官被麻木了，罪顯不出其可怕的兇惡，而真理也不被視為比地上的財物更有價值。

飲用茶與咖啡乃是一種罪惡，一種有害的放縱，猶如其他邪惡的事物一樣，傷害人的靈性。這些被人寶貝的偶像，會給人一種興奮，一種神經系不健全的作用；及至當場的刺激力過去之後，卻會使人消沉到低於常度，正如其刺激力起先使人興奮高於常度一樣。

那些採用菸草、茶及咖啡的人們，應當丟棄這些偶像，而將此項的費用投入主的府庫中。有些人為上帝的聖工，從未作過任何犧牲，對於上帝的要求，沉睡不理。有些非常貧苦的人竟要作最大的掙扎，刻苦自己，以購買這些刺激品。這種個人的犧牲是不必要的，因為上帝的聖工正有經濟困難之苦。然而每個人的心，卻要經過試驗，每個人的品格也需要予以發展。這是上帝子民所必須實行的原理。這種生活的原理，必須在生活上實行出來。

人的慾望會干擾屬靈的敬拜

茶、咖啡及菸草，對於身體有害處。茶會使人有沉迷如醉之感受；雖然是較少的程度，但在性質上，卻與酒精類飲料的相同。咖啡則有較大的影響，會迷糊智力及麻痺精力。它雖不如菸草那麼強烈，但也有同樣的作用。我們所提反對菸草的論據，也可作為反對茶與咖啡之用。

凡習慣採用茶、咖啡、菸草、鴉片或酒精類飲料的人，若是沒有這類成癮品來提神者，就不能敬拜上帝。若是不禁止他們採用這些刺激品，讓他們參加敬拜上帝的聚會，神的恩典也會無力使他們振作精神，激發生氣，或是作聖靈充滿的祈禱及見證。這些自命為基督徒的人們，應當考慮自己所享受的到底是什麼？是出於上帝的，抑或是來自撒但的？

如痴如迷的犯法者不能算是無罪之人？

撒但明白，他對於能夠控制食慾的人，不能有那麼大的力量，猶如它對食慾放縱之人的一樣，因此他不斷地作工，要引人放縱。在不健康之食物的影響之下，人的良心變成昏迷，頭腦糢糊，對於各種印象的感受力也有了損害。可是犯法之人的罪，卻不因他干犯良心而使其不靈而減輕。

頭腦的健康程度，有賴乎正常的生機活力而定，因此，我們應當何等小心，禁用刺激品及麻醉品啊！但我們現今仍然見到許多自命為基督徒的人採用菸草。他們對於不節制之害，悲傷嘆息；雖然他們不喝酒，但他們也要戒菸。我們對這題目，可作更進一步的追究，便知茶與咖啡都是會促使食慾需求更加強烈的刺激品。然後我們還可追根究底，論到食物的烹調方面，請問：「有否在凡事上實行節制呢？」「那對於健康及幸福有根本必要的改良，有否在此實行呢？」

每位真實的基督徒，應當控制自己的食慾及情慾。除非打破口腹之慾的枷鎖，他是不能成為一位忠實聽命的基督僕人，放縱食慾及情慾，將會削弱真理在人心上的功效。

一場失敗的口腹之慾戰爭

不節制之害，始於餐桌上採用不健康之食物。長期放縱之後，消化器官便衰弱，對於食物就不感覺有口味了。不健康的情形既成立了，接著就渴想那有更多刺激性的食物。茶、咖啡及肉食，都有立起作用之效。在這些毒素影響之下，神經系統大為興奮，有時那智力似乎是有了臨時的興奮，想像力也很蓬勃。因為這些刺激品能產生臨時合意之效果，許多人竟斷定自己實在需要這些東西，便從此繼續採用之。然而這總是有反應的。神經系統受了不當的興奮，把那些儲存為未來之用的精力借作臨時之用，及至這一切臨時的興奮消逝之後，接著就是萎靡不振。這些刺激品臨時激發體力到何等的高，及至刺激力過去之後，那些被刺激的器官也要消沉到何等的低。人若訓練食慾渴想一些更強烈的食品，結果勢必至於越發增加合意的激動，終至養成放縱不節制的習慣，而長此要求更強的刺激品，例如菸、酒之類。人的食慾越放縱，慾望要求就越增加而更難控制了。人的體格越發軟弱之後，就越難摒除那不自然的刺激品了；結果，對於渴望這些東西的慾念便更增加，以至於意志被磨服，似乎是無力反對那沉溺放縱的不自然慾念了。

唯一安全之道

唯一安全之道，就是對於茶、咖啡、酒、菸、鴉片之類，不摸、不嚐、不拿。這一世代的人，應當比以往各世代的人，加倍需要增強意志的能力，及在上帝的恩典中剛強，以便抵擋撒但的試探，抗拒偏差的食慾，而毫不放縱。

真理與自私放縱之間的鬥爭

可拉與其同黨反叛摩西亞倫，及抗拒耶和華，這些事實之被記載在《聖經》內，乃是對於上帝的子民，尤其是那臨近末時生於世上之人，作為一種警戒。撒但已引人模倣可拉、大坍、亞比蘭的榜樣，在上帝的子民中發動叛亂。人若讓自己反對那坦白的證言，便是自欺，而真地想到那些被上帝任命負責聖工的人，是妄自尊大，高於上帝的子民，而且他們的訓誨與責備，都是非理不當。他們挺身反對上帝本要他們用以申斥其子民間之錯誤的坦白證言。這些證言反對有害的放縱，例如：茶、咖啡、鼻菸及菸草等物，以致刺激了某等人，因為證言摧毀他們的偶像。許多人一時之間，還猶豫不決，不知是否要完全犧牲這些有害之物，抑或是拒絕那坦白的證言，而屈服於口腹之慾的要求。他們居於不定的立場。他們在信服真理與自私放縱之間，有了一場鬥爭。猶疑的態度，使他們意志薄弱，許多人便為口腹之慾所勝。他們採用這些慢性的毒物，以致對聖潔之事物有了偏差的觀感；久後便斷然決定，不論後果如何，還是不願克己自制。這種可怕的決定，立時會在他們與那些遵上帝命令「潔淨自己、除去身體靈魂一切的污穢、敬畏上帝、得以成聖」的信徒之間，築起了一座隔斷之墻。那率直的證言擋住他們的路，引起他們重大的不安。他們以反對證言為快，並盡力使自己及別人相信，證言的話不確當。他們說眾百姓都是對的，只有那申斥人之證言才是製造麻煩的。當叛徒揚旗吶喊之時，一切離心之徒便在旗下歡呼，而所有在靈性上患病、瘸腿、跛腳及瞎子們，也都合力散播紛爭。

不節制之禍根

世人為節制運動奮鬥，費的力已是不少，可是有許多時候，所費的力沒有用在適當的地方。提倡節制運動的人，應當覺悟飲食中的香料、茶、咖啡和一切不衛生食物的害處。我們對凡從事節制運動的人，謹祝他們一路成功；不過同時我們還得請他們作更進一步的研究，要注意他們所攻擊的惡魔根源所在；要確定，他們的改革乃前後一致的。

智力與道德力的平衡，大部分是在乎身體各部運行的平衡。這個定理是必須在人民面前宣傳的。一切麻醉劑和不自然的刺激物，凡足以傷害體力的，也足以削減道德和理智的功能。不節制是現今世上道德墮落的根本原因。人既放縱於卑下的食慾，就因此失去抗拒引誘的能力。

在這些方面，提倡節制運動的人，有一種工作要做，就是使人們明白用刺激物來奮興已竭的精力，並作不自然的狂熱活動，是危及品格、危及健康、危及生命的。

決心戒除，讓人體的天然運作恢復

談起茶、咖啡、菸和酒，唯一的安全辦法，就是不要摸、不要嚐、不要拿。茶和咖啡一類的飲料與菸酒有同樣的作用。有的時候喝茶喝咖啡的人，要他們戒茶戒咖啡，真像吸菸喝酒的人要他們戒菸戒酒一樣地難。用這種刺激物的人，一旦實行戒除，起初必覺難堪，好像失去了什麼似的，然而若能堅持到底，必能克服嗜好；那種缺欠的感覺，也終必完全消滅。人體的天然運作，也許需要一些時間來恢復已往的傷害，但是只要給它相當的時間和機會，它必漸漸恢復，依舊好好地盡它的職務。

撒但正在利用其各種狡猾的試探，來敗壞人的心思，及摧毀人的靈性。本會的信徒是否見到及感覺到這放縱偏差之食慾的罪呢？他們肯否戒除茶、咖啡、肉類及一切刺激性的食物，而將花於那些有害之癮的金錢，來推廣真理呢？……嗜菸之徒究竟有何能力來阻抑那不節制之狂瀾呢？在末日上帝審判之前，世人對於菸草的問題，應當有一番大革命才行。我們對這題目，可作更進一步的追究，便知茶與咖啡都會促使食慾，要求更加強烈的刺激品，例如菸草及酒精之類。

關於肉類食物這問題，我們都可以說，不要吃它。大家也應當明白地作見證，反對茶與咖啡，永不食用這類東西。它們是麻醉品，對於頭腦及身體的各部器官都是有害的。……

但願本會的每一位教友，都要禁止每一私慾的胃口。每一文錢用在茶、咖啡和肉食上，那是比蹧蹋掉更為有害；因為這些東西是會危害體力、心力及靈力，使之不能得最善之發育的。

撒但的建議

有些人以為自己不能參加健康改良，因為他們若試圖戒除茶、菸草及肉食，便要犧牲了健康。這就是撒但提供的建議。其實，乃是這些有害的刺激品，損壞自然的精細器官，打倒其所建立的抗病堡壘，招致太早的腐爛，才會切實毀壞人的身體，使其容易發生急病。……

人採用非天然的刺激品，將有損傷健康之害，對於頭腦亦有麻痺之影響，使之不能賞識永恆之事物。凡愛惜這些偶像的人們，他們是不能正確地重視救恩之價值的。這救恩乃是基督用克己自制之生活，長經憂患與恥辱，終至於犧牲自己無罪之生命，來救將亡之人脫離死亡，而為他們作成的。

Part 3 五穀製品代替茶與咖啡

不當供應茶及咖啡。應當用焦糖，儘量將之弄好，來代替這些戕賊健康之飲料。

在有些情形之下，或許需要第三餐。不過，人若是吃第三餐，就必須吃得少，而且吃最容易消化的物品，如餅乾、麵包乾、水果或五穀製的咖啡，這些都是晚餐最適宜之食物。

我在自己家製的五穀咖啡中，略為加些煮開的牛奶。

大量熱飲之害

除了當作藥品之外，我們無需熱的飲料。大量的熱食及熱飲，是會使胃大受傷害的。咽喉及消化器官既會這樣蒙害，而其他經之而過的身體各器官，也都會變成軟弱。

Part 4 水果酒

我們是生於不節制的時代，給口腹之慾供應水果酒，乃是得罪上帝。你們和別的人們合作此種工作，乃是因為你們尚未順從亮光之故。你們若站在光中，你們就不會，也是不能如此行。你們每一位在此工作上有分的人，除非全然更改你們的業務，就必難逃上帝的譴責。你們必須誠懇為人。你們必須立刻開始進行那使自己靈魂免被定罪的工作。……

在你們採取堅決的立場，反對在節制會的工作上積極參加之後，你們若是照著自己所承認的聖潔信仰而行，你們還是擁有導人向善之影響力的；可是因你們參加釀造水果酒的業務，你們的影響力便大為削弱，而且最糟的，便是你們已使真理蒙受誹謗，你們自己的靈魂也受了損害。你們已在自己與節制運動之間，建起了隔閡障礙。你們的行徑，使非信徒們懷疑你們的原理。你們沒有為自己的腳修直道路，以致瘸子在你們身上歪腳及絆跌而滅亡。

我看不出，在上帝律法的亮光之中，基督徒們如何能憑良心，參加釀造酒或水果酒市場的業務。這一切東西或可予以善用，顯明其有益；但也可被誤用，而顯明是試探及禍害。水果，在新鮮時予以裝罐，便可長期保持甜美；若是飲用時沒有發酵，就不會打擊人的理性。……

小酌薄飲會使人變成酒鬼

人們飲用酒及水果酒，也可能變成真的醉了，猶如飲了烈酒一樣。那最可怕的酩酊大醉，便是這些所謂之淡酒造成的。它使人的情慾更加高漲，品格起更大的變化，更堅決而固執。幾毫升的水果酒或酒，會激起人要求更強之烈酒的口味。在許多的情形下，那些變成酒鬼的人，便是這樣奠定了飲酒惡習之基礎。對於某些人說來，在家裏藏有酒或水果酒，真是一點也不保險的。他們有遺傳而來的要求刺激品之胃口，撒但便一直催請他們縱情暢飲。他們若屈服於其試探，不予停止；胃口就會要求放縱無制，並且以毀滅他們為滿足。頭腦被麻木而模糊；理性不再當權，而他們便受制於肉慾。縱慾、淫亂，及各種各式的邪惡，便是放縱口腹之慾，飲酒或水果酒所造成的罪行惡果。一位自稱信仰宗教的人，若是貪愛這些刺激品，而且慣於飲用，就必永遠不會在恩典中有長進。他會變成卑鄙下流而情慾泛濫；獸性惡慾管制了較高的腦力，不再愛惜名譽道德了。

小酌薄飲乃是醉漢養成所；人們在此開始學習飲酒，終至於變成了酒鬼。撒但這樣漸漸地引人離開了節制的堅堡，那無害的酒及水果酒，也是這樣偷偷地在人的胃口上發揮其力量，使人在完全不知不覺之中走上了前往醉鄉的大道。養成了貪愛刺激品的胃口；搞亂了神經系統；撒但使人的頭腦長處於發燒的不安狀態中，還以為自己十分安全，行行復行行，終至於打破了每一道防柵，犧牲了每一條原理。那最堅強的決志被破壞了；而永恆之福利也不足以保持那墮落之食慾於理性的控制之下了。

有些人從來沒有真的飲酒，但常處在水果酒或發酵之酒的影響之下。他們全身發燒，頭腦也不穩定，雖然沒有真正地如瘋如狂，卻是完全處於惡劣的狀態中；因為一切高尚的腦力都已偏差敗壞了。人若慣用發酸的水果酒，結果便是：輕易發生各種的疾病，沒精打采，肝部有病，神經發顫，及血液集於頭部。許多人因此而有了終身痼疾。有些人患了癆病衰竭而死，或是因此而落入中風的魔掌之下。還有些人則有消化不良的胃弱病之苦。各種主要的器官失去了作用，醫生說他們患了肝病。其實，他們若決心打破水果酒桶，永不補充，他們已浪費的生命精力，是會恢復其精神的。

水果酒的飲用，會引人要求更加強烈的飲料。胃失了天然的精力後，便需要一些更強烈的東西來激動其工作。……我們見過口腹之慾要求烈酒之力怎樣勝過了人；我們見過多少的各種行業人士及身負重任的人──身居高位、才幹出眾、功成名就、感情優美、神經健旺、及理性良好的人，竟犧牲一切以放縱口腹之慾，直至墮落到禽獸的地步！有許多病例可看出，他們的墮落是由於飲用酒或水果酒開始的。

我們應在健康改良方面作榜樣

有些自命為基督徒的聰明男女，聲稱製造酒或水果酒來應景是無害的，因為未經發酵，所以不能令人致醉；我聽了心中很苦惱。我知道這問題有他們不願正視的另一方面的看法；但自私自利已使他們盲目，對於採用此類刺激品而可引起的可怕禍害惡果，竟視若無睹。……

我們這一等人，自命為健康改良的人士，應當在世上作為擎光者，作上帝的忠心哨兵，嚴防撒但挾其誘人放縱食慾之試探而竄入的每一通道。我們的榜樣與影響，應當是健康改良這方面的力量。我們應當禁戒各種會麻木良心及助長試探的惡習。我們不可打開門路，讓撒但進入那照上帝形像所造之人類的頭腦。若是大家都能警醒，忠心防守那由採用所謂之無害的酒及水果酒而起的小破口，則通達醉鄉之大道可被封閉了。現今在每個社會中所需要的，便是有堅強的宗旨，決心對這些刺激品不摸、不嚐及不拿，然後節制的運動才會強固、持久、而徹底。……

世界的救贖主十分明白末日社會的情況，說明本世代的罪乃在飲食方面。祂告訴我們，挪亞的日子怎樣，人子降臨的日子也要怎樣。「那時候的人又吃又喝，又娶又嫁，到挪亞進方舟的那日，洪水就來，把他們全都滅了。」末日時代的世界情況正是如此，凡相信這些警告的人，必須極其小心，避免採取那會使自己被定罪的行徑。

弟兄們哪，但願我們根據《聖經》的亮光來觀察此事，而在凡事節制上發揮堅定的影響力。蘋果與葡萄都是上帝的禮物，可予以最佳之享用，當作有益健康的食品，也可被人誤用，將之蹧蹋浪費。

由於人類的罪習惡行，上帝現已使葡萄及蘋果的收成不佳。我們應在世人之前作健康改良者；無論何時都不可讓無神派或非信徒來誹謗本會的信仰。基督說：「『你們是世上的鹽』、『世上的光』。」但願我們顯明自己的心與良心都是在神恩典的變化大能之下，自己的生活是受上帝律法純潔原理之管制，縱使是這些原理或要我們犧牲今生暫時的利益，亦在所不惜。

用顯微鏡來觀察

人若從遺傳方面，有何貪愛不自然刺激食物的嗜好，那麼無論黃酒、啤酒以及蘇打等，一概應該遠避，連看也不可給他看見，免致常常受引誘。許多人以為甜的水果酒，是無害的，所以就毫不躊躇地去買來喝，然而水果酒經不得多時就會發酵，發酵以後那劇辣的味兒，似乎反覺開胃可口，喝的人更往往不肯承認所喝的已是發了酵和有害的。

普通市面上所售的水果酒，即便新鮮的，也對健康有害。若是人能從顯微鏡中看見所買的水果酒，恐怕沒有幾個人要喝了。製造水果酒的人，對於所用的水果往往不十分小心，連那腐爛、生蟲的蘋果也拿來醡汁。腐爛生蟲的蘋果，誰都不要吃的，但是爛蘋果的汁，大家喝了還以為是好東西。不過從顯微鏡中看來，這種所謂可口的飲料，即使是才從醡床上醡出的，也是完全不配供人享用。

濃酒足以醉人，蘋果酒、啤酒和黃酒，也一樣足以醉人。用這些飲料，要激起嘗試較濃烈飲料的慾望，於是飲酒的嗜好，便養成了。酒精清淡的飲料，乃是一般人受訓練度醉漢生涯的學校。不過這和清淡酒精飲料的作用是如此地陰險難察，以致一般人還沒有懷疑到危險時，卻早已走上了醉漢的大路了。

Part 5　果汁

甜的葡萄汁

純淨的葡萄汁，若是沒有經過發酵，乃是有益健康之飲料。但現今大量消耗的酒精飲料，有許多是含有致命之毒素的。那些採用的人，往往變成瘋狂，喪失了理性。在這等致命的影響之下，人們行兇作惡，而且往往到了殺人流血的地步。

有益健康之飲料

應當置水果於餐桌上為食物，可以當飯來吃。以果汁調麵包吃，也是一種十分可口的享受。良好、成熟、而未朽爛的水果，是對健康有益的，我們應當為此而感謝主。

我蒙指示，在信息早期所給我們的原理，應當受今日本會人們之重視，猶如當年一樣。有些人從來沒有遵照那賜給我們有關飲食問題之亮光而行。現今是時候了，應當將燈從斗底下取出，讓它發明亮的光輝來。

第二十五章・教導健康原理

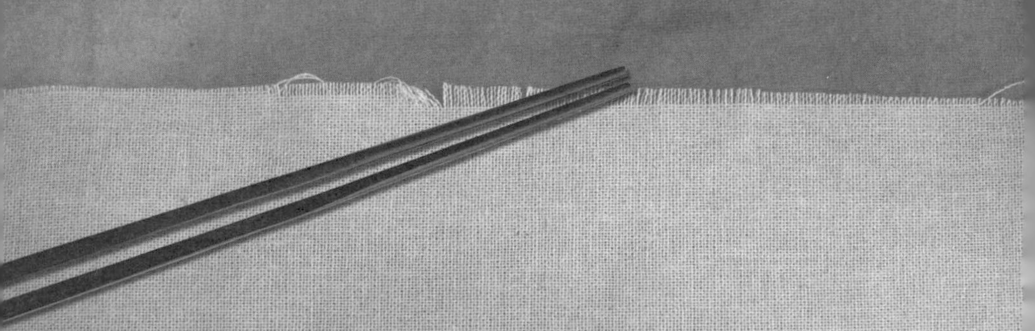

第25章・教導健康原理

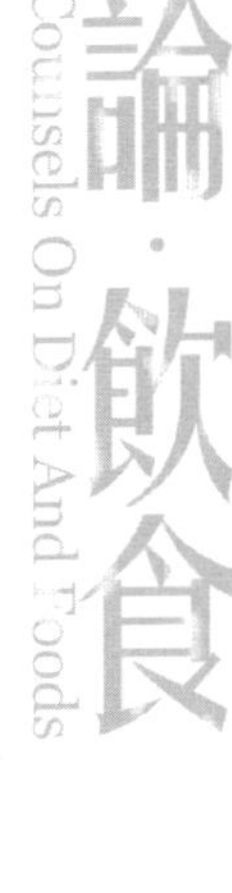

Part 1　教導有關健康的題材

健康教育之需要

健康原理的教育，從來沒有比現今更為需要了。雖然現今在生活的安適與方便，甚至在衛生保健及疾病醫療上，各方面都有了奇妙的進步，但人的體力與耐力的衰退，倒也實足令人驚異！這是凡關心人類幸福的人們所必須注意的。

我們物質的文明，反增加了許多破壞良好原理的惡勢力。習慣和時髦，都在向自然作戰。人們習尚的盛行，和私慾的放縱，都足以逐步減低人的智力與體力，使一種難挑的重擔壓在人類的身上。到處都有縱慾、犯法、疾病和悲慘的事。

許多人因無知而干犯健康的律法，他們需要人的教導。但也有更多的人，卻是明知故犯。應當使他們覺悟，知道善用自己的知識，作為生活指南之重要。

關於飲食方面的改良，現代人也十分需要教導。現今世上飽受縱慾、犯罪和困苦的咒詛，飲食上的不良習慣，與採用有害健康的食物，都負有不少的責任。

在我們奉召前往的各國中，我們若要提高道德的標準，就必須先從改良他們的生活習慣著手。人的品德，全賴乎身心之能力有適宜的運用。

許多人將蒙開導

主已向我顯示，藉著健康改良的切實影響，許許多多的人將從身體、精神及道德方面的墮落中被拯救出來。應當舉辦健康講座，應當加倍出版書報。健康改良的原理，必受人的歡迎；許多人將蒙開導。一切與健康改良有關的影響，將使凡需要亮光之人士的良知判明此舉；他們也要逐步前進，接受現代的特別真理。如是，真理與公義就必相遇。……

福音與醫藥佈道，應當攜手並進。福音與健康改良的原理，密不可分。基督教的道理，應在實際的生活上實行。應當作成懇切而徹底的改良工作。真正的《聖經》宗教乃是上帝對罪人之愛的流露。上帝的子民應當筆直前進，要感動那些追求真理而願在此十分迫切的時代中盡其本分之人的心。我們應當向眾人傳揚健康改良的原理，盡自己一切力之所能，引領男女世人看明這些原理之必要及實行之。

在傳授健康改良原理上的先鋒工作

當（1864年）柏特克勒舉行全州展覽會之時，本會同人帶了三或四個火爐到場，表演如何不用肉類也可烹飪良好的餐食。我們聽到人的稱讚，說這是全場最好的攤位。無論何處舉行大會，你們都當設法利用機會，向赴會的人供應有益健康之飲食，這乃是進行教育性的工作。

主使我們得到眾人的好感，我們也有許多好機會向人表演，健康改良原理如何能恢復那些已被認為絕望之人們的健康。……

在帳棚聚會及挨家挨戶工作

我們應當出更大的力量，教導人健康改良的真理。在每次的帳棚大會中，應當作示範表演，如何能用五穀、水果、硬殼果及蔬菜，烹飪出美味可口而有益健康的飲食。在各地有新的群眾相信真理之處，都當教導他們烹飪健康食物的學問。我們應當選用那些能挨家挨戶進行教育工作的人們為主做工。

在會場上的醫療帳幕

當今面臨末時，我們在基督教節制及健康改良的問題上，必須躋於高而又高之境，用更肯定而堅決的態度，把它表明出來。我們不單在言語上，也要在行為上不斷地奮力教導民眾，教訓若與行動相配合，就可生出莫大的影響。

在帳棚聚會時，應向會眾教授健康的題目。當我們在澳洲舉行聚會之時，每天都有健康講座，引起聽眾的深切注意。我們設立一醫療帳幕，有醫生及護士們在場，免費醫藥指導，許多人來求助。有成千的人來聽演講，到了散會之時，許多人以聽得不夠為憾。在我們舉行帳棚大會的幾個城市中，有些當地領袖催促我們開辦療養院分院，並且應許合作幫助。

榜樣與教訓並用

在本會信徒聚集大會之處，有最佳的機會可表現健康改良的原理。幾年前在這些大會中，都講到很多關於健康改良及素食之益的道理，可是同時卻在大會飯廳的餐桌上供應肉食，而且在食物攤上售賣各種對健康有害的食品。信心若沒有行為是死的；健康改良的教導，若被行為所否認，也就不會給人極深刻的印象。在後來的聚會中，負責人等都受過行為與教訓並重的教育。在餐廳上沒有供應肉食，而是有大量的水果、五穀及蔬菜。當來賓們問起為何不見肉食的問題之時，便坦白地說明理由，肉類不是對健康最好的食物。

在本會的療養院中

主賜我亮光，要開辦一間療養院，院中不用各種藥物醫療，而是用簡單而合理的療法來醫治疾病。在此機關中，應教導人如何合宜地穿著、呼吸及飲食——如何以正確的生活習慣來預防疾病。

本會的療養院應作為向凡來院求醫之人的開導工具，指示病人如何能賴五穀、水果、硬殼果及其他地上的土產為生。我蒙指示，在本會的療養院中，應經常舉辦健康題目的講座。要教導人們戒除凡足以削弱健康及基督代死之人的精力的各種食物。應當指出茶與咖啡之害處。應教導病人如何能棄絕那些會傷害消化器官之飲食。……應當向病人顯明，他們若要恢復健康，就必須實行健康改良之原理。應當使病人明白，如何能在飲食方面節制，及在戶外經常運動，而得康復。……藉著本會療養院之工作，人們的病苦要被解除，健康要被恢復。應當教導人們，如何可在飲食上謹慎，而能保持健康。……戒除肉食，可使戒除之人得益。飲食的問題，乃是一個興趣不泯的題目。……本會開辦療養院的特別目的，就是要教導大眾：我們不是為吃而生活，乃是為生活而吃。

教育病人家屬常識

應當使病人儘量過戶外的生活，在客廳裏同他們作歡欣而愉快的談話，兼以簡單的閱讀及淺顯易明的《聖經》教訓，都會使人的心靈大得鼓勵。向人講述健康改良的道理，然而我的弟兄啊！你卻不可包羅萬象，以致不能講明健康改良的簡單教訓。應當使那些人得到良好的教導，以便在出院之後會向別人傳授以療治其家人之各種方法。

花太多的錢於機器與設備上，有使病人始終無法在家採用其所得的教訓之虞。倒不如指導他們如何在飲食方面有定時，以便人的全部活機器可有和諧而美滿的功用。

教授節制的道理

在本會的醫藥機關中，當明白教導人以節制的道理。應當給病人指明醉酒之害及節制之福。應當勸告他們除掉那危害他們健康的食物，而以豐富的水果來代替之。柑橘、檸檬、李、桃，以及其他各種能得到的水果，都是主的大地之上所能豐盛出產的，只要我肯出力就行了。

對於凡在那裏與食慾奮鬥的人，應教以健康生活之要義，使他們知道人違背了健康之律法，造成身體的病態和不自然的慾望，就是為飲酒的習慣奠下基礎。所以若要脫離貪愛不自然刺激物的慾念，非遵守健康生活的原理不可。他們一面靠著上帝的神力，脫離食慾的綑綁，一面仍須自己努力與上帝合作，在道德與身體方面，都順服祂的律法。

上帝要求本會健康機關所作的是什麼特別工作呢？不是以教訓及榜樣來引人放縱偏差的食慾，而是要教人遠離這些東西。在各方面高舉健康改良之旗幟。使徒保羅揚聲疾呼說：「所以弟兄們，我以上帝的慈悲勸你們，將身體獻上，當作活祭，是聖潔的，是上帝所喜悅的；你們為此事奉乃是理所當然的。不要效法這世界，只要心意更新而變化，叫你們察驗何為上帝的善良、純全可喜悅的旨意。」

本會健康機關之設立，是要提倡清潔、純潔、有益健康之飲食

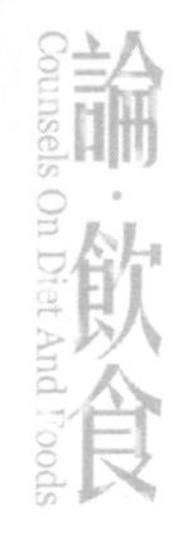

的原理。應當傳授人們以有關克己自制的知識。那創造人類及救贖人類的耶穌，應當被高舉在凡來本會機關的大眾之前。應當把生命、平安、健康之道的知識，命上加命、令上加令地傳給人們。應當引人們棄絕那卑賤污穢的風俗習慣，也就是在所多瑪及洪水之前的世人所犯的罪；上帝曾因他們的罪，而將他們除滅。（馬太福音24：37-39）……

凡來本會健康機關的人，都當予以教導。救恩大計，應在富貴貧賤人等之前呈明。應當發出精心預備的教材，使人明白，在飲食上的放縱，追隨時髦的不節制，乃是疾病、痛苦，以及隨之而來的各種惡習之根源。

生命樹的葉子

我曾蒙指示，我們對於健康改良方面所應該做的工作，不可再延擱了。我們須藉著這種工作惠及大街小巷中的人。我特別得蒙訓示，將有許多人要從我們的療養院中，領受並順從現代真理。在這些機關裏，男女都要受教，明白怎樣一面保重自己的身體，同時在信仰上也得以健全。他們也要受教明白，吃上帝兒子的肉和喝祂的血，究竟是什麼意思。基督說：「我對你們所說的話，就是靈，就是生命。」（約翰福音6：63）

本會的療養院要成為將醫藥傳道的知識教導人的學校。他們要將生命樹的葉子給那些身患罪病的人，使之在基督耶穌裏恢復和平、希望與信心。

為禱告治病作準備

教人仰望上帝醫治他們的疾病，而不於同時教他們放棄不衛生的舉動，這是枉廢精力的。若果是要在禱告上，得蒙上帝的應允，他們必須先停止作惡，學習行善。他們的環境必須合乎衛生，生活習慣也當改正。他們必須遵行上帝的律法——自然和屬靈方面的律法。

醫生的責任要開導病人

醫病的健康機關，乃是最佳的所在，教導病苦的人要生活得合乎自然律法，停止其在飲食及衣著方面的破壞健康之惡習，因為這些迎合世間的風俗習慣，是完全不合上帝旨意的。他們所進行的，乃是開導世人的善工。……

在醫療疾病這方面，甚至於醫生，改良運動者，現今也有積極的需要，要下更大的苦功為自己進行這前進及上進的工作，並向那些指望其醫藥技巧來查明自己病苦根源的人們，作關心的教導。他們應當喚起病人特別注意上帝所制定的律法，是不容人污穢干犯的。一般而論，他們大多思想到病情方面，卻未叫病人注意那必須神聖而聰明地遵守來防病的律法。尤其是如果醫生未曾改正自己的飲食習慣，如果他自己的食慾未曾加以約束，而以清淡及有益健康之飲食為限，戒除大量採用已死動物之肉，他就會愛吃肉食，並教養了自己有愛好那對健康有害之食物的口味。他的觀念狹窄，而且很快就會在給病人們教授健康改良的純正原理之時，反而教育及訓練他們的口味及食慾，吃他所愛吃之物。他在給病人處方時，讓他們吃肉，也就是對他們當時最有害的食物；這是只有刺激，而不補力的。他們沒有查究病人以前的飲食習慣，及特別注意那多年來奠下疾病基礎的各種錯誤習慣。

有責任感的醫生們，應當好好預備，來教導那些蒙昧無知的病人，也應當聰明小心地處方，在其飲食方面，要禁止那些他們知其

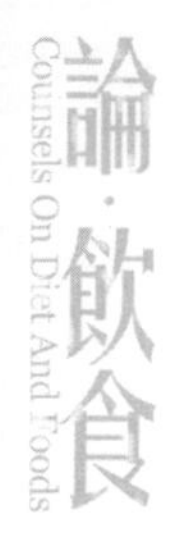

錯誤的飲食。他們應當坦白說明，自己認為對於健康律法有害的食物，而讓病苦的人們，為自己謹慎地實行其本身能行的事，使自己對生命及健康之律有正常的關係。

一項嚴肅的責任

一個醫生在診視那因不良飲食而生病受苦的病人時，若不對之說明此事，及指明健康改良之必要，他乃是對自己的同胞施行傷害。醉漢酒鬼、瘋狂錯亂，以及縱慾過度的人們，他們都在向醫生清楚明白地說出，各種痛苦乃是犯罪之後果。我們已獲得關於健康改良的大光。那麼，為什麼我們不更加迫切堅決地盡力反抗那引致疾病的各種因素呢？眼見到人與疾病的不斷奮鬥，時刻拼命要脫離苦海，我們的醫生們怎能閉口不言呢？他們怎能不揚聲發出警告呢？他們若不教導人，嚴格實行節制乃是治病良方，他們怎能說是慈悲為懷及濟世救人呢？

飲食改良者應有道義上的勇氣

對於一切我們所接觸的人們，除了治病之外，若能予以開導，知道各種最佳的方法，預防疾病及痛苦，真是善莫大焉。那盡力開導病人，明白自己疾病的性質及原因，並教導他們如何預防疾病的醫生，也許會有很艱苦的工作；但如果他是一位有責任感的健康改良者，他就會坦白地講述到人在飲食及衣著上自私放縱之惡果，及消耗精力過度已使病人到此境地的禍根。他絕不採用藥物來增加禍害，直到自然衰竭，要放棄其掙扎之力的地步；但乃是要教導病人，如何養成正確的習慣，並幫助自然採用其簡單的療法，來進行其康復的工作。

在本會所有的健康機關中，應當有一種特色的工作，教導人以健康之律法。應當在眾人，病人及幫助者之前，細心而徹底地講述健康改良的原理。此項工作需要道義上的勇氣；因為這種努力雖會使許多人得益，但也會得罪其他的人們。但是基督的真實門徒，他的心是與上帝的心相合，在不斷地學習之下，同時也會教導人，引領別人的心向上，遠離那流行世上的種種錯誤。

療養院與學校合作

主已賜下清明的亮光，本會的教育機關應當盡可能與各地本會的療養院有聯繫。這兩種機構應當互相配合。我很感謝主，本會在羅馬林達有一間學校。精明能幹醫生的教育才能，乃是那訓練醫藥佈道服務人員之學校所不可或缺的。在校的學生應當受教，成為嚴格的健康改良者。所施的教導，關於疾病及其根源，如何預防疾病，及訓練人如何醫療病者等，都將證明是一種極有價值的教育，也是本會一切學校中的學生們所應有的教育。

本會學校與療養院的這種配合，將在各方面證明乃是有益之舉。從療養院所得的教導，學生們將學會如何避免在飲食方面養成粗心及不節制的習慣。

在佈道工作及城市佈道中心

我們這等人，素以傳揚健康改良原理之工作見稱。有些人以為飲食問題不夠重要，來列入其佈道工作之中。但這種人是犯下大錯了。《聖經》宣告說：「所以你們或吃或喝，無論作什麼，都要為榮耀上帝而行。」（哥林多前書10：31）節制的道理，在其所含的一切信息上，都在救恩的工作中有一重要之地位。

在本會的城市佈道中心，應有適當的房間，足供那些已被引起興趣的人們，聚集領受教導之用。此項必要的工作，不應以微不足道的方式行之，以致在人心中留下不利的印象。一切所行的事，應以能給「真理的創始者」作有利之見證為旨，並當表揚第三天使信息真理的聖潔與重要。

在本會的一切佈道區中，應由聰明的婦女們主持家政的事務，她們應知道如何烹飪飲食，可口而又有益於健康。餐桌上應當豐富地供應有品質最佳的食物。若任何人已有了偏差的口味，渴望茶、咖啡、香料及對健康有害之食物，就當予以開導。設法喚醒其良知良能，並將《聖經》上有關衛生的原理，陳明在他們之前。

傳道人應當教導健康改良原則

我們應當教育自己，不但要過與健康律法相符的生活，也要教導別人過此更佳之道。許多人，甚至那些自稱信仰現代特別真理的人們在內，對於健康及節制的道理蒙昧無知，真是十分令人悲嘆！他們應受教導，律上加律，令上加令。此項道理應在他們之前長保新鮮。不可輕忽此事，視為無關重要；因為幾乎每一家庭，都當被激動來注意此問題。必須喚醒良心，注意實行真正改良原理的責任。上帝要求其子民要在凡事上節制。除非實行真節制，他們就不會，也是不能，領受真理成聖能力的感化。

本會的傳道人當在此問題上聰明行事。他們不應對此無知，也不應因被人稱為極端分子而離開。他們應查明真正的健康改良是什麼，並用教訓及安靜而言行一致的榜樣，來傳揚其原理。在本會的各種大聚會中，應當講授健康及節制的道理。應當喚醒人們的慧性與良心。應當徵用一切的才幹來服務，並繼續本會書報在此方面所進行的工作。主所給我的信息乃是，「教導、教導、再教導。」

當今面臨末時，我們在基督教節制及健康改良的問題上，必須躋於高而又高之境，用更肯定而堅決的態度，把它顯明出來。我們不單在言語上，也要在行為上不斷地奮力教導民眾，教訓若與行動相配合，就可生出莫大的影響。

向傳道人、區會會長及其他領袖請求

本會的傳道人，應在健康改良上作聰明人。他們應當熟悉生理與衛生之道；他們應當明白那管理身體生命之律法，並有心思及靈性方面的健康。

成千上萬的人，對於上帝所賜的身體及其應受的愛護，罕有所知；他們認為研究那些遠為遜色的科目，較為重要。傳道人對此，有一番工作要做。他們若對此題目有正確的立場，就必獲益甚多。在對自己的生命及家庭方面，他們應當順從生命之律法，實行正確的原理，及過健康的生活。然後他們方能正確地講論此題目，引人在改良的工作方面，升得更高而又更高。他們自己生活在光中，就會向凡需要此類信息的人，傳述那有偉大價值之信息。

傳道人如果將健康的道理，與教會中的一切服務合併舉行，就必得到寶貴的福惠及豐富的經驗。教友們應當得到健康改良的亮光。此項工作現今已被忽略，許多人因為缺少其應有及必須有之亮光，而陷入自私放縱之途，瀕臨死亡之秋。

本會的各區會會長應當體會，現今正是其時，應當置身於此問題的正面。傳道人及教師們，應當將自己所領受的亮光傳授給別人。各方面都需要他們的工作。上帝要幫助他們；凡堅定立場、不偏離真理與公義以遂其自私放縱之慾的上帝僕人們，必蒙祂賜予力量而剛強。

在醫藥佈道方面，應以喚醒人負起自己道義責任的這種教育工作，為首屈一指的重大進步。如果傳道人在各部門中，按上帝所賜的亮光，維持此項工作，就必在飲食及衣著上，發起一番最肯定的改良。可惜現今有些人直接擋住了健康改良前進之途。他們那漠不關心或譴責人的意見，及開玩笑說笑話的態度，已使教友們退後。他們自己及一大群別的人已被害受苦到死，但大家還未學到聰明。

現今一切的進步，都是由最積極的奮鬥取得的。人們素來不願克己自制，不願把心思意志順服於上帝的旨意；他們在自己所受的痛苦，及自己所給別人的影響上，才覺悟到此項行徑的必然後果。

教會正在製造歷史。每天都是一場戰爭及進軍。四面都有冥不可見的仇敵埋伏，我們若非靠著上帝所賜的恩典得勝，便要被擊敗。我堅請那些在健康改良上採取中立的人們，應當趕快悔改！這道亮光是寶貴的，上帝賜我的信息，要凡在上帝各部門聖工負責任的人警醒留意，真理應在人心及生命上得勢。只有這樣，他們才能應付那在世上必要遇到的各種試探。

在健康改良的實行上失敗，不配作傳道人

有些本會的傳道弟兄們，為什麼對於健康改良表示得這麼不大關心呢？這是因為凡事節制的教訓與他們自私放縱的習慣相反之故。在有些地方，這種情形已成為我們引人查考、實行及教導健康改良之路上的大絆腳石。身為上帝子民之教師的人，誰也不可例外；如果他自己的教訓及榜樣是與上帝給其僕人們有關飲食的證言相反，這是會導致混亂的。

主在此題目上所賜的亮光，《聖經》中很是明白，人們要在許多方面受試驗及試煉，來證明其是否聽從。每間教會、每個家庭，都需要受教導，明白基督徒節制的道理。大家都當知道，怎樣飲食以保養健康。我們是處於世界歷史的收場時分，凡謹守安息日之信徒，都當有一致的行動。那些不參加教導人們此項道理之大工的孤立人士，乃是不跟從「大醫生」所引導之道路的。基督說道：「若有人要跟從我，就當捨己，背起他的十字架，來跟從我。」（馬太福音16：24）

家庭中的健康教育

父母的生存，應該多顧及自己的子女，少管社會的交際。要研究衛生的種種問題，作切實的運用。要教你的孩童推究事情的原因和結果。使他們知道，他們若要求健康和快樂，就必須遵守自然的律法。這樣的訓誨教導，即使不能迅速地顯出意料的進步，但你仍不可灰心放棄，總要恆心忍耐地繼續努力。

要教訓你們在搖籃中的孩童，開始克己自制。要教他們欣賞自然之美，在有用的事上，循序操練身心一切有用的才力。你們擔負養育的責任，務要使他們長大起來，有強健的體格，有優良的道德，有光明可愛的品格，有溫和仁慈的性情。在他們柔嫩的腦筋上，要印著上帝的真理，使他們知道上帝並非要我們單求眼前的快樂而活，乃是要我們謀求最後的幸福。要告訴他們，屈從試探就是軟弱，就是罪惡；拒絕試探就是勇敢，就是大丈夫。這些教訓必如種子撒在好地上，就必結出果子，使你們的心歡喜。

自私放縱會阻礙上帝的工作

關於每間教會要傳的健康改良道理，主有一道信息。這種工作也是每個學校中要實行的。無論校長或教師，都應被委以教育青年之工作，直到他們在此題目上有了實際的知識。有些人對於自己沒有經驗而所知甚少的健康改良原理，隨便批評、質問及吹毛求疵。他們應當與那些現今在正道上工作的人，並肩而立，同心合作才是。

健康改良的題目，現雖在各教會中傳揚；但這亮光還未被人熱誠接受。男女人們的自私、戕賊健康的放縱，已抵銷了那為上帝大日預備一種百姓之信息的力量。教會若希望剛強起來，他們就必須在上帝所賜的真理中生活。若本會教友忽視此項道理的亮光，他們就必收靈性與肉體雙方墮落之後果。那些老教友們的影響，將在新來信道信徒們的身上發酵。主現今沒有引領許多人加入真理，便是因為老教友尚未悔改，而且那些以前曾經一度悔改的，現今卻已退後冷淡了。這等不虔誠熱心的教友們，將對那些新悔改的教友，有何影響呢？他們豈不是也要使上帝賜其百姓去傳的信息失效嗎？

每位教友該去傳揚真理

我們已經到了一個時候，每位教友都應當從事醫藥佈道的工作。這個世界真是一所痲瘋病院，其中住滿了在身體及精神上有疾病的犧牲者。到處都有許多人因缺少那交託給我們的真理知識而滅亡。教友們需要覺悟，以便認清自己的責任，去傳送這些真理。凡已經蒙真理啟迪的人，乃是世上的擎光者。在這時代中隱藏亮光，那就要造成悲慘的錯誤。今日給上帝子民的信息乃是「興起發光；因為你的光已經來到，耶和華的榮耀發現照耀你。」

我們從各方面見到那些已有豐富亮光及知識的人，卻故意地揀選了邪惡來代替良善，他們既無心作改良的努力，便每況愈下。然而上帝的子民卻不該行在黑暗之中。他們應當行在光明之中，因為他們乃是改革家。

成立新的中心

上帝子民的積極本分，便是出去到現今以外的地方。應當出力作工，開墾新的園地，在任何有機會之處成立新的感化中心。應當奮興那擁有真實佈道精神的工人們，讓他們出發到遠近各方，分發真光及知識。讓他們把活潑的健康改良原理，傳到那些多數尚不明白這些原理之人的社會中。應當組織班次，講授治病的方法。

婦女的服務也和男子一樣，有廣泛的範圍。凡擅長烹飪和精於縫紉的婦女以及護士，她們的幫助都是不可或缺的。但願貧苦的人家都有人去教導以怎樣烹調，怎樣縫製修補自己的衣服，怎樣看護病人及怎樣合宜地處理家務。甚至連孩童也應教以怎樣可為那些比他們還不幸的人，做些仁慈體貼的小事。

從事教育的人們哪，向前走！

健康改良的工作乃是上帝的方法，用以減輕世人的苦難及淨化祂的教會。應當教導教友們，他們可成上帝的助手，與「大工頭」合作，恢復人身體及靈性的健康。此項工作嵌有上天的印記，必為其他寶貴真理的進入打開門徑。凡願聰明地擁護此項工作的人們，都可得到效勞之餘地。

我蒙指示要傳的信息，就是應當把健康改良的工作列於優先。清楚明白地將其價值顯明出來，以致可感到普遍的需要。真實宗教的果子，便是戒除各種有害之食物與飲料。人若真心徹底悔改，就必棄絕各種傷害健康之習慣與口腹之慾。人能全然禁戒這一切，就必戰勝那些破壞健康之縱慾的心念。

我蒙指示向健康改良的教育者們說，向前走！世界需要你們發揮每一分的感化力，去阻遏傷風敗德之禍的狂潮。但願教導第三位天使信息的人們，挺身顯出其本色來！

Part 2　如何傳揚健康改良之原理

時刻注視健康改良之大目標

關於飲食方面的改革，眾人也大大地需要一些知識。現今世上飽受罪惡和苦惱的咒詛；究其根源，飲食方面的不節制、不講究衛生和種種不良習慣，也未嘗不是主要原因之一。

在教導人健康原理時，不可忘記改良的大目標——就是使身體思想和心靈得到最高的發展。須對人指明自然之律，就是上帝之律，是為人的利益而設立的。人若能守這些律法，那麼它們非但可以增進此生的幸福，更能幫助準備來生的生活。

要教導人從自然界的事物上認識上帝的慈愛和智慧，引導他們研究人體奇妙的組織，和一切保護身體的規律。凡人若能略為看出上帝之愛的證據，並領悟祂律法的精審優良，以及對遵守者所有的益處，就會另以一副態度來盡自己的本分，遵守所當遵守的律法——不以為是什麼克苦犧牲的事，而是一種無窮的福樂了。

凡宣傳福音的人，個個都應該把教導健康原理的工作，視為分內的任務。對於這一種教訓，世界有很大的需要，並且是開著大門迎接的。

人的良知，必須明瞭上帝的需要。男女們必須醒悟管束自身、需要清潔、脫離一切卑劣的嗜好和污穢習慣的責任。他們需深切地覺悟自己所有的身心機能，都是上帝所賜的禮物，應當盡力善為保守，以便為上帝服務而用。

效法救主的方法

只有基督的方法，能有感動人的真功效。救主與人同居 、同處，確是一個為人群謀利益的人，祂向人表同情，關懷他們的需要，以此博得他們的信任，然後再吩咐他們「來跟從我。」

用個人的功夫與人接觸聯絡，這是少不了的一步工作。如果能少用工夫講道，多用工夫為個人服務，那麼工作當有更大的效果。困苦的人須有人去解救，患病的人需要照顧，憂悶傷心的人需要安慰，愚昧無知的人需人教導，缺少經驗的人需要指示。我們要與哀哭的人同哀哭，與快樂的人同快樂。這種工作若能具有勸導的勢力，和祈禱而來的勢力，以及上帝之愛的勢力，就不愁沒有功效，也絕不會沒有功效的。

我們須永遠記著醫藥傳道事業的宗旨，是要向身患罪病的男女，指出那位除去世人罪孽的「髑髏地人」。望著祂，世人就可以化成祂的模樣。我們須激勵患病受苦的人，使他們望著救主而得生存。傳福音的人，應把那大醫生基督，時刻放在那些因身體和靈性的病痛而致心灰意懶的人眼前，使他們認識祂是個能醫治靈性身體雙方疾病的唯一大醫生；叫他們知道主對於他們的殘缺狼狽之狀，很有哀憐的心；勸勉他們把自己的身心交託在祂的手裏。祂為要他們有得永生的可能，就不惜捨棄自己的生命。我們應傳述祂的慈愛，宣揚祂救人的大能。

運用機智及禮貌

你們無論作什麼事，要記得你們是與基督聯成一起的，是祂救人大計畫的一分子。基督的愛是一種慰治而能起死回生的潮流，要從你們身上分流出去。你們在吸引人歸入主慈愛的範圍之時，要用純潔的言語、公正的服務和快樂的態度，來證明主恩惠的能力；更要使世人從你們身上看出主的純潔和公義，以致可以明白主的真善美。

我們以自己的眼光，看見別人有什麼不良的習慣，就用攻擊的手段，想施以改良，這是毫無功效的。這種辦法往往是害多而利少的。基督對撒馬利亞婦人講道的時候，只介紹更好之物給她，並不在她面前說雅各井的壞。祂對她說：「妳若知道上帝的恩賜，和對妳說給我水喝的是誰，妳必早求祂，祂也必早給了妳活水。」祂把話頭轉到祂所能賜的實物上面，給婦人以一種比她自己手中所有更好之物，就是那活水——福音的快樂和希望。

這是一個實例，使我們在工作上有所取法。我們須將一種比人手中所有更好的東西貢獻給人，就是那出人意外的基督的平安。我們必須使他們知道上帝神聖的律法，就是祂品格的模型，和祂所要他們成功的表樣。……

世上一切人中，從事改革的人應該最克己、最仁愛、最有禮貌。在他們的生活上應顯出不自私行為的真正好處。凡工人若缺少為他人著想的精神，若對愚昧頑劣的人顯示不容忍的態度，若言語急躁、行動粗魯，那他就會使人的心門關閉，以致他再不能感動他們了。

飲食改良必須循序漸進

從開始提倡健康改良的工作起，我們就發覺有教導、再教導、又教導的必要。上帝切望我們繼續進行這種教導人的工作。……

在教導人健康改良的道理上，也當如其他福音的工作一般，須適合他們的現狀。在我們尚未教他們如何製作那價廉味美而又富於營養之衛生食品之前，絕不應貿然向其作關乎飲食健康改良，最前進的建議。

飲食改良應當循序漸進。要教導人怎樣烹調不用牛奶或奶油的食物。告訴他們日子即將來到，屆時食用的雞蛋、牛奶、乳酪或奶油也不安全。因為禽畜的疾病亦隨世人的罪惡而增多了。日子近了，那時由於墮落之人類的罪過，整個動物界全都要在困擾全地的疾病之下呻吟著。

上帝必將才能和機智賜給祂的子民，使之不用這一類的東西也能製出來有益健康的食品。本會信徒應禁絕凡不合衛生的食譜。他們須學習如何度健康的生活，並將所學得的轉教他人。也要將這種知識當作《聖經》的教訓一般，分授與人。他們要教導人避免那大量使世界充滿慢性衰弱的烹飪，因而保持健康，增進體力。應當以身作則，在言語和行為上顯明出來，惟有上帝在亞當未犯罪前所賜給他的食物，才是世人最美好的食物，能使人恢復原來無罪的狀態。

那些教導健康改良原理的人們，必須通達疾病及其原因，瞭解人體器官的每一作用，應與健康之律完全和合。上帝所賜的健康改良亮光，是為拯救我們，及拯救世人的。應當告訴男女大眾，人的身體是創造主所配合，作祂居所之用的；祂也切望我們對此作忠心的管家。「因為我們是永生上帝的殿；就如上帝曾說，我要在他們中間居住，在他們中間來往；我要作他們的上帝，他們要作我的子民。」（哥林多後書6：16）

應當堅持健康改良之原理，並讓主引領心存誠實的人。應當將節制的原理，照其最動人姿態呈獻人前。應當銷售那教導健康生活的書報。

本會健康書報的感化力

現今人們亟需本會健康書報所發出的亮光。上帝切望使用這些書報為媒介，以其閃爍的亮光來吸引人們的注意，導使他們聽從第三位天使警告的信息。本會的健康刊物乃是田地裏的工具，作特別的工作，向這在上帝準備大日中的世上居民，發出他們所應得的亮光。這些書報要在健康、節制及社會純潔等改良方面，發出無比的感化力，並在把這些道理，用正確的方式及真相向人民顯示上，完成偉大的貢獻。

使用健康改良運動的單張小冊傳道

現今應當更加切心努力，用健康改良的偉大道理來開導人心。應當印行4頁、8頁、12頁、16頁及更多頁數的，對此重大道理有一針見血及圖文並茂的單張小冊，散發遍地有如秋天的落葉。

肉食問題應用聰明的方法來處理

在這個國家（指澳洲）中已組織了一個素食會，但其會員人數卻是較少。在一般人民之中，各色人等大都採用肉食。這是價錢最廉宜的食物，甚至在窮人充斥的地方，餐桌上也是經常見到肉食。因此，對於肉食的問題，更加需要善予處理。對於這件事，不可操之過急，我們應當體諒人民的實際情形，及終身習俗慣例之力量，而小心不可將自己的觀念強加諸別人身上，似乎是把這問題當作一種標準試驗，而定那些大量吃肉者，為罪大惡極的人。

每個人都應有這問題的亮光，不過在傳揚時應當小心。那已被終身之久認為正確的生活習慣，不應用急迫而倉促的措施來遽予改變。我們應當在帳棚聚會或其他的大聚會中，教導教友們。雖然健康改良的原理是應予傳揚的，但卻當以身作則來支持此教訓。在本會的餐館或飲食帳幕中，不該見到肉類的食物，而是應當代之以各種水果、五穀及蔬菜的供應。我們必須實踐自己所教導的。當我們坐在供應肉食的餐桌前時，我們不必向那些吃肉的人採取掃蕩行動，只要我們自己不吃就行了。若是被問起為何這樣行時，我們就當用溫柔和藹的態度，說明自己不吃肉食的緣由。

有時要保持靜默

我從來不覺得自己有責任要說，無論在任何環境之下，誰也不可吃肉的話。若是向那些素以大量肉食為生的人們說這樣的話，那就會把這事趨於極端了。我也從來不覺得自己有責任，要發表掃蕩性的言論。凡我所說過的，都是在負責任的情形下說的，而且是十分謹慎發言，因為我不要給任何人以機會來彼此代作主張。……

我在這個國家中曾有過一個經驗，猶如我在美國開荒地區有過的一樣。我見過有些家庭的經濟情形，不容他們的餐桌上供應衛生食品。不信的鄰居，把新近宰殺的禽畜之肉大量贈送給他們。他們煮好了肉湯，讓自己全家的兒女們每餐吃麵包和肉湯。這不是我的責任，我也不認為這是任何人的責任，要向他們演說肉食之害的問題。我對這些新近信道的家庭，及那些經濟十分困難而三餐不繼的家庭，感到真心的同情。但這不是我的責任，去向他們作有關健康飲食的演講。說話有時，保持靜默有時。像這種情形之下的機會，乃是應當說些鼓勵及祝福的話，而非申斥及指責之辭。那些終身以肉食為生的人們，他們是看不出繼續此種生活習慣之害處的。我們應當溫柔對待他們。

在竭力遏制貪食和不節制時，我們也必須認明人類所處境地的情形。上帝已為住在世上各個不同國家的人有所準備。凡願與上帝同工的人，須先審慎地考慮，然後才可列舉什麼是當吃，什麼是不當吃的，我們是要與群眾接觸的。如果以趨乎極端的方式，將這健康改良的道理教導那處於不可能採納之環境下的人，則結果反將弊多利少，得不償失。當我向窮人傳講福音時，我蒙指示要告訴他們吃那最富營養的食物。我不能對他們說：「你們絕不可吃雞蛋、牛奶或乳酪，也不可用奶油調製食物。」福音必須傳給貧窮的人；但規定極端嚴格之食物的時候，卻還沒有到。

錯誤的工作方式

不可固執孤立的主張，並以之作為試驗的標準，來批評那些生活習慣與你的意見不同的人們；乃當廣博而深入地研究這道理，並設法使自己的意見及習慣，能和真實的基督徒節制原理完全相符。

有許多人攻擊自己所認為錯誤的習慣，來盡力矯正別人的生活。他們去見自己所認為犯錯的人們那裏，指明其缺點，而非設法引領人心歸向真實的原理。此種行徑的後果，常常與其預期要得的相差甚遠。當我們顯明自己正在竭力要矯正別人之時，我們往往引起了他們的敵對反感，以致弊多於利，而且對申斥的人也是有害。那以矯正別人為己任的人，很易養成挑剔的習慣，以致不久就會全神注意於吹毛求疵之舉。不可監視別人、找人差錯及揭人之短，乃當以身作則，用榜樣的力量來教導他們養成更佳的生活習慣。

我們應當時刻銘記著，衛生改良的大目的，就是要使身、心、靈得到最高的發育。一切的自然律法，亦即上帝的律法，都是為我們的益處而設計的。我們順從它，便可增進今生之福樂，並幫助我們預備好，可進入來生。

應當隱惡揚善，不要攻擊別人的短處及弱點。多講論上帝及其奇妙的作為。在自然界的百般現象中，研究祂大仁大智的表現。

以身作則

你們與不信之人來往時，切不可讓自己轉離正義原理。若是坐在他們的席上，飲食應有節制，只吃那不會使人思想昏亂的食物。應當遠避不節制的事。你們實在不該使自己的心力及體力衰弱，免得不能領悟屬靈的事。你們當保守自己的心思，俾上帝隨時能將祂《聖經》寶貴的真理感動你們。……不要存吹毛求疵之心去監視別人，乃當用榜樣教導人。你們當用自己的克己及制勝食慾，來作為順從原理的例證。你們的生活應當見證真理有使人成聖及高尚的感化力。

用動人的方式來傳揚節制

主切望每位傳道人、每位醫生及每位教友要小心，不可催促那些不明白本會信仰的人們，在飲食方面主張改變，以致使他們經過太早的試驗，高舉健康改良的原理，而讓主來引領心地誠實的人。他們會聽而信服。主不要祂的使者，用一種會激起別人成見的方法，來傳揚健康改良的美妙真理。誰也不可在那些行於蒙昧無知之暗路上的人之前，放下絆腳石。縱使是稱讚一件好事，也不可太過熱切，免得使來聽的人，掉頭而去。應當照其最動人的方式，去傳揚節制的原理。

我們的行動，切切不可傲慢僭越。進入新地區設立教會的工人們，不可試圖使飲食的道理特別彰顯，以致製造了許多的困難。他們應當小心，不可太嚴格地畫清界線，以致放置許多障礙於別人的路上。不可驅策人民，乃當引領他們。應當照著耶穌基督裏面的道理傳道。……工人們必須下堅決而恆毅的功夫，並記住凡事不能一學就會。他們必須有堅定的決心，耐心地教導人民。

你不記得我們要每個人向主交賬嗎？我們不應以飲食的問題，作為試驗人的標準，乃當盡力教導聰明的人，並喚起其道義之感，照聰明的方式來接受健康改良的道理，正如保羅在羅馬書13：8-14、哥林多前書9：24-27、及提摩太前書3：8-12上所說的。

到人那裏去酌情施教

有一次撒拉被請去拜望杜拉溪的一家人，這家的人個個都在生病。父親家世良好，卻好酒成性，而妻子及兒女也都窮困潦倒。在此大家患病之時，家無合適糧食。他們不肯吃我們所送的任何東西。他們慣於肉食。我們覺得此事非得解決不可。我對撒拉說，從我那裏帶些雞去，煮雞湯給他們吃。撒拉便這樣給他們治病，也餵他們雞湯。結果，他們很快就復原了。

我們在此所取的行動便是這樣。我們並沒有對人說，你們不可以吃肉。雖然我們自己不吃肉，但我們認為對這一家人有病的時候，那卻是必要的，因此我們照他們的需要供給他們。在有些情形下，我們是必須到人們那裏，斟酌實際的情形，施行教導。

這位家長本來是一位聰明的人。在全家恢復健康之時，我們給他們查經，這人悔改了，也接受了真理。他丟掉煙斗，也戒了酒，從此之後，有生之日，他不嘗菸酒。一到情況可能之時，我們帶他到我們的農場上，請他到地裏作工。在我們離家到紐克索去赴會時，這人死了。有些本會的工人，曾給他悉心調治，但他那久已衰弱了的身體不起反應，終於不治逝世，但死時已是一位守誡命的基督徒。

一般歷史記錄，怎樣應付極端的見解

當1870年秋我們從坎沙士回來時，XX弟兄在家患熱病，……病情很嚴重。

雖然我們很需要休息，卻沒有時間那麼做。幾份雜誌──《復臨信徒公報》、《健康改良運動者》、及《青年指導》──都必須予以編輯出版。（按：當時各刊物的編者都在生病）……我的丈夫開始工作，我也盡我所能幫忙他。……

那時這份健康改良運動者刊物幾乎停刊了。XX弟兄擁護涂勞醫生的極端立場。這便鼓勵了那位醫生在健康改良運動者上大力提倡戒除牛奶、糖及鹽。此項完全不用這些東西的主張也許是合理的，可是要大家都贊成這些論點的時候卻沒有到。那些採此立場，提倡完全停用牛奶、奶油及糖的人，應當在自己的餐桌上沒有這些東西的，可是XX弟兄，雖然在健康改良運動者上贊成涂勞醫生關於鹽、牛奶及糖之害的說法，卻沒有實行自己所教導的。在他自己的餐桌上，天天都用這些東西。

許多本會的人對於健康改良運動者失去了興趣，我們每天都收到這種令人灰心的請求，「請停寄貴刊來。」──在西方各地，我們鼓不起人們的興趣，得不到訂戶。我們看出健康改良運動者的作者們離開了群眾，撇開了他們。如果我們所取的立場，是誠心的基督徒們，也就是真正的健康改良運動人士，所不能接受的，那麼我們又怎能希望使那些本會只能用健康觀點方可接近的一等人受惠呢？

從事健康改良運動，必須耐心、小心及恆心

我們不應該跑得比那些已信服我們所提倡之真理的智慧有識人士更快。我們必須到人們所在之處去接近他們。我們有些人，已有多年的歷史，才達到本會現行的健康改良運動立場。要在飲食方面實行改良，此項工作是很艱辛而緩慢的。我們要應付強烈的口腹之慾；因為現今舉世的人，都已貪食成習。我們若要讓人們經歷多時，才達到本會所要求的現行健康改良進步情形，就當對他們有十分的耐心，讓他們逐步前進，像我們自己以往所行的一樣，直到他們的腳步在健康改良的運動中站穩了。我們更當十分小心，不要前進得太快，以免自己走到了非調轉腳步不可的地步。在健康改良這方面，我們寧可跑得比目標差一步，而不要跑過了目標。如果一定要犯錯的話，也當以不離群為原則。

總而言之，我們切不可著寫文章，提倡自己在家中及餐桌上沒有實踐的標準或主張。因為這是虛偽的，典型的假冒偽善。在密西根州地方，我們可以不難戒用鹽、糖及牛奶，比那些在西部及東部缺少水果地方的許多人，更容易得多了。……我們知道，大量採用此類東西的後果，對於健康是有肯定之害處的，而且在許多情形之下，我們也認為若能完全不用這些，就必享受更佳之健康。

然而我們當前的任務，卻不在乎這些東西。教友們是太落後了，他們所能接受的，就是我劃清界線，知道那些有害的食慾放縱，及刺激性的麻醉品就行了。我們應當作切實的見證，反對菸草、酒精類飲料、茶、咖啡、肉類、奶油、香料、甜膩的糕餅點心、肉餅、

大量的鹽及一切含有刺激性的食物。

我們若去拜望那些在健康改良方面尚未受過開導的人士，一開頭就傳講本會最強硬的主張，那就有使他們灰心的危險；因為他們見到自己要戒除那麼多的食物，便索性不參加改良運動了。我們必須小心而漸次地引導教友們，留心避免自己挖掘的坑洞。

Part 3 烹飪訓練班

一項最重要的工作

本會醫藥佈道之工，無論推行到那個大城市，該處就當開辦烹飪學校；無論何處若有本會強大的教育佈道之工，那裏也應當設立衛生餐館這一類的事業，以便給人們實際的示範，知道選擇適當的食物，及加以有益健康的配製。

應當開辦烹飪學校。應當教導人們如何調備有益健康之食物。應當指示他們，有戒除有害健康之食物的必要。但我們切不可提倡菲薄挨餓的飲食。不用茶、咖啡及肉食，也可能會有健康而營養之飲食的。教導人們如何配備那對於健康有益而且美味可口的飲食，這乃是一項極其重要的工作。

有些人在採用素食之後，又去恢復肉食。這種人真是愚不可及，同時也顯出是缺少如何預備合宜食物，用以代替肉類的知識。

在美國及其他國家都應設立烹飪學校，由聰明的導師主持。我們要竭盡一切的可能，使人明瞭改良飲食的價值。

飲食改良，應有進步的趨勢。牲畜的疾病天天增多，吃牛奶和雞蛋的危險也必愈久愈大。我們當趁現今的時候，設法找滋養豐富，而價錢便宜的食物，來代替牛奶和雞蛋，一方面也到處去教導人，怎樣在烹飪方面，免用牛奶和雞蛋，而仍有滋養可口的食物。

那些能得到開辦良好的衛生烹飪學校之益的人們，必覺得在自己的生活習慣及教導別人這兩方面上，實有重大之福惠的。

在每間教會、教會學校及佈道地區中

每一間教會都應該成為訓練基督徒工人之學校。教會須把怎樣與人查經，怎樣教安息日學學課，怎樣去勸勉未曾悔改的人，以及幫助窮人看顧病者的最好方法，教導信徒。此外還當設立健康學校、烹飪學校和各種服務工作的訓練班。在教授方面，除了用口講授外，還應使教友們跟著有高深經驗的指導者，出去實地工作。

每間衛生餐館，應當成為凡參加其工作之人的學校。在大城市中的某處工作，應比在小地方有更大的規模。但在每個有教會及有教會學校之處，都當開班教導人如何配製那簡單而有益健康之食品，以供凡願照健康改良原理生活之人們的採用。在本會的各佈道地區，也當進行同樣的工作。

那配合水果、種子、五穀及根類蔬菜作為有益健康之食物的工作，乃是主的工作。在設立教會的各處，教友們都當虛心行在上帝之前。他們應當設去用健康改良原理，來開導人民。

合理合法的地位

應當盡力之所能，使本會的帳棚聚會專為謀求靈性福利之用。……各種其他事務，應當交給那些特別奉派擔任此項工作的人們去進行。應當盡力在帳棚聚會以外的別個時候裏，向人們提出這些事。關於教導推銷書報、辦理安息日學、分派單張小冊及佈道的工作，都當在各地教堂裏，或是特別安排的聚會中舉行。烹飪訓練班，也不例外。這些事務在合時合理之下處理是很好的，但不應該佔用了帳棚聚會的時間。

健康改良的工具

應當在許多地方辦理烹飪學校。此項工作可從卑微的小事開始，在聰明的廚師盡其所能來開導別人時，主必賜他們技巧及悟性。主的話說：「不要禁止他們；因為我要親自向他們顯現，作他們的教師。」那些實行祂的計畫，教人怎樣配製有益健康而又便宜之食物，在飲食從事改革的人們，主必與他們同工。這樣，貧苦的人也可被鼓勵去接受健康改良的原理，並蒙幫助成為勤奮自主的人。

我蒙指示，見到許多有才幹的男女蒙上帝教導，知道如何用可取的方式配製有益健康而又味美可口之食物。這些人中有許多是青年人，也有不少是年齡成熟的人。我蒙指示，應當鼓勵在凡辦有醫藥佈道事工之處，開辦烹飪學校。凡足以引人歸向健康改良之事，都當陳明在他們之前。應當儘量光照他們，教導他們盡其所能，在配製食物方面有各種進步，並鼓勵他們將其所學轉授別人。

我們為何不盡力之所能，在各大城市推進聖工呢？在我們附近有成千上萬的人，需要我們各方面的幫助。但願福音傳道人記住主耶穌基督對祂門徒所說的話：「你們是世上的光；城造在山上，是不能隱藏的。」「你們是世上的鹽；鹽若失了味，怎能叫它再鹹呢？」（馬太福音5：13-14）

挨家挨戶教導人

由於通達靈性的門徑已被「偏見暴君」所封閉，許多人對健康改良原理蒙昧無知。教導人們如何烹飪有益健康食物之工作，乃是一種可以作成的良好服務。此項工作之迫切重要，不下於其他可作的工作。應當開辦更多的烹飪學校，有些人且當挨家挨戶去作工，教導人以烹飪健康食物之藝術。藉著健康改良運動的影響，許許多多的人要被拯救，脫離身體、精神及道德方面的墮落。這些原理可向凡追求亮光的人們推薦；這等人也會由此亮光而更進一步地接受現代全部真理。

上帝要其子民接受了再傳授給別人。藉著公平無私的見證，他們將從主所得的轉賜別人。當你們參加此項工作，並盡一切力之所能設法接近人心之時，所用的方法務必可消除成見，而非製造成見為佳。應當時刻研究基督的生平，效法祂的榜樣，操勞像祂操勞一樣。

在假日營會及社交招待會中教導飲食改良之道

當健康改良的亮光初到之時，我們多利用假日的機會，把煮飯的爐子搬到教友們聚會的場所，現場表演如何烤製無酵的麵包及麵包捲。我認為我們的努力，收效甚佳，雖然那時我們還沒有現今所有的這麼多衛生食品。那時我們是剛剛開始學習如何過戒除肉食的生活。

有時我們也有招待人的同樂會，我們十分小心使餐桌上所供應的，是美好而可口的食品。在有水果的季節中，我們從矮樹上採集新鮮的覆盆子及黑莓子，和從藤蔓上摘新鮮草莓。我們利用餐桌上的食品為實物教材，向到場的人們顯明，我們雖照健康改良的原理來生活，而飲食倒也並不菲薄遜色。

在這等招待會中，有時也可作有關節制的短講，使人們熟悉本會的生活原理。根據所知，赴會人眾無不歡喜，皆得開導。我們每次總是有些話講的，教導人必須用簡單的方法預備，烹飪有益健康之食品，而同時這些東西又是那麼美味可口及使人開胃，以致凡吃的人都會嘖嘖稱讚滿意。

現今世上充滿了令人放縱口腹之慾的試探，那些懇切而中肯的警告話語，已在許多家庭與個人方面，發生了奇大的改變。

本會餐館的良機與危機

主也賜我亮光，在各大城市裏我們有機會可作本會在戰溪（又稱巴特溪）展覽會中所作的同樣工作。辦理衛生餐館，是與這亮光相符的。但本會餐館的工作人員卻有嚴重的危險，他們會被商業競爭的精神所勝，而忽略了向人們傳授其所需要的亮光。本會餐館使我們與許多的人接觸。我們的心若被經濟利益之念所蔽，我們就不會實現上帝的旨意。祂巴不得我們利用一切的機會，傳揚那拯救世人男女免去永死之真理。

我曾設法要確實知道，究竟有多少人是因本會在XX地方餐館的工作，而悔改歸向真理的。也許已有一些人因此得救了，但若是我們的每一努力都是照著上帝的命令而行，讓亮光照在別人的路上，那麼可能會有更多的人會向上帝悔改呢？

我願向在餐館工作的人員們說，不要照歷來工作的情形繼續工作吧！應當設法使餐館成為向別人傳授現代真理亮光之媒介。這就是設立本會餐館的唯一目的。

在XX餐館的工人及XX教會的教友們，應當有徹底的悔改。主已賜給每個人智慧的才幹。你有否收到與上帝一同得勝的能力呢？「凡接待祂的，就是信祂名的人，祂就賜他們權柄作上帝的兒女。」

從事教導的人，必須有機警及謹慎的才能

應以更大的努力，將健康改良原理教導眾人。當設立烹飪學校，並挨家挨戶地去教人以製作有益健康之食物的技能。無論老少都當學習更簡易的烹調法。我們無論將真理傳到什麼地方，都該教導那裏的人怎樣烹製簡樸而味美可口的食物。他們須受指示，知道不用肉類也能做出富於滋養的食物。……

在預備富有營養的食物，以替代一般學習健康改良之人以前所採用之食物，必須格外審慎機警，信靠上帝的心，誠懇的意思，和彼此相助的意願，都是必不可少的。食品若缺少適當的營養成分，就足以使健康改良的運動受人非難。我們都是血肉之人，所以必須用食物來供給身體適當的營養。

在本會學校中開辦烹飪訓練班

在本會的一切學校中，應當有些人是配於教導烹飪的。應當開辦教授這科目的班次。那些正在接受服務訓練的人，若沒有得到如何烹飪有益健康而又味美可口之食物的知識，乃是蒙受重大之損失。

烹飪的科學，真是非同小可。食物的巧妙配備，乃是最切要的藝術之一。因其與人生有極密切的關係，所以應當算是一切藝術中，最有價值之藝術。我們的體力與智力，多賴自己所吃的食物而定；因此，預備食物的人乃居於重要而高尚的職位。

青年男女都當受教如何節儉地烹飪，並免除凡與肉食有關的食物。不可鼓勵烹飪任何含有肉食成分的餐食；因為這是指向埃及黑暗愚昧之迷津，而非導向健康改良之淨境。

婦女們尤應學習如何烹飪。女子的教育中，有那一部分是如此重要呢？無論她的生活情形如何，這種學問乃是她可以付諸實用的。這是教育的一部門，對於健康及幸福有最直接的影響。在一條良好的麵包中，是含有實際之宗教的。

許多青年人要到學校來，欲受實業訓練。實業教育也當包含有會計、木工及一切與農事有關的部門。也當教授鐵工、油漆、製鞋、烹飪、烤麵包、洗衣、縫紉、打字及印刷等。我們當盡一切的力量，來從事這種訓練工作，以致學生們在離校之時已經配備好，可以應付實際生活的各種義務。

在本會療養院及學校中，應兼辦烹飪學校，以便教授良好合宜的烹飪術。在本會的一切學校中，當有人配於教導男女學生以烹飪之藝術。尤其是婦女，更應學習如何烹飪。

本會學校中的學生們，應當受教如何烹飪。在教育的這一部門中，應當含有機智及技巧。撒但運用其一切不義的詭詐來作工，要誘使青年人的腳步陷入那導致滅亡的試探之途。我們應當剛強及幫助他們，抵擋那在各方面要遇到的放縱口腹之慾的試探。在教導他們以健康生活之科學上，我們乃是為主作佈道之工。

現今手藝教育應較比以前更受人的注意。當設立一些學校，使在實施最高的智育與德育以外，更具有最良好的設備，以便實施發展體育及實業訓練。當教授農藝、工藝——儘量包括各項最切實用的手藝──也須教授家事，合乎衛生的烹飪、縫紉、以及照護病患等科目。須具有園圃、工場，以及診療室等的設備，而且每一部門的工作，均應置於熟練教師的指導之下。

忠於各種日常職務

現今有許多消耗學生光陰的枝枝節節的課業，原是不切實用或與幸福無關的；然而最基本的，乃是每個青年人，應對日常職務有徹底的熟識。一位青年的女子，在必要時，寧可不學外國語或代數，甚至連鋼琴也可以不學；但不可或缺的，就是要學習烹飪美好的飲食，縫製整潔合身的衣服，並有效地處理家庭中的一切任務。

就整個家庭的健康與幸福而言，最要緊的莫過於負責烹調之人的技術與才智。她所預備的膳食若不適當，不合乎衛生，適足阻礙甚或破壞成人的效能及孩童的發育。反之，她若能使飲食既適合身體的需要，而同時又悅目可口，則她因行之得當所能收穫的利益，也與她行之不當所能造成的害處有同樣的比例。這樣，從各方面看來，人生的幸福端在乎忠心擔任日常的職務。

既然男女同是組成家庭的分子，因此男女孩童均應學得處理家務的知識。舖床疊被，整理房間，煮飯洗碗，以及洗滌修補自己的衣服等事，絕不至使男孩子減少丈夫氣概；反足以使他成為更愉快更有用的人。

附録一・健康改良運動先驅

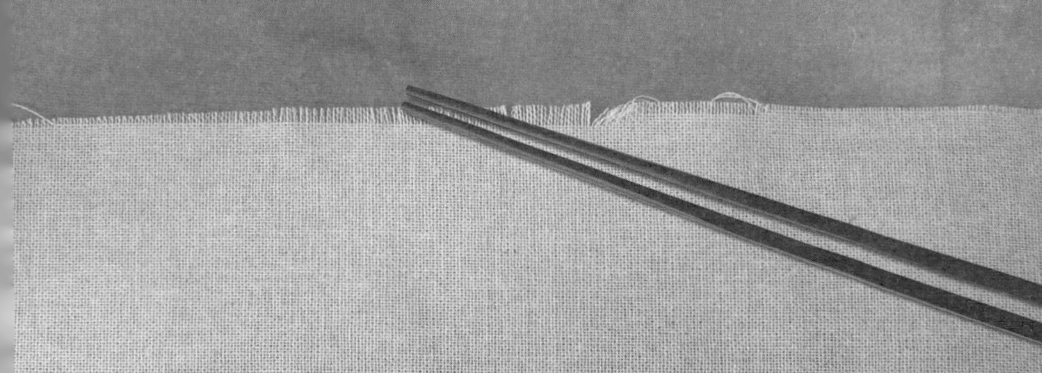

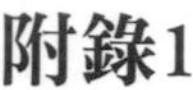

附錄1

健康改良運動先驅——懷愛倫夫人之個人經驗

在讀了懷夫人所寫的關於她自己的飲食習慣之後，有心人士不難看出以下幾項原則：

1.「飲食改良，應有循序漸進之勢。」（《健康之源》第301頁）當此運動開始之時，主並未賜予全部的亮光。祂乃是按人的理解及實行之程度，並配合施教時的一般飲食慣例及習俗，而逐漸加強其力量。

2.「我們在飲食教導上，不要一成不變。」（《證言精選》第三輯第359頁）主雖一再發出警告，反對某些特別有害之食物，但在大體上，卻是列下了一般原理而已，關於這些廣大原理的細節實行方面，則需待後來實驗所得，及現有之最佳科學結論而定。

3.「我不要使自己成為別人的規範。」（1903年《懷氏書簡》之45）在作了聰明的實驗而採用了某些規則之後，懷夫人雖常提到自己家中的飲食方式，但這卻不是別人也當嚴格照行的定則。

健康改良的第一個異象

1863年6月6日在密西根州奧齊戈市的希利亞德弟兄家中，主在異象裏向我顯示健康改良的大道理。

一種循序漸進的工作

在多年之前（1863年）主所賜我的亮光中，我蒙指示，節制運動必在世上流行，達到一種令人驚奇的程度，上帝的子民在生活習慣改良方面，應當採取高尚的立場。……主向我展出一個總綱大計。我蒙指示，上帝要賜給祂守誡的子民關於飲食改良的道理，他們若予以接受實行，就必大大減少其疾病與困苦。我蒙指示，此項工作將必進步。

懷夫人接受此信念

當我得到健康改良之亮光時，我便予以接受。這對於我，已成一大福惠。我現在已達76歲高齡，卻有更佳的健康，勝於幼年時期。我感謝上帝賜我健康改良的原理。

經過一年試行後，深感受惠無窮

多年以來，我曾以為自己的體力有賴乎肉食。直到數月之前，我素來是每日吃三餐的。從上一餐到下一餐的兩餐之間，我常有胃餓頭暈之苦。吃點東西，才可解決這些辛苦。但我很少讓自己在兩餐之間吃零食，並且成了習慣，常常不吃晚餐去睡。從早餐到午餐之間，我感到很厲害的挨餓之苦，而且常常暈倒。因此我決定，照我的情形而論，肉食乃是不可缺少的。

可是，自1863年6月主向我顯示了肉食有害健康的道理之後，我便戒除了肉食。曾有一段時期，我對麵包很難引起食慾，而且在此之前，我已對它不感興趣了。但在決心堅持之下，我已能實行此事。我已戒除肉食，幾達一年之久。約有六個月的時間，我餐桌上的糧食大半是未篩過的麥粉及水與少許的鹽所製的無酵餅。我們採用大量的水果及蔬菜。我每天吃兩餐也有八個月之久了。

我花大半的時間於寫作方面，約有一年了。我埋頭寫作八個月，不斷用腦，很少運動。但我的健康在過去六個月內，卻是從來沒有那麼好過。我從前的暈眩毛病沒有了。我以前每年春天都有食慾不振之苦，但去年春天卻沒有這個毛病了。

我們每天吃兩餐，對於所吃的清淡食物，十分愛好。我們的餐桌上，沒有肉食、糕餅點心或任何豐膩的食物。我們不用肉油，而以牛奶、乳酪及一些奶油取代之。我們烹製的食品，只用一點鹽，不用任何香料。我們上午七時早餐，下午一時午餐。我很少有暈眩之感。我的食慾很滿足。我吃東西的胃口比以前更好。

打了一場勝仗

自從我實行健康改良之後，我的飲食毫未改變。自從這道理的亮光，從天照射在我的路上以來，我沒有退後一步。我立刻打破各種舊習，不吃肉食及奶油，不吃第三餐，而同時還是每天從清晨到日落，從事傷腦筋的工作。我每天改吃兩餐，工作則照常不改。

我以前常患病苦，有過五次的麻痺發作。由於心痛得那麼厲害，我曾將左臂綁在脅側多月。當我在飲食方面作這些改變之時，我拒絕向口味屈服，不讓其管制自己。難道我會讓其擋住我追求更大力量之路，而同時仍能榮耀主嗎？難道我會讓其阻止我前進片刻嗎？這是絕不可以的！

我忍受劇烈的挨餓之苦，我以前是很喜歡吃肉的。但當我感到暈眩之時，我雙手交叉按在胃上，說道：「我絕不嘗一片之肉。我要吃清淡之食物，否則寧可什麼都不吃。」我對麵包甚感乏味，難得吃上一元硬幣那麼大小的分量。在健康改良方面，我對有些東西尚可應付得過；可是一見到麵包，便起特別反感。當我作這些改變時，我要打一場特別的仗。在開始的兩三餐，我不能進食。我對自己的胃說：「你等著吧！等到你能吃麵包之時才吃。」後來過了一些時候之後，我能吃麵包了，而且連未篩過的粗麵粉所製的麵包也吃得下了。我以前是吃不下這個的；但現在卻吃得津津有味，也沒有失去我的食慾。

根據原理而行

當（1863-1864年）我寫作《聖靈的恩賜》第三卷及四卷之時，我因操勞過度，快要精疲力盡了。後來我看出自己應當改變生活方式，並且休息了幾天，便完全復原了。我曾根據原理而拋棄了這些東西。我所採取的健康改良立場，乃是根據原理。可是從此之後，弟兄們哪，你們再也聽不到我提倡什麼後來必須收回的健康改良之極端見解了。除了我堅持到今日的亮光之外，再沒有推動其他什麼亮光了。我向你們所建議的，便是一種有益健康而滋養身體的飲食。

我戒用那些足以引起呼吸奇臭及口味不佳的食物，並不以為這是一場重大的艱苦。難道丟棄這些東西，而達到了凡事其甘之如飴的情況，口無臭味，胃不衰弱，也算是克己自制嗎？我曾為這些事花了許多的時間，也曾在手抱孩子之時暈了過去，一次又一次。但在現今，這些情形都沒有了。現今我可以站在你們面前像今天一樣，難道這可算是一大艱苦嗎？現今能忍受我這份操勞之苦的女人，真是百不得一。我是根據原理出發前進，而非出自感情衝動。我的出發點，是因為我相信上天會悅納我所採取的行動，那是會使自己有最佳之健康，而在我這本屬於祂的身體及靈魂上榮耀上帝的。

打破用醋調味的習慣

我剛才收閱妳的來信，妳似乎是有一種迫切的想望，要恐懼戰兢地作成自己得救的功夫。我鼓勵妳這麼做。我勸勉妳戒除凡足以使妳在追求上帝的國及其公義之工作上半途而廢的東西。應當丟棄凡足以攔阻妳得勝之工的每一放縱。請求那些明白妳需要幫助的人們，為妳代禱。

曾有一個時期，我的處境有些方面是與妳的相同。我曾放縱自己喜歡吃菜用醋的念頭。但我決心藉著上帝的幫助來勝過這種口味。我與試探抗戰，決心不讓這種習慣當家作主。

我患重病幾週之久，但我一再地祈禱，主是知道一切的。我若是要死，就死吧！但我絕不向這念頭屈服。我繼續掙扎下去，並且受到很大的苦好幾禮拜。大家都以為我不能再活下去。妳會相信我們都很迫切地求告主。為我的身體復原，作了許多最熱忱的祈禱。我繼續抗拒用醋的念頭，最後終於得到了勝利。現今我對這等東西毫無胃口。這場經驗使我得到多方面的益處。我獲得了完全的勝利。

我向妳提起這個經驗，是要幫助及鼓勵妳。我的姊妹啊！我相信妳會勝過這場試煉，並顯明上帝是祂子民在每一需要之時的幫助者。妳若決心戰勝此習慣，恆心持久地奮鬥下去，妳就會得最高價值的經驗。當妳決志要打破這種放縱的習慣之時，妳必可從上帝那裏得到所需要的幫助。我的姊妹哪，妳試試吧！

只要妳繼續縱容這種習慣到何時，撒但也要把持妳的意志，使之順服他到何時。但若是妳決心戰勝他，主就要醫治妳，並賜妳力量去抵抗每一試探。永遠記住基督是妳的救主及保守者。

清淡而又營養足夠的飲食

我的食量，以滿足自然之需要為度；但在我起身離桌時，我的胃口卻是與起先坐下之時的一樣好。到了吃第二餐之時，我欣然吃了自己的分之後，不再多吃。我若因胃口很好，而有時吃了加倍的分量，因為貪食而得不到一點靈感之時，我怎能屈身求上帝幫助我寫作之工呢？我能求上帝照料我胃中的不合理之負擔嗎？那是會羞辱祂的。那是等於妄求讓我慾火焚身了。現今我吃東西適可而止，然後才能祈求祂賜我力量，進行祂所託付我去作的工。我已知道，當我奉獻此請求之時，上天已垂聽及應允了我的祈禱。

供應齊備的飲食

我隨時都有供應齊備的飲食。我不因為有了客人，不論是信徒或非信徒，便予以變動。我欲隨時都可招待一至六位的不速之客，從不因為沒有準備而慌張失措。我有足夠的簡單清淡而有益健康的食物，大可滿足飢餓及滋養身體。若有誰要吃得比此更多，可悉聽其便，到別處去吃好了。我的餐桌上沒有奶油或任何種類的肉食。糕餅點心在此也很少見。我大半是供應有豐富的水果、蔬菜及良好的麵包。我們的餐桌上老是有人光顧；大家都吃得很好，並使之有進步。大家坐下時，沒有口饞嘴急的食慾，並且對創造主所供應的豐富食物，吃得津津有味，開心滿意。

在旅行時的餐車上

當車上其他旅客，那些父母與兒女們吃其山珍海味時，外子與我仍在自己平常吃飯的時間（下午一點鐘）進食自己簡單清淡的食物，粗麵包及大量的水果，沒有奶油。我們吃得津津有味，滿心歡喜感謝，因為不必帶那麼多流行的雜貨來應付那善變的食慾。我們吃得很飽，不覺得餓，直到次日早晨。那個吃桔子、硬殼果、爆玉米及糖果的孩子，看我們是很可憐的窮人。

應付困難，拒絕妥協

在三十年前，我常患身體很衰弱的病。大家為我作了很多的禱告。大家以為肉食可給我精力，因此便給我肉類為主食。然而結果，不但沒有加增體力，反而越來越軟弱。我常常筋疲力竭而暈倒。後來主賜我亮光，給我顯明世人男女因為吃肉而在精神、道德及身體方面所蒙的傷害。主指示我，這種飲食對人整個身體的害處，它會加強人的獸性邪慾與激起好酒之慾念。

我馬上從菜單上除掉了肉食。從此之後，有時在環境不許之下，我也只吃一點點的肉而已。

（編者按：有時在得不到其他食物的情形下，懷夫人不得不吃一些肉食。）

（懷夫人從幼年時期，就負起寫作及向公眾傳道的責任，而不得不將家務大半委諸家裏的佣人及廚師們。而她也不能每次都可以找到，受過衛生烹調訓練之工人的服務。因此她家中的生活，有時只好作各種的妥協，把理想的標準、知識、經驗及新廚師的標準，配合通融辦理。此外，她也有很多時候出門在外，不得不遷就所拜訪之人家的飲食。雖然她可以靠菲薄的糧食為生，但有時也似乎有吃些肉食的必要，縱使是明知這不是最佳而又不是她自己所中意的食物。）

1892年無廚之苦！

我現在因為沒有一位有經驗的廚師，烹飪我能吃的飲食，而受更大的辛苦。……我現在所吃的，都是烹調得淡而無味，不會引起食慾的東西，似有破壞了我想吃飯的念頭之勢。我情願付廚師比任何其他為我服務之人所得的更高之工價。

最後立志完全戒除肉食

自從（1894年1月）參赴布萊頓帳棚聚會之後，我已從餐桌上完全廢除肉食。我讓大家瞭解，無論在家或出外，我的家中禁止此類食物，絕不容其在我的餐桌上出現。在晚間，主已向我顯明許多關於這個題目的道理。

我們有充足的牛奶、水果及麵包。我已奉獻我的餐桌為聖。我已戒除一切的肉食。為保持身體精神有更佳健康起見，從此不以動物的肉食為生。我們要盡力之所能，返回到上帝太初的計畫。從此之後，我的餐桌不再供應已死動物之肉，也沒有那些費時費力去烹調的糕餅點心之類。我們用各種方法享用大量的水果，不再冒採用患病動物之肉而得病之險。我們要控制自己的食慾，以便能享受清淡而有益健康之食物，而且有豐富的供應，誰也不會有挨餓之苦。

進步一年之後

我們有一個大家庭，此外也有很多的客人，但在我們的餐桌上都沒有供應肉類及奶油。我們從自己餵養的母牛的牛奶提取乳酪來吃。我們為烹飪而用的奶油，是向那有良好牧場及有健康母牛的牛奶商購得的。

進步二年之後

我有一個大家庭，通常擁有十六人之多。家中的男人們是操耕地及伐木之工。他們要用最大的氣力作工，但在我們的餐桌上卻沒有供應一點的肉食。自從布萊頓帳棚大會歸來之後，我們就戒除了肉食。我無意在任何時候在我的餐桌上有肉食，但卻有人向我作迫切的要求，說他這個不能吃和那個不能吃，又說他的胃只合於肉食，比對其他的任何食物更適宜，以致我被試探要在我的餐桌上供應肉食。……

我歡迎大家到我的餐桌進食，但我不給他們供應肉食。五穀、蔬菜，以及新鮮及罐裝的水果，便是我餐桌上的食品。在現今，我們有很多最佳的柑桔及充足的檸檬。這就是我們在今年本季裏所能得的唯一新鮮水果了。……

我寫這些話，讓你們知道我們的一些生活情形。我現時的健康比從前更好，而且也有比以前更多的寫作。我清晨三時起身，白天也不睡覺。我往往在半夜一點鐘就起床了，有時我的心靈如有重負，便在十二點鐘就動筆把心中惦念的事寫出。我用心、靈及口讚美主，感謝祂賜我的鴻恩。

適量採用硬殼果

我們不吃肉類或奶油，並在烹飪時只用少量的牛奶。本季沒有水果，但我們的番茄卻有很好的收成。我們家裏的人也很想吃硬殼果，用各種的方法來烹調，但我們只照食譜上所定的五分之一就夠了。

取代吃肉的飲食

當我在庫蘭邦時，有許多吃肉大王來到我的家。他們上桌之時，見到一點肉食都沒有，便說道：「好呀，若妳預備有這樣的食物，我不吃肉也行啦！」我認為我們的食物會滿足家人。我對家人說：「無論你們作什麼，切不可擺上營養很差的食物。餐桌上應有充分的滋養身體之食物。你們必須這麼行。你們必須發明而又發明，且時時研究，取得自己所能得到的最佳食物，以便不必有那營養很差的飲食。」

茶與咖啡

多年以來，我沒有買過一分錢的茶。我知道此物的影響，不敢採用，除非是患嚴重的嘔吐病，而以此當為藥用，而非供作飲料。……

除了三葉草茶之外，我什麼茶都不飲；縱使我曾喜歡酒、茶及咖啡，我也不願再採用這些傷害健康的麻醉品，因為我喜愛健康，及重視在所吃的這一切東西上有個健康的榜樣。我要在節制及許多善事上，給別人作模範。

簡單清淡的食物

我的健康良好。我的食慾最佳。我覺得自己吃的食物越簡單，樣數越少，我也越強壯。

1903年時我追隨主的亮光

在我們的家裏，是六點半吃早餐，一點半吃午餐。我們不吃晚餐。若是這吃飯的時間對於有些家人有極大的不方便，我們也可酌予略為改動。

我仍遵照三十五年前賜給我的亮光而行，每日只吃兩餐。我不用肉食。對我自己而論，我已解決了奶油的問題。我不用它。在那得不到最純潔的食物之處，此問題當屬易於解決。我們有兩條良好的乳牛，一條是澤西種，一條是荷斯坦種。我們食用乳酪，全家的人對此也都滿意。

我今年75歲了，仍像以前一樣從事很多寫作之工。我的消化力良好，頭腦也很清醒。

我們的餐食，簡單清淡而又有益於健康。我們的餐桌上，沒有奶油、沒有肉食、沒有乾酪或起司、沒有油膩的食品。有一位常吃肉的非信徒青年，在我們家中寄食數月之久。我們沒有因為他而改變我們的飲食；而他在寄食期間，體重增加了大約二十磅。我們為他供應的食物，遠比他以前吃慣的更好。每位在我的餐桌上吃飯的人，都對所供應的食物表示十分滿意。

並非全家的人都要嚴守清規

我吃那用最簡單的方法，所烹飪最簡單的食物。幾個月來，我的主食就是用通心麵與罐裝番茄一起煮的。這是與一些餅乾一起吃的。後來也有一些煮熟的水果，有時還有檸檬糕餅。乾的玉蜀黍用一些牛奶或少許乳酪來煮，有時也是我的食品。

可是家中其他的人，卻沒有吃我所吃的同樣食物。我沒有把自己當作他們的標準。我讓每個人照自己的心意，吃他所認為對自己最有益的東西。我不用自己的良心來約束別人的良心。在飲食這方面，誰也不能作為他人的標準。這是不能立下一條大家都要實行之規則的。家中有些人很歡喜吃豆子，但豆子對我卻像毒品一樣。我的餐桌上從來沒有奶油的，若是家人喜歡在餐桌以外用些奶油，他們盡可隨便行之。我們每天用膳兩次，若有人要在黃昏時吃些東西，我們也沒有規矩禁止他們。沒有人叫苦，也沒有人在離桌時不滿足。桌上總是供應有各種簡單清淡、有益健康、而美味可口之食物的。

懷疑懷夫人飲食者的論述

有些人傳說，我沒有照健康改良的原理而生活，像我在寫作上所提倡的那樣。但我可以這樣說，照我所知而論，我還沒離開過那些原理。凡在我家吃過飯的人，都知道我從來不給他們供應過肉食的。……

我家的餐桌上有肉食，那是很多年前的事了。我們從不用茶或咖啡。有時我喝一點三葉草茶當作熱飲，但我的家人很少在吃飯時喝什麼飲料。餐桌上有乳酪，卻沒有奶油；縱使是家有客人，亦然。我已多年不吃奶油了。

但我們的飲食並不菲薄或營養不足。我們有豐富的乾果及罐頭水果。若是自己的果園收成不好，就到市上買些來吃。葛師母送我很多無核葡萄，我將之煮成一份非常可口的食品。我們自己種了很多莓子，可以大量採食。本地沒有多少草莓，但我們可到鄰村買許多黑莓、覆盆子、蘋果及梨。我們也有很多的番茄。我們還種了各種的玉蜀黍，曬乾很多，留備冬用。附近有一間糧食工廠，會供應我們各種的五穀食品。

我們運用自己良好的判斷力來決定，那些食品的配合，對我們最適宜。我們的本分就是要行事聰明，養成良好的飲食習慣，要節制，並要學習瞭解因果的關係。我們若盡了自己的本分，然後主也要盡祂的分，保持我們的神經腦力。

四十多年來，我每天只吃兩餐。我若有特別重要之工要作，我便限制自己食物的分量。我認為這是自己的本分，應當拒絕凡我認為會引起紊亂的食物進胃。我的頭腦應歸上帝為聖，我必須小心嚴防那足以減低自己智力的任何習慣。

我現在81歲了（1908年）。我可以見證說，我們這一家人並不貪戀埃及的肉鍋。我已明白，人過健康改良原理之生活，可得到許多福氣。我認為作一位健康改良運動者，乃是一種本分，也是一種特權。

但我也很難過，現今尚有許多本會信徒，沒有切實遵照健康改良之亮光而行。那些有干犯健康原理之惡習，及不聽從主賜之亮光的人們，將必慘受其果。

我向你們詳提這些，是讓你們在人問起我的飲食方式之時，知道如何回答他。……

我認為自己之所以花這麼多功夫來演講及寫作，就是因為我在飲食方面是嚴行節制的。若在我面前有好幾種食品，我就盡力只選取那些我認為很合適的；這樣，我就能夠保持清明的腦力。我不肯明知故犯，讓任何會引起發酵的食物入胃。這是每位健康改良者的本分。我們必須查明因果的關係。這是我們的本分，應在凡事上節制。

健康改良的一般原理

主已賜我大光，關於健康改良的道理。我沒有尋求這光，也沒有用功去得這光；這乃是主給我，要我去傳給別人的。我把這些事陳明在人們面前，讓人思想其一般原理，並且有時，當我被人請去吃飯時，有人問起的話，我都照真理來回答之。但我從不向任何人挑剔，攻擊餐桌及其上的食品。我認為這種行徑，是很沒禮貌及不合宜的。

應當包容別人

我沒有用自己來作為別人的標準。有許多東西，我可以不吃，而不感到有何重大不適之苦。我設法查明何物對己最為適宜，然後也不必向別人說起什麼，我只吃自己能吃的東西，這往往只是二三種不會在胃裏引起麻煩的食物罷了。

人的身體及性情有很大的不同；各人身體的需要，也有很大的差別。對甲很好的食物，對乙也許會有毒；因此，不能定下什麼合乎眾人的嚴格規則。我不能吃豆子，因其對我有毒；但我卻不能因此而說，誰也不可吃豆子，這簡直是太笑話了。我不能吃一羹匙牛奶煮的湯或牛奶泡烤麵包而不出毛病；但我家人及別人卻都吃這些，不會有這種麻煩；因此，我只吃那最合自己胃口的食物，而別人也照此道理而行。我們沒有爭吵，沒有辯論；在我的大家庭裏，大家和睦地生活，因為我不要獨裁，指定他們什麼可吃，什麼不可吃。

「我一直是忠實的健康改良運動者」

當這健康改良的信息初臨到我的時候，我的身體是軟弱無力的，時常有昏厥之患。當時我就祈求上帝的幫助，祂便將健康改良的大道啟示我。祂指示凡遵守祂誡命的人，必須與祂自己建立神聖的關係，他們必須藉著在飲食方面有所節制，得以保守自己身心處於最適於服務的情形中。這種訓示對我實在是一種極大的福惠。於是我就定意作一位健康改良者，知道主必加給我力量。我現在雖然上了年紀，但身體卻比從前年輕的時候還康健得多呢？

有人傳說我並沒有實行自己筆下所提倡的健康改良原則；然而我敢說，我的確是一位忠實的健康改良者。我自己家裏的人和凡在我家裏住過的人，都知道這是實實在在的。

附錄二・關於健康改良道理

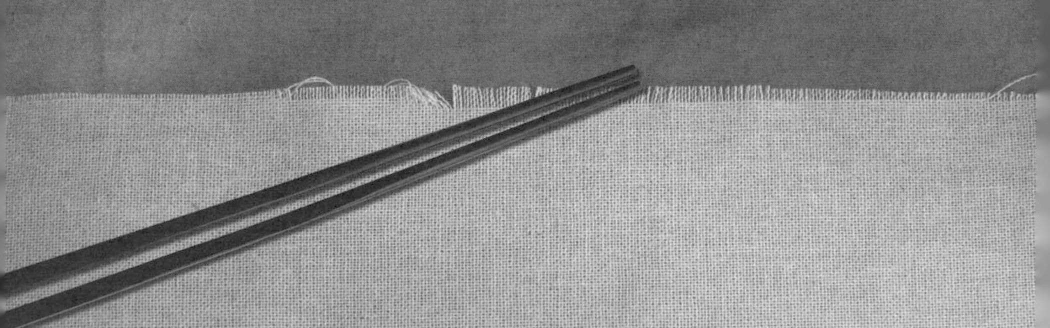

附錄2

關於健康改良道理——懷雅各所發表之文告

（編者註：在1870年坎索斯帳棚大會的報告中，懷雅各發表了以下的文告，說明在健康改良方面漸次而得之亮光、誤解誤傳此道理之危險，以及懷夫人指責當時有人採取極端立場之非等等。此項歷史性的文告，可顯明懷夫人那時所講的一些教訓。）

懷夫人曾以能使大家滿意的方式，對健康問題發表了演說。她的言論清楚、有力、而謹慎，使全體會眾的心情都跟著她走。關於這個道理，她總是避免趨入極端。她小心地採取自己確認不會激動人成見的立場。

在健康改良的道理上，人們很易被激動及有成見的，那些不幸被選來處理此問題的人們，如果表達的方式不佳，尤其是站在人前被視為極端派之時，會有此情形。有些微妙的問題，如「自瀆之害」一類，應以少提為妙，若是要討論的話，只好在適當的出版物上發表方妥。在本會的傳道人中，受過適當的教導、有良好的謹慎、能在人前從各方面來應付這健康問題的，十不得一。那些在錯誤之時、錯誤之地及用錯誤的方式，來向人講授健康改良之道理的人們，他們的有害行動，使現代真理聖工蒙害之大，是不能估計得出的。

耶穌說：「我還有好些事要告訴你們，但你們現在擔當不了。」耶穌知道如何領導祂門徒們的心意。主也知道，如何照祂等待之子民所能擔當的程度，將健康改良之大道理，逐步教導他們，俾予以善用，而不傷及大眾之心。在此以前22年，藉著懷夫人的證言，喚起我們注意菸、茶、咖啡之害。上帝已奇妙地賜福於這等努力，從我們之中除去這些東西，以致我們這個教會，除了很少數之外，能夠在打倒這些有害的放縱食慾之戰上，得到勝利，而歡欣不已。……

當我們在這些事上打了美好的勝利之仗時，當主看到我們能夠擔當之時，那有關飲食及服裝的亮光便賜給了我們。後來健康改良之聖工，在本會信徒之中進展得穩定順利，也有了許多重大的改革，尤其是在吃豬肉的問題上，達到了一個論點，及至因為我們生病之故，懷夫人才停止了關於健康改良這道理的口講與筆述之工作。從那一點上說來，我們這等人對於這道理，便開始有了不幸與錯誤。

及至我們再度活躍起來之後，懷夫人更加常常被請去演講健康改良的道理，其故無他，乃因當時的健康改良者有趨於極端之虞。由於在本會的教友中，對於健康改良的道理，有全部或幾乎全部趨入極端之勢，此種事實有被人認為是得了她的無條件認可之嫌；因此，使她覺得非出面聲明自己的真意見不可。人們必須，而且要及時，知道她對此問題的立場。

關於採用菸、茶、咖啡、肉食、以及服裝的問題，大家有相同的意見。但到如今，關於鹽、糖及牛奶方面，她卻未準備採取極端的立場。這些東西已被人十分普遍及大量地採用了，而今若無其他原因要對此予以小心處理的話，其中只有一個充分的理由，那就是有許多人尚未作好心理準備，甚至尚未接受有關這些東西的事實。許多個人的完全失敗，及有些教會的幾乎毀滅，都可清楚地上溯及不久前有些人在《復臨信徒公報》上，不當地發表了一些對於飲食問題的極端立場所致。結果是壞極了。由於處理得不好，有些人已拒絕了健康改良的道理，另有些人，則迫不及待及受良心的驅使，而趨入最極端的地步，大大傷害了自己的健康，並且結果使健康改良的聖工蒙害。

在此等情形之下，懷夫人雖然很灰心，但卻覺得在這方面有恢復工作的必要，而且在這樣進行之下，她的見解才能被人完全明瞭。不過，在此最好也提到，雖然她對當時人習慣用來與麵包同吃的大量牛奶，不認為是最佳的食品，但她的頭腦卻有想到，那用為糧食的牛奶，應當出於最佳而最健康之母牛，此事乃是非常之重要的。對於牛奶這個重要的問題，她不能把當時刊物所取得的極端立場，來與其對此道理現有的亮光，互相配合。但這種工作，對那已受良好指導的健康改良者，可能夠了。對那將從餐桌上清除慣用牛奶之本會在戰溪（又稱巴特溪）健康機關的烹飪部，這也可作為一種良好的指南。在本會傳道人，也就是熱心的改良運動者，在不再隨意採用牛奶之後，此項工作方可在本會信徒們的身上有更大之影響。

這就是我們在此題目上的弱點。現今那發給一般未受教導，而且很易心存成見之人們看的本會刊物，對這道理上的一些見解，及我們之中那些代表健康改良運動之人們的生活習慣，是太前進了。懷夫人請求，應當把這種情勢扭轉，本會的刊物只當發表那些改良運動領袖們所同意的意見，而且以不存成見，及不會拒絕善良男女於本會影響之外的方式行出之。但願健康改良者，有合一的行動前進，然後繼之以本會的刊物，照著未被教導之人們所能擔當的程度，發表那成熟的意見。

懷夫人認為，從最簡單的戒除肉食問題，發展到禁用大量的糖，這種改革是「矯枉過正，每下愈況」的。她的建議是，對於糖及鹽的用量，應當很少。我們的食慾能夠，而且也是應當，對此兩者的採用，達到很輕微的程度。關於用鹽的情形，對那習慣用鹽很重的人，若把鹽量減少，就必覺得食物是淡而無味；但若是經過了幾個星期節制用鹽的生活之後，就會覺得多用鹽的口味有太鹹之苦了。

雖然菸、茶及咖啡，可以馬上不用，但對那些不幸已成這些惡習之奴隸的人們，這些在飲食上的改革，卻當行之十分小心，最好是一次一種，逐步戒除。懷夫人雖然對那些在進行這等改革上，有太快之危險的人說這樣的話，但她也對那些慢吞吞的人們說，要切實實行，及不可忘記改變！那些最明顯的事實，可能已要求人在日常生活上應有改革，不過要讓他們不必行之過急，以致傷害及身體與健康。

國家圖書館出版品預行編目資料

論飲食：樂活長壽好主張 / 懷愛倫作. -- 初版. -- 臺北市：時兆,
2015.01 面； 公分. --（健康叢書；11） 譯自：Counsels on diet and
foods : a compilation from the writings of Ellen G. White
ISBN 978-986-6314-52-0(精裝)

1.健康飲食

411.3 103020394

論·飲食
Counsels On Diet And Foods
樂活長壽好主張

董事長 李在龍
發行人 周英弼
出版者 時兆出版社
客服專線 0800-777-798
電話 886-2-27726420
傳真 886-2-27401448
地址 台灣台北市 10556 八德路二段 410 巷 5 弄 1 號 2 樓
網址 http://www.stpa.org/
電子信箱 service@stpa.org

作者 懷愛倫
譯者 蔡書紳
主編 周麗娟
文字校對 蔡素英、王效忠
美術設計 時兆設計中心 邵信成
法律顧問 洪巧玲律師事務所 Tel:886-2-27066566

商業書店 總經銷——聯合發行股份有限公司 Tel:886-2-29178022
基督教書房 總經銷——Tel:0800-777-798
網路商店 http://www.pcstore.com.tw/stpa

ISBN 978-986-6314-52-0
定價 新台幣 NT$350 元
出版日期 2015 年 1 月 初版 1 刷